中医古籍医案辑成·学术流派医案系列

易水学派医案

（二）

薛　己（上）

主　编　李成文　刘桂荣

中国中医药出版社
·北　京·

图书在版编目（CIP）数据

易水学派医案（二）/ 李成文，刘桂荣主编 .—北京：中国中医药出版社，2015.8

（中医古籍医案辑成 · 学术流派医案系列）

ISBN 978-7-5132-2281-5

Ⅰ . ①易…　Ⅱ . ①李…　②刘…　Ⅲ . ①医案—汇编—中国　Ⅳ . ① R249.1

中国版本图书馆 CIP 数据核字（2015）第 022798 号

中国中医药出版社出版
北京市朝阳区北三环东路 28 号易亨大厦 16 层
邮政编码　100013
传真　010 64405750
三河鑫金马印刷有限公司印刷
各地新华书店经销
*
开本 880×1230　1/32　印张 9.25　字数 223 千字
2015 年 8 月第 1 版　2015 年 8 月第 1 次印刷
书号　ISBN 978-7-5132-2281-5
*
定价　35.00 元
网址　www.cptcm.com

社长热线　010 64405720
购书热线　010 64065415　010 64065413
微信服务号　zgzyycbs
书店网址　csln.net/qksd/
官方微博　http：//e.weibo.com/cptcm
淘宝天猫网址　http：//zgzyycbs.tmall.com

中医古籍医案辑成

九七叟朱良春题

朱良春

国医大师朱良春题字

《中医古籍医案辑成》编委会

《易水学派医案（二）》编委会

主　编　李成文　刘桂荣

副主编　杨艳芳　李　岩　叶　瑜

朱婉华

编　委　（按姓氏笔画排序）

叶　瑜　朱婉华　刘桂荣

李　岩　李成文　杨艳芳

尚　蕊

内容提要

明代著名医家薛己出生于医学世家，曾供职于太医院，嘉靖年间晋升为院使。薛己继承张元素、李东垣的脾胃思想，又遥承王冰、钱乙的肾命水火学说，形成脾胃与肾命并重的学术思想。他初为疡医，后转攻内、妇、儿科，各科均有成就，临床经验十分丰富。

薛己一生著述颇丰，对内、外、妇、儿各科均有建树。《中医古籍医案辑成·学术流派医案系列》收录薛己医案于“易水学派医案”中，并分为上、中、下三册。本书为上册，从薛氏的多部著作中摘录了其内科、妇科的医案。值得一提的是，薛己生平所治病证中，尤对内伤虚损病证颇具丰富的临床经验，为后世所宗。

前　言

医案揭示了历代医家在临证过程中的辨病辨证思路、经验体会和用药特色，浓缩并涵盖了中医基础理论、临床、本草、针灸推拿等多学科内容，理法方药俱备，临病措方，变化随心，对学习借鉴名医经验、临证思路，指导用药，提高临床疗效，继承发展中医学具有重要的意义，因而备受历代医家青睐。

明代医家李延昰在《脉诀汇辨》中指出：“医之有案，如弈者之谱，可按而覆也。然使失之晦与冗，则胡取乎？家先生之医案等身矣，语简而意明，洵足以尽脉之变。谨取数十则殿之，由此以窥轩岐之诊法焉，千百世犹旦暮也。”孙一奎在《孙氏医案》中指出：“医案者何？盖诊治有成效，剂有成法，固纪之于册，俾人人可据而用之。如老吏断狱，爰书一定，而不可移易也。”清代医家周学海强调说：“宋以后医书，惟医案最好看，不似注释古书之多穿凿也。每部医案中，必有一生最得力处，潜心研究，最能汲取众家之所长。”俞震在《古今医案按》中说：“闻之名医能审一病之变与数病之变，而曲折以赴之，操纵于规矩之中，神明于规矩之外，靡不随手而应，始信法有尽，而用法者之巧无尽也。成案甚多，医之法在是，法之巧亦在是，尽可揣摩。”方耕霞指出：“医之有方案，犹名法家之有例案，文章家之有试牍。”余景和在《外证医案汇编》中说：“医书虽众，不出二义。经文、本草、经方，为学术规矩之宗；经验、方案、笔记，为灵悟变通之用。二者皆并传不朽。”章太炎指出：“中医之成绩，医案最著。欲求前人之经验心得，医案最有线索可寻，循此钻研，事半功倍。”恽铁樵在给《宋元明清名医类案》作序时强调：“我国汗牛充栋之医书，其真实价值不在议论而在方药，议论多空谈，药效乃事实，故选刻医案乃现在切要之图。”姚若琴在阐述编辑《宋元明清名医类案》大意时指出：“宋后医书，多偏玄理，惟医案具事实精核可读，名家工巧，悉萃于是。”张山雷在《古今医案评议》中说：“医书论证，但纪其常，而兼证之纷淆，病源之递嬗，则万不能条分缕析，反致杂乱无章，惟医案则恒随见症为迁移，活泼无方，具有万变无穷之妙，俨如病人在侧，謦咳亲闻。所以多读医案，绝胜于随侍名师，直不啻聚古今之良医而相与晤对一堂，上下议论，何快如之。”秦伯未说：“合病理、治疗于一，而融会贯通，卓然成一家言。为后世法者，厥惟医案。”“余之教人也，先以《内》《难》《本经》，次以各家学说，终以诸家医案。”程门雪认为：“一个中医临床医生，没有扎实的理论基础，就会缺乏指导临床实践的有力武器，而如无各家医案作借鉴，那么同样会陷入见浅识寡，遇到困难束手无策的境地。”俞长荣认为：“医案是中医交流和传授学术经验的传统形式之一。它既体现了中医辨证论治的共同特点，又反映了中医不同学派在诊疗方法方面的独特风格。读者从医案中可以体会到怎样用理论来指导实践，并怎样通过实践来证实理论；怎样适当地运用成法和常方，并怎样有创造性地权宜应变。因此，医案不仅在交流临床经验、传播中医学术方面具有现实意义，同时对继承老中医学术经验也起了积极的推进作用。”

医案始于先秦，奠基于宋金元，兴盛于明清。晋代王叔和的《脉经》内附医案。唐代孙思邈《备急千金要方》记录有久服石散而导致消渴的医案，陈藏器《本草拾遗》药后附案。北宋钱乙首次在《小儿药证直诀》中设置医案专篇，寇宗奭《本草衍义》药后附案。南宋许叔微首撰医案专著《伤寒九十论》，其《普济本事方》与王璆《是斋百一选方》方后附案，张杲《医说》记录了许多医案。金代张从正撰《儒门事亲》，李杲撰《脾胃论》《兰室秘藏》《东垣试效方》，王好古撰《阴证略例》，罗天益撰《卫生宝鉴》，以及元代朱震亨撰《格致余论》等综合性医著中论后均附案。自宋金元以后，学习医案、应用医案、撰写医案蔚然成风，医案专著纷纷涌现，如《内科摘要》《外科枢要》《保婴撮要》《女科撮要》《孙氏医案》《寓意草》《里中医案》《临证指南医案》《洄溪医案》《吴鞠通医案》《杏轩医案》《回春录》《经方实验录》等。明代著名医家韩懋、吴昆及明末清初的喻昌还对撰写医案提出了详细要求。而从明代就开始对前人的医案进行整理挖掘并加以研究利用，代不乏人，代表作有《名医类案》《续名医类案》《宋元明清名医类案》《清代名医医案精华》《清宫医案》《二续名医类案》《中国古今医案类编》《古今医案按》《历代儿科医案集成》《王孟英温热医案类编》《易水四大家医案类编》《张锡纯医案》《〈本草纲目〉医案类编》等。由于中医古籍汗牛充栋，浩如烟海。但是，受多方面因素的影响及条件制约，已有的医案类著作所收医案不够全面，参考中医古籍有限，分类整理方法简单局限，难以满足日益增长的不同读者群及临床、教学与科研的需求。因此，从3200多种中医古籍包括医案专著中系统收集整理其中的医案日益迫切。这可以充分发挥、利用中医古籍的文献学术价值，对研究中医证候特点与证型规律，提高临床疗效，具有重要的支撑价值。

本套丛书收录1949年以前历代医家编纂的3200余种中医古籍文献中的医案，分为学术流派医案、著名医家医案、常见疾病医案、名方小方医案四大系列。本书在建立专用数据库基础上，根据临床实际需要，结合现代阅读习惯，参考中医院校教材，对所有医案进行全面分类，以利于了解、学习和掌握历代名医治疗疾病的具体方法、应用方药技巧，为总结辨治规律，提高临床疗效提供更好的借鉴。其中，《学术流派医案系列》以学派为纲，医家为目，分为伤寒学派医案、河间学派医案、易水学派医案、温病学派医案、汇通学派医案；《著名医家医案系列》以医家为纲，以病为目，选取学术成就大、影响广、医案丰富的著名医家的医案；《常见疾病医案系列》以科为纲，以病为目，选取临床常见病和多发病医案;《名方小方医案系列》以方为纲，以病为目，选取临床常用的经方、名方、小方所治医案。

本丛书编纂过程中得到中华中医药学会名医学术思想研究分会的大力支持，年届97岁的首届国医大师朱良春先生特为本书题写书名，中国工程院院士王永炎教授担任主审，在此一并表示衷心的感谢。

由于条件所限，加之中医古籍众多，医案收录过程中难免遗漏，或分类不尽如人意，敬请读者提出宝贵意见，以便再版时修订提高。

《中医古籍医案辑成》编委会

2015年6月

凡 例

《中医古籍医案辑成·学术流派医案系列》依据贴近临床、同类合并、参考中医教材教学大纲、利于编排、方便查阅的原则对医案进行分类与编排。

内科医案按肺系、心系、脾胃、肝胆、肾系、气血津液、肢体经络等排列。

妇科医案按月经病、带下病、妊娠病、生产与产后病、乳房疾病、妇科杂病等排列，并将传统外科疾病中与妇科相关的乳痈、乳癖、乳核、乳岩等医案调整到妇科，以满足临床需要。

儿科医案按内科、外科、妇科、五官科、骨伤科顺序排列。年龄限定在十四岁以下，包括十四岁；对于部分医案中“一小儿”的提法则视医案出处的具体情况确定。

外科医案按皮肤病、性传播疾病、肛门直肠疾病、男性疾病等排列。

五官科医案按眼、耳、鼻、口齿、咽喉顺序排列。

对难以用病名或主症分类，而仅有病因、病机、舌脉等的描述者，归入其他医案。

《学术流派医案系列》为全面反映各学术流派的学术成就，其著作中所摘录或引用其他人的部分医案采用“附”的形式也予以摘录。医案中的方药及剂量原文照录，不加注解。对于古今疾病或病名不一致的医案，按照相关或相类的原则，或根据病因病机，或根据临床症状，或根据治法和方剂进行归类。同一医案有很多临床症状者，一般根据主症特征确定疾病名称。

对因刊刻疑误或理解易有歧义之处，用括号加“编者注”的形式注明本书作者的观点。原书有脱文，或模糊不清难以辨认者，以虚阙号“□”按所脱字数一一补入，不出校。

原书中的异体字、古字、俗字，统一以简化字律齐，不出注。

原书中的药物异名，予以保留，不出注。原书中的药名使用音同、音近字者，如朱砂作珠砂、僵虫作姜虫、菟丝子作兔丝子等，若不影响释名，不影响使用习惯，以规范药名律齐，不出注。

本书采用横排、简体、现代标点。版式变更造成的文字含义变化，今依现代排版予以改正，如“右药”改“右”为“上”，不出注。

每个医案尽量标明出处，以助方便快捷查找医案原文，避免误读或错引。

对部分医案或承上启下，或附于医论，或附于方剂，或附于本草，或案中只有方剂名称而无组成和剂量，采用附录的形式，将原书中的疾病名称、病机分析、方剂组成、方义分析、药物用法等用原文解释，以便于更好地理解和掌握。附录中的方剂组成，是根据该医案作者的著作中所述该方剂而引用的，包括经方或名方。

易水学派概论

中医学术流派研究是研究中医学术发展沿革的重要方法之一，其便于理清中医学术发展的思想脉络，深入研究历代名医学术思想与临床经验，分清哪些是对前人的继承，哪些是继承中的发展，哪些是个人的创新见解与经验，为中医学进一步发展提供借鉴。学术流派或体系是后人依据著名医家们的师承关系、学术主张或学术倾向、学术影响而划分的。由于中医学术流派形成发展过程中的融合、交叉、分化，学派之间存在千丝万缕的联系，故划分学派的标准不一，有按学科分类，有按著名医家分类，有按学术研究方向分类，有按著作分类，有按地域分类，因而划分出外感学派、内伤学派、热病学派、杂病学派、刘河间学派、李东垣学派、张景岳学派、薛立斋（薛己）学派、赵献可学派、李士材学派、医经学派、经方学派、伤寒学派、河间学派、易水学派、温病学派、汇通学派、攻邪学派、丹溪学派、温补学派、正宗学派、全生学派、金鉴学派、心得学派、寒凉学派、蔺氏学派、经穴学派、穴法学派、重灸学派、重针学派、骨伤推拿学派、指压推拿学派、一指禅推拿学派、经穴推拿学派、腹诊推拿学派、儿科推拿学派、五轮学派、八廓学派、内外障学派、少林学派、武当学派、新安学派等，这对中医学术的发展起到了积极作用。然而，学派研究目前也存在不少问题，主要在于学术流派形成年代、学派划分标准、学派研究学术价值等方面。争论的焦点是基础医学及临床领域中的医经学派、经方学派、汇通学派是否存在，攻邪学派、丹溪学派、温补学派能否另立门户，学派之间的渗透与交叉重复如何界定等；另外，每一学派的代表医家虽然在师承或学术上一脉相承，但其学术理论、临证辨病思路、处方用药方面或相差甚远，这些医学大家大多数是全才，如以学派分类，难免以偏概全；加之以往学术流派研究偏重理论，忽略临床，因此，以派为纲研究著名医家也有其不利的一面。为弥补学术流派研究轻临床的不足，拓展学派研究的内涵与外延，收集学术流派相关医家的涵盖中医基础理论和临床经验的医案已成为当务之急。因为这些医案不仅是著名医家学术思想的直接鉴证，也是研究学术流派源流的最重要的参考依据。

易水学派是研究脏腑病机和辨证治疗的学术流派，其形成有其特定的社会历史背景。宋金元时期，宋辽、宋金、金元、元宋之间，战火连年，百姓饱受饥饿、劳役、惊恐之苦，内伤病显著增多。魏晋至宋代，中医学一直处于经验积累阶段，研究重点偏于经验方的收集与应用，忽略了基础理论研究。虽然刘完素创立了火热理论，在病机学说上取得了重大突破，火热病治疗有了较系统的理论与方法，却不能指导脏腑病变的治疗。而《中藏经·论虚实寒热生死逆顺之法》、孙思邈《备急千金要方》之脏腑虚实、钱乙《小儿药证直诀》的五脏辨证等理论已经远远不能满足临床实际需要。因此，深入系统地探讨脏腑病机理论，已成为当时中医学发展的客观急需。张元素整理总结前人的脏腑辨证用药，结合其临床实践，建立了以寒热虚实为纲的脏腑辨证体系，在学派发展过程中，逐步转向对特定脏腑进行专题研究。

易水学派发展至明代，有一些医家在继承李杲脾胃内伤学说的基础上，进而探讨肾和命门病机，从阴阳水火不足的角度探讨脏腑虚损的病机与辨证治疗，提出以先天阴阳水火为核心的肾命理论，治疗以温养补虚为特色，因而又被后世称之为温补学派。代表医家有薛己、孙一奎、张介宾、赵献可、李中梓等。

张元素，字洁古，金代人，著《医学启源》《脏腑标本寒热虚实用药式》《珍珠囊》等。张氏主张学术创新，提出“运气不齐，古今异轨，古方今病不相能也”之论。他认真研究《内经》《难经》《金匮要略》《中藏经》有关脏腑辨证的论述，吸取《备急千金要方》《小儿药证直诀》中脏腑辨证用药经验，结合自身临床经验，建立了以寒热虚实为纲的脏腑辨证体系，强调根据脏腑寒热虚实辨证用药，为中医辨证理论的发展做出了重大贡献，因而成为易水学派的开山。后世师承其说者众多，其门人有李杲、王好古。

李杲，字明之，晚年自号东垣老人，金代人，著有《脾胃论》《内外伤辨惑论》《兰室秘藏》《东垣试效方》《食物本草》《药类法象》《医学发明》《珍珠囊补遗药性赋》等。他在脏腑辨证理论启示下，探讨脾胃内伤病机，紧密结合临床实践，提出脾胃为元气之本，“脾胃内伤，百病由生”理论，详辨内伤与外感之异同。李杲制定益气升阳、甘温除热大法，创制补中益气汤、升阳益胃汤等名方，成为易水学派的中坚，被后世称为补土学派的宗师。李氏医案散见于《脾胃论》《兰室秘藏》《东垣试效方》《医学发明》之中，包括内、外、妇、儿、五官等各科医案。其医案或附于论后，或附于方后，记载详细，病机分析透彻，处方用药有章法可循，经方与时方并举。并自创新方，如益胃升阳汤、半夏白术天麻汤、木香顺气汤、清神补气汤、补气升阳和中汤、普济消毒饮等所治医案比比皆是。其门人有王好古、罗天益等。

王好古，字进之，元代人，著有《阴证略例》《医垒元戎》。王好古初师张元素，后从李杲之学，得张、李二家之传，阐发阴证病因病机和辨证，重视脏腑内伤、阳气虚损，明确提出“三阴可补”，除运用仲景通脉四逆汤、当归四逆汤、理中汤作为内伤三阴的主治方外，又收集后世温补脾肾诸方如返阴丹、正阳散、附子散、白术散等作为补充。王氏所治医案多为阴证。

罗天益，字谦甫，元代人，著有《卫生宝鉴》，整理了李杲《东垣试效方》。罗天益深入探讨了脾胃的生理功能，揭示脾胃与其他四脏及营卫津液的关系；将李杲所论饱食所伤和劳倦所伤分为食伤和饱伤、虚中有寒和虚中有热，治疗突出甘补辛升，发挥了李杲的脾胃内伤学说；在补中益气汤基础上加川芎、蔓荆子、细辛、白芍而成顺气和中汤，用于治疗气虚头痛。其医案症状记录较为详尽，用药思路颇具特色，治疗过程具体，分析了方药配伍规律，深受后世称赞。

薛己，字新甫，明代人，著有《内科摘要》《保婴撮要》《保婴金镜录》《外科经验方》《外科心法》《外科发挥》《女科撮要》《疠疡机要》《口齿类要》《本草约言》《正体类要》等。薛己受李杲影响，强调“人以脾胃为本”，“胃为五脏本源，人身之根蒂”，“若脾胃一虚，则其他四脏俱无生气”，“人之胃气受伤，则虚证蜂起”，发展了“脾胃内伤，百病由生”理论，治疗多以补中益气汤为法，或出入于四君、六君之间。同时又受王冰、钱乙影响，主张若补脾不应，当求之于肾和命门之水火阴阳不足，肾阴不足用六味丸壮水之主以镇阳光，命门相火不足用八味丸益火之源以消阴翳。因其用药偏于温补，又被称为温补学派的先驱。薛氏著作多为医案，其对理论的论述多体现于医案之中，后世评价极高。

张介宾，字会卿，号景岳，明代人，著有《景岳全书》《质疑录》《类经》等。张介宾治学主张师古而不泥，辨疑而不苟，善于继承，勇于创新，不仅注重中医理论研讨，对临床实践也极为重视，对中医学发展做出了巨大贡献。张氏阐发命门水火理论，认为命门藏先天之水火，为元阴元阳所居之所，五脏功能必赖命门始能发挥正常，故云:“命门之水火为十二脏之化源，五脏之阴气非此不能滋，五脏之阳气非此不能发。”认为若命门之元阴元阳亏损，则脏腑阴阳虚损，用左归、右归补命门先天水火。张介宾临证重视辨证，并根据实践经验，首先提出“二纲六变”辨证纲领，即以阴阳为辨证之“纲”，统领表里、寒热、虚实六变，以纲赅目。他将方剂分为补剂、和剂、寒剂、热剂、固剂、因剂、攻剂、散剂八阵，并收采古代名方1516首，编为古方八阵，所创新方186个列入新方八阵，另有妇产、小儿、痘疹、外科等古方922首，均收于《景岳全书》之中。其中左归、右归四方体现了其制方思想。《景岳全书》收录医案多达300余个，涉及临床各科，外感病与内伤病并举，论后附案，以案证论。也收录历代名医许多医案，体现了其兼蓄并收的思想。

赵献可，字养葵，明代人，著有《医贯》《邯郸遗稿》。赵献可阐发命门学说，认为命门位居两肾之中，有位无形，为人身之君主之官，居于十二官之上，实为生命之主宰。赵氏治疗水亏火衰，用六味丸补水以配火，壮水之主以镇阳光，用八味丸于水中补火，益火之源以消阴翳，推广了六味八味的临床应用范围。其谓："命门为十二经之主，肾无此则无以作强而伎巧不出矣，膀胱无此则三焦之气不化而水道不行矣，脾胃无此则不能蒸腐水谷而五味不出矣，肝胆无此则将军无决断而谋虑不出矣，大小肠无此则变化不行而二便闭矣，心无此则神明昏而万事不能应矣。"赵氏认为命门为君火，而先天水火的并居焉。其临床治疗亦特别重视先天水火的治疗。其云："先天水火，原属同宫，火以水为主，水以火为原。故取之阴者，火中求水，其精不竭；取之阳者，水中寻火，其明不息。斯大寒大热之病得以平矣。"《医贯》记载的医案以内科疾病为主，喜用成方，包括六味地黄丸、金匮肾气丸和逍遥散等，还摘录了李杲、戴思恭、薛己、吴茭山等名医的医案。

李中梓，字士材，明末清初人，著有《医宗必读》《内经知要》《删补颐生微论》《雷公炮炙药性解》《本草通玄》《病机沙篆》《诊家正眼》《伤寒括要》《里中医案》等，《本草通玄》《病机沙篆》《诊家正眼》三书合订为《士材三书》。李氏治学主张兼通众家之长，不偏不倚，重视学术交流，常与王肯堂、施笠泽、秦昌遇等切磋岐黄，善于著书立说。李氏重视中医教育，培养了大批人才，其门人有沈朗仲、马元仪、董廙、秦卿胤等35人之多，马元仪又将其学再传于尤在泾。还有侄子李果瑛、李延昰，侄孙李廷芳等也从其学。李氏私淑李杲、薛己，博采众长，重视脾肾，明确提出肾为先天之本，脾为后天之本。临证治疗主张重阳抑阴，偏重于补气补阳，认为“气血俱要，而补气在补血之先；阴阳并需，而养阳在滋阴之上”。其医案专著《里中医案》共收医案50多则，不分门类，不立标题，大多为内科杂病疑难治案，长于脉诊和辨证，处方灵活，按语明晰。还有部分医案见于《医宗必读》《删补颐生微论》。

高斗魁，字鼓峰，清代四明人，著有《四明医案》《四明心法》。高氏认为，人以元气为本，病以内因为主，重视脏腑功能失调，尤其着眼于真阴真阳的偏盛偏衰，治疗主张顾护元气、调整水火、扶正祛邪。因为“人之元气有限”，故补不嫌早，攻不嫌迟，用药偏于温补，擅长用八味丸补阳，用六味饮化裁治疗阴虚火旺，创制滋水清肝饮治疗阴虚之郁证。《四明医案》记载有28个医案，涉及临床各科，但以内科医案居多，辨病用药思路独特。清代医家杨乘六将《四明医案》收于《医宗已任编》，并于每案后加上精辟按语，与原案相得益彰。

目　录

薛　己（上）

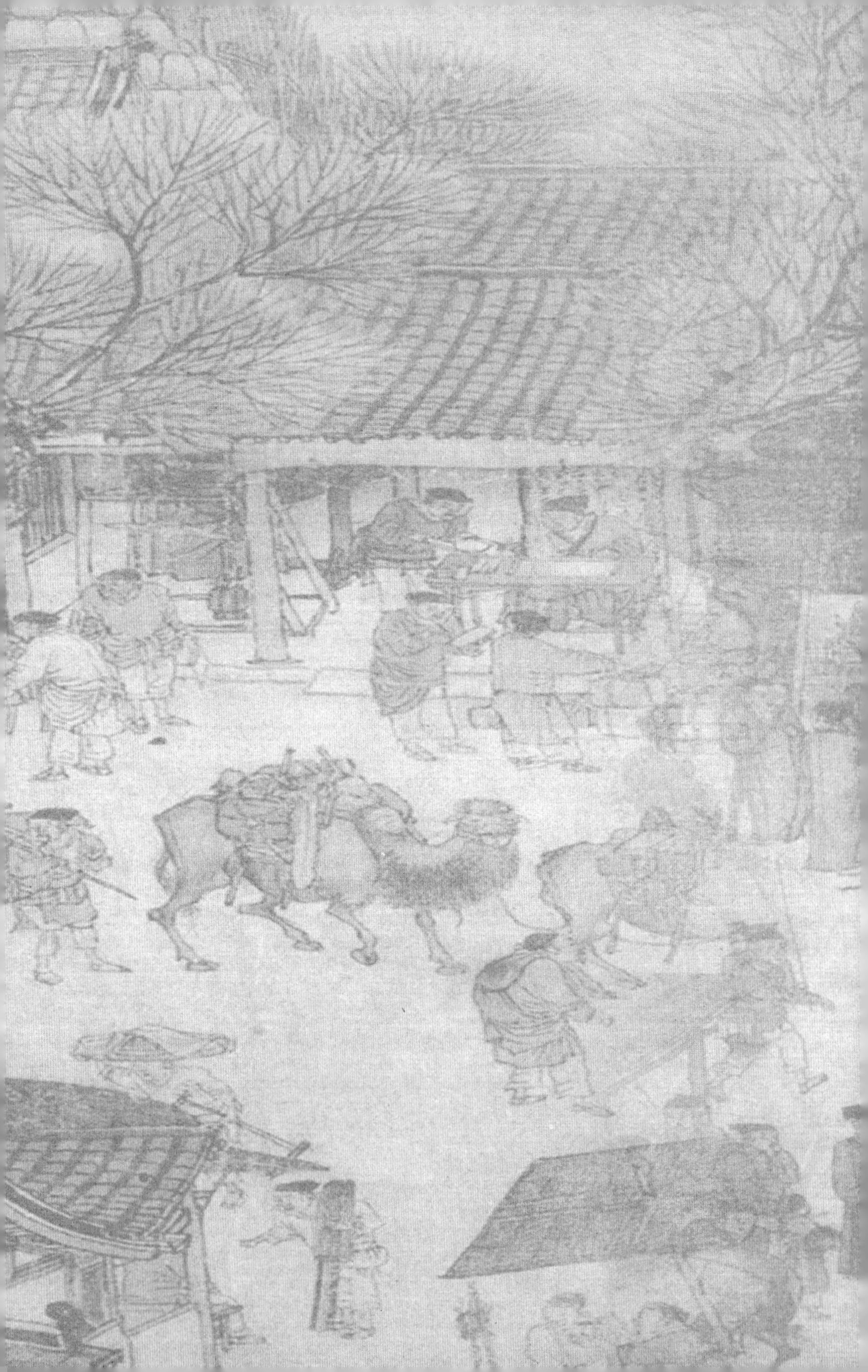

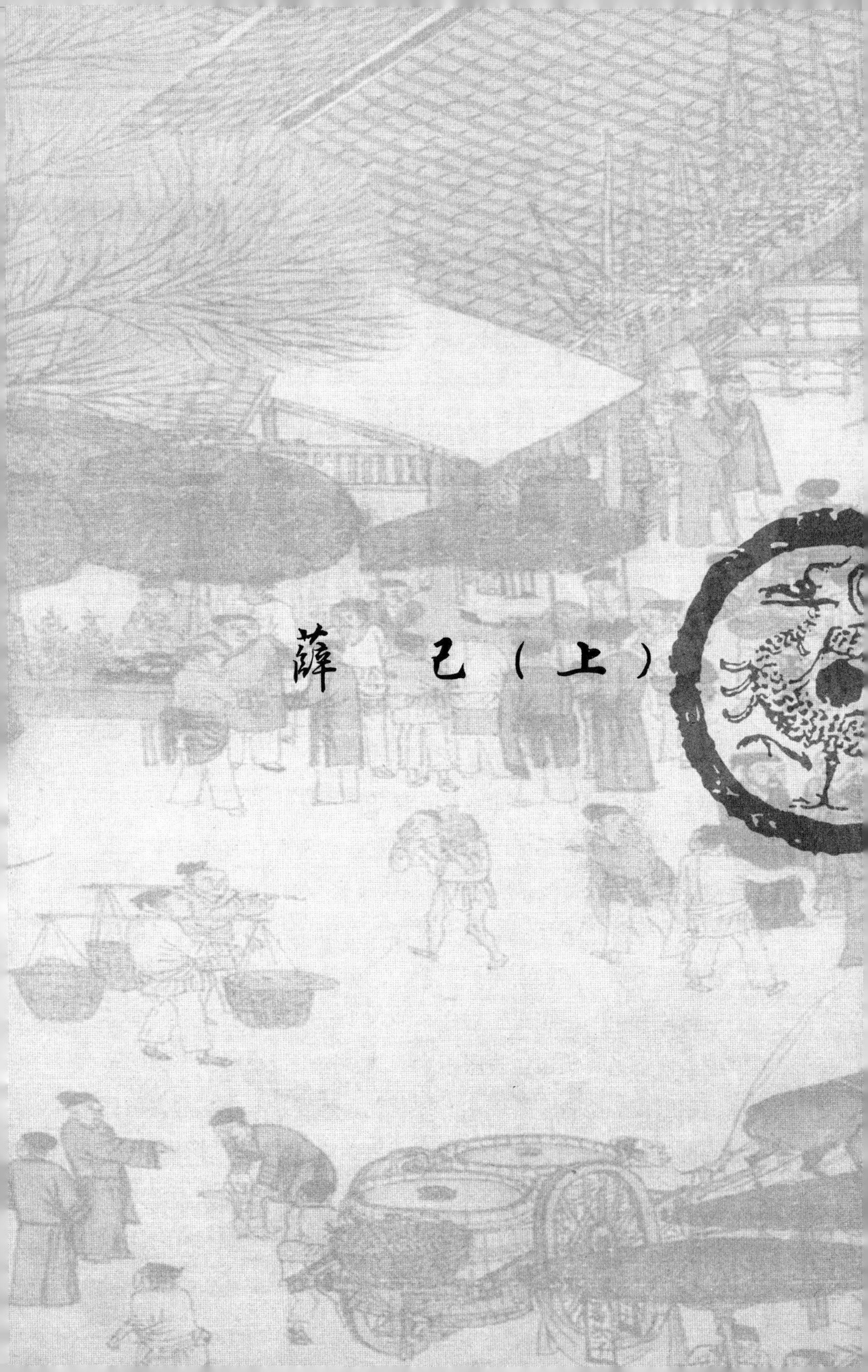

薛　己（上）

内科医案

◆感冒

一儒者素勤苦，恶风寒，鼻流清涕，寒禁嚏喷。余曰：此脾肺气虚，不能实腠理。彼不信，服祛风之药，肢体麻倦，痰涎自出，殊类中风。余曰：此因风剂耗散元气，阴火乘其土位，遂以补中益气加麦门、五味，治之而愈。(《内科摘要·卷上》)

【注】《薛案辨疏》：恶风寒等症，是经偶被风寒所感之症耳，何论其脾肺气虚耶？即云素勤苦者，气恒虚，然有邪。治邪，祛风之药亦何至于肢体麻倦而痰涎自出耶？噫，吾知之矣。所云素者，不特是勤苦也，恶风寒、流清涕、寒禁嚏喷亦有素矣，不然何以即断其脾肺气虚耶？及服祛风之药，而变现诸症，亦仍是脾肺之剧症。故虽有阴火乘其土位之说，而用药原从脾肺气虚立方耳，五味子之加实为关键。既可以收耗散之元气，复可以降乘土之阴火，岂得以恶风寒为外感之邪而以酸敛二字妄议之乎。

鸿护苏龙溪咳嗽气喘，鼻塞流涕，余用参苏饮一剂，以散寒邪，更用补中益气汤以实腠理而愈。后因劳怒仍作，自用前饮益甚，加黄连、枳实，腹胀不食，小便短少，服二陈、四苓，前症愈剧，小便不通。余曰：腹胀不食，脾胃虚也；小便不实，肺肾虚也，悉因攻伐所致。投以六君加黄芪、炮姜、五味二剂，诸症顿退，再用补中益气加炮姜、五味，数剂痊愈。(《内科摘要·卷上》)

金宪阮君聘咳嗽面白，鼻流清涕，此脾肺虚而兼外邪，用补

中益气加茯苓、半夏、五味治之而愈，又用六君、芎、归之类而安。(《内科摘要·卷上》)

一妇人患前症（指咳嗽，面色萎黄。编者注），不时发热，或时寒热，或用清热之剂，其热益甚，盗汗口干，两足如炙，遍身皆热，昏愦如醉，良久，热止方苏，或晡热，至旦方止，此阴血虚而阳气弱也。余朝用六味丸料，夕用十全大补汤，月余诸症稍愈。更兼以补中益气汤，两月余而愈。(《校注妇人良方·卷六》)

◆发热

癸卯春人日，余在下堡顾氏会间，有儒者许梅村云：舍亲马生者，发热烦渴，时或头痛，昨服发散药，反加喘急腹痛，其汗如水，昼夜谵语。余意此劳伤元气，误汗所致，其腹必喜手按。许往询之，果然。遂与十全大补加附子一钱，服之熟睡，唤而不醒，举家惊惶，及觉，诸症顿退，再剂而痊。凡人饮食劳役起居失宜，见一切火症，悉属内真寒而外假热，故肚腹喜暖，口畏冷物，此乃形气病气俱属不足，法当纯补元气为善。(《内科摘要·卷上》)

举人陈履贤色欲过度，丁酉孟冬发热无时，饮水不绝，遗精不止，小便淋沥。或用四物、芩、连之类，前症益甚，更加痰涎上涌，口舌生疮，服二陈、黄柏、知母之类，胸膈不利，饮食少思。更加枳壳、香附，肚腹作胀，大便不实。脉浮大，按之微细，余朝用四君为主，佐以熟地、当归；夕用加减八味丸，更以附子唾津调搽涌泉穴，渐愈。后用十全大补汤，其大便不通，小腹作胀。此直肠干涩，令猪胆通之，形体殊倦，痰热顿增，急用独参汤而安，再用前药而愈。但劳发热无进，其脉浮洪。余谓其当慎起居，否则难治。彼以余言为迂，至乙巳夏复作，乃服四物、黄柏、知母而殁。(《内科摘要·卷上》)

【注】《薛案辨疏》：此当补脾气为主，而补阴滋肾之品，所在禁忌。故虽因色欲过度而来，不得不兼用补阴而以四君为主，归、地为佐，岂非重在补脾气乎？然毕竟发热无时，种种诸症，皆肾虚火不归经所致，故夕仍用加减八味也。更以附子唾津调搽涌泉穴者，亦引火归源之意也。可谓善于权行者矣。

南都聘士叶公玉表兄聂姓者……因作善事，一昼夜不睡，致劳发热，似睡不睡。与前药（十全大补汤加酒炒黄柏、知母、五味、麦门。编者注）二剂，愈加发热，饮食不进，惟饮热汤。后以前药加附子一钱，二剂复愈。(《外科心法·卷三》)

庶吉士黄伯林发热吐痰，口干体倦，自用补中益气汤不应。余谓此金水俱虚之症，兼服地黄丸而愈。(《内科摘要·卷下》)

【注】《薛案辨疏》：此案之服补中，宜矣。然发热吐痰口干，皆水虚之症，应当补肾。徒然升提，何益哉？至疮疖外症，亦必补肾而安，甚矣。凡病不可不顾本也。若头面口舌耳目不时作痛及吐痰眩晕等症，又显然水虚火炎之无疑也。

廷评张汝翰，患喉痛……治愈。后每入房，发热头痛，用补中益气加麦门、五味及六味丸常服，后不复作。(《口齿类要·喉痹诸症》)

一男子盛暑发热，胸背作痛，饮汤自汗，用发表之药，昏愦谵语，大便不实，吐痰甚多，用十全大补一剂顿退，又用补中益气加炮姜二剂痊愈。(《内科摘要·卷下》)

【注】《薛案辨疏》：此案之用发表，为误已可知矣。盖盛暑不宜发表，饮汤自汗，亦不宜发表，今误表而所变之症，皆脾肺大虚之候，虽无大汗而有亡阳之势，故先用十全大补汤一剂顿退。此本非素脱，为表药所伤，故一剂尚可追复其阳。即易补中者，以暑热所伤，毕竟在脾肺元气，而况变症又皆在脾肺元气乎。

一儒者每春夏口干发热，劳则头痛，服清凉化痰药，泻喘烦躁；用香薷饮，神思昏愦，脉大而虚。此因闭藏之际，不远帏幕为患，名曰注夏。用补中益气去柴胡、升麻，加五味、麦门、炮姜一剂，脉益甚。仍用前药加肉桂五分，服之即苏，更用六味丸而痊。（《内科摘要·卷下》）

【注】《薛案辨疏》：注夏一症，近来比比皆是，有因冬不藏精而然者，有因脾气抑遏而然者。故凡脾气抑遏之注夏，每饮食毕倦怠嗜卧，以饭后而脾气更抑遏也。用补中合生脉，不必去升、柴。若冬不藏精者，发热面红，午后为甚，口干舌燥，则当去升、柴。如此案治法，盖冬不藏精者，其根本已损，不任升提，此肉桂之加，所以为妙也。然注夏每多脾虚而兼湿热，湿热多痿软属阳明经。故注夏多是痿软之症，以清燥汤治之，或即补中去升、柴，换干葛加黄柏、麦冬亦妙。

一儒者愈后（指瘰疬，编者注），体瘦发热，昼夜无定。此足三阴气血俱虚，用八珍加麦门、五味，二十余剂；又用补中益气加麦门、五味，及六味丸而愈。（《外科枢要·卷二》）

一小儿……年十五岁，发热痰盛，作渴面赤，形体寡瘦，用地黄丸加五味子及补中益气汤，各百余剂，而形气渐壮。若认为阴火，用黄柏、知母等药，复伤生化之源，其亦不治者矣。（《保婴撮要·卷九》）

操江都宪伍松月，背疮愈后，大热，误为热火，用苦寒药一钟，寒热益甚，欲冷水浴身，脉浮大，按之全无。余曰：此阳气虚浮于肌表，无根之火也。急用六君子加附子，一剂即愈。（《外科枢要·卷一》）

一小儿十五岁，疟后发热吐痰。余谓：脾气所变。不信，反服黄柏、知母之类，诸症悉具。谓余曰：胃火盛而滋水，其症益甚，何也？余曰：症在脾阴，土喜温和而恶寒湿，前所用药，悉属沉阴，复伤其生气，故病愈甚也。先用六君、柴胡、升麻、木香四剂，诸症顿愈；乃佐以异功散加柴胡、升麻，元气渐充；又朝用补中益气汤，夕用异功散而愈。(《保婴撮要·卷七》)

有一患者（指患跌打损伤，编者注），发热焮痛，服寒凉药，更加口干作渴，肚腹亦痛，自以为瘀血，欲下之。余按其肚腹不痛，脉细微而迟，饮食恶寒。此凉药伤胃而然也，急用六君加芍药、当归、炮附子各一钱，服之前症益甚，反加谵语面赤。余意其药力未至耳。前药再加附子五分，服之即睡，觉来诸病顿退而安。(《正体类要·上卷》)

有一患者（指患杖伤，编者注），瘀血虽去，饮食形气如故，但热渴焮痛，膈痞有痰，以小柴胡汤加天花粉、贝母、桔梗、山栀，二剂少愈；又加生地、归尾、黄芩、柴胡、山栀、花粉而愈。余治百余人，其杖后血气不虚者，惟此一人耳，治者审之。(《正体类要·上卷》)

余甥居宏，年十四而娶，到二十形体丰厚，发热作渴，面赤作胀，或外为砭血，内用降火，肢体倦怠，痰涎愈多，脉洪数鼓指。用六味丸及大补汤加麦门、五味而痊。(《内科摘要·卷下》)

【注】《薛案辨疏》：此案年十四而娶，即所云年少精未满而御也。精不足者，火必有余，火有余则外象盛满壮丽，而内实不足，更以寒凉日进，脉象亦假。此洪数鼓指者，所谓寒凉鼓激是也。既以补阴为主，即及大补汤者，亦因误服寒凉致伤元气故也。然恐肉桂之热有伤肺阴，故又加麦冬、五味以保之也。

俞进士折腿，骨已接三月，尚发热，出汗不止，正体医治不应。左关脉洪数。此肝火炽甚，血得热而妄行也。遂投小柴胡汤加山栀、芍药、生地、防风，血止热退。又用八珍、五味、麦门

治之，疮口即愈。(《正体类要·上卷》)

冢宰刘紫岩，因劳下体软痛，发热痰盛，用清燥汤入竹沥、姜汁，服之热痛减半，再剂而痊愈。(《明医杂著·卷之四》)

工部陈禅亭发热有痰，服二陈、黄连、枳壳之类，病益甚。甲辰季冬请治。其脉左尺微细，右关浮大，重按微弱。余曰：此命门火衰，不能生土而脾病，当补火以生土，或可愈也。不悟，仍服前药，脾土愈弱，至乙巳闰正月病已革。复邀治，右寸脉平脱，此土不能生金，生气绝于内矣，辞不治。经云：虚则补其母，实则泻其子。凡病在子，当补其母，况病在母而属不足，反泻其子，不死何俟？(《内科摘要·卷上》)

【注】《薛案辨疏》：今人论脉，以右尺属火，以左尺属水。故右尺微细为火虚，则左尺微细当属水虚矣。先生断其命门火衰者，何也？要知两尺同其水火，当以洪大微细分之，凡尺脉洪大者，不论左右，断以水虚；尺脉微细者，不论左右，皆断以火虚也；此秘传也。而先生于此案，已先传于不言之表，读先生医案，岂可草率耶？余尝论古有隔二、隔三之法，隔二之法可用，隔三之法不可用。盖隔二是补其所生，若隔三补其克也。此案前以火虚不能生土，当补火以生土可也，是为隔二之可用。后以因火虚不能生土，土复虚，不能生金，则补火之法何可用乎？是隔三不可用也。然病至于隔三矣，亦去生甚远。故见右寸脉平脱即辞不治，概可知也。无已则惟建中汤可用，然此汤亦是补土生金为隔二之法，非补火生土，土复生金，隔三之法也。

一妇人内热口干，头晕吐痰，带下体倦，饮食少思。余谓脾气虚弱而不能生肺金，用补中益气汤加茯苓、半夏，脾气渐复，饮食渐进，诸症渐退，再用加味逍遥散治之寻愈。(《校注妇人良方·卷五》)

一小儿十五岁，疟后发热吐痰，治愈……毕姻后，发热如疟，用补中益气汤，寒热益甚，手足并冷；另用清热等药，大便去则小便牵痛，小便去则大便先出。余谓：此阴精已耗，而复伤耳，乃肾气虚寒之危症也。用大剂补中益气汤、八味地黄丸，喜其远帷幕而得生。(《保婴撮要·卷七》)

一妇人所患同前（指腰胯腿疼痛，编者注），但发热作渴，喜冷饮食，脉洪数，按之迟涩。余以为血虚有热，用羚羊角散，去槟榔，加白术、茯苓等数剂，更用加味逍遥散而痊。(《校注妇人良方·卷四》)

一儒者，脾肾素虚而有痰……劳役发热、头晕，此气虚不能上升也，用前汤（指补中益气汤，编者注）加蔓荆子而愈。(《明医杂著·卷之四》)

黄武选，饮食劳倦，发热恶寒，误用解表，神思昏愦，胸发赤斑，脉洪数而无力。余曰：此内伤元气，非外邪也，急用温补之剂。彼不从，后果殁。(《明医杂著·卷之三》)

一妇人……饮食失节，劳怒，恶寒发热，不食，用加味小柴胡一剂而热退，用逍遥散、归脾汤调理而康。(《校注妇人良方·卷五》)

庶吉士刘华甫……后因劳倦，忽然寒热，此元气复伤也，用补中益气而安。又用六味丸，以生肝血滋肾水而痊愈。(《外科枢要·卷三》)

一寡妇不时寒热，脉上鱼际，此血盛之症，用小柴胡汤加生地黄治之而愈。但畏风寒，此脾胃气虚，用加味归脾、补中益气汤，兼服而止。(《校注妇人良方·卷六》)

一寡妇因怒，致不时寒热，久而不已，肝脉弦紧，用小柴胡加生地治之而愈。但见风寒热仍作，此是脾胃气虚，用加味归脾、

补中益气二汤，兼服而止。（《女科撮要·卷上》）

一男子……后因劳，复寒热体倦，用补中益气汤而安。（《外科枢要·卷二》）

一室女寒热，左手脉弦长而出寸口，用小柴胡加生地、乌梅治之而愈，既嫁而诸症悉痊。（《女科撮要·卷上》）

一妇人……后因劳，寒热往来，寒时手足如冰，热时手足如炙，脉浮大，重按则细。此阳气虚甚也，朝用补中益气汤加桂、附各一钱，夕用八味丸料，倍加桂、附，各五十余剂而安。（《保婴撮要·卷十七》）

一妇人……因怒寒热往来，倦怠烦热，以前药（指逍遥散，编者注）加炒黑黄连三分顿愈，用八珍汤调理而愈。（《校注妇人良方·卷五》）

一男子愈后（指麻风病，编者注），寒热往来，体瘦倦怠，饮食不甘。此因元气虚而变症也，午前用补中益气汤加麦门、五味，午后用四物汤。

一妇人因怒患前症（指腰胯腿疼痛，编者注），寒热往来，口苦不食，晡热内热。余以为肝火血虚，先用小柴胡、山栀顿愈，又用加味逍遥散而瘳。（《校注妇人良方·卷四》）

一产妇朝寒暮热，或不时寒热，久不愈，用六君子、补中益气兼服，百余剂而寻愈。（《女科撮要·卷下》）

李阁老子，患潮热，饮食如故，自申、酉时甚，至子、丑时方止，遍身似疥，大便秘结，小便赤涩，热渴饮冷。余以为脾胃实热，传于肺与大肠。先用清凉饮四剂，结热始退；又用四物汤加柴胡、黄连数剂，其疮渐愈。彼欲速效，另用槐角丸之类，诸症益甚，遂求于施院长，亦用四物汤加柴胡、黄连，加桃仁、赤芍药，至百剂而愈。施院长名鉴，字□□，银台弟。（《明医杂

著·卷之五》）

一小儿十五岁，用心太过，两足发热，日晡益甚。服人参固本丸之类，热益甚，痰涎上涌，体倦更唾痰；服化痰滋阴之剂，痰热益甚，更头目眩晕，体倦少食。请余治，仍欲清热化痰滋阴。余曰：两足发热，肾经阴虚也；痰涎上涌，肾不能摄也；头目眩晕，胃气不能上升也。此禀赋不足，劳役过度而然耳。遂朝用补中益气汤，夕用加减八味丸，元气渐复，诸症渐愈。但用心于功课，即头晕发热，用前药即愈。毕姻后，诸症复作，服前药半载而痊。后再发，更大小便牵痛，用补中益气汤、八味地黄丸、独参汤而得生。（《保婴撮要·卷九》）

一儒者或两足发热，或脚跟作痛，用六味丸及四物加麦门、五味、玄参治之而愈。后因劳役，发热恶寒，作渴烦躁，用当归补血汤而安。（《内科摘要·卷下》）

【注】《薛案辨疏》：此案现症只是肾虚耳，用六味丸足矣。及四物加味者，岂知其肝肺亦虚而然乎！至于后因劳役而致发热恶寒，作渴烦躁诸症，人以为少阳阳明外邪者有之，以为肺胃实火者有之，以为肾肝阴虚火旺者有之，而不意用当归补血汤而安者，何也？观此汤所治，则曰治气血损伤，肌肉恶寒，面目出色，烦渴引饮，脉洪大而虚，重按似无，此脉虚血虚也。此病多有得于饥饱劳役者云云，是损伤肺胃之气血矣。而此案所以必属肺胃气血损伤者，以明知其因劳役所致，而必更见脉之洪大而虚，重按似无者也。然此症此脉似用补中益气之所宜，而必用当归补血汤耶？曰：以其作渴烦躁也。作渴烦躁，既不可升提，而况其病之本，又从两足发热，脚作痛而来，是肾阴素亏，更不可升提也。

少司空何潇川足热口干，吐痰头晕，服四物、黄连、黄柏，饮食即减，痰热益甚，用十全大补加麦门、五味、山药、山茱而

愈。(《内科摘要·卷下》)

【注】《薛案辨疏》：足热定属阴虚有火，定当壮水而火自平，奈何反进寒凉致伤脾气，益生痰热，信乎？脾虚则生痰，气虚则发热，其说为不诬也。十全大补既温补其肾，兼温补其脾；加麦冬、五味，脾兼乎肺也；加山茱、山药，肾兼乎肝也；四物、知、柏，丹溪法也。然《丹溪心法》载一男子两足常热，冬月不加绵，自夸壮热。丹溪曰：乃阴虚也，急宜养阴。不从，年四十患疾而死。要知足处三阴而反得热，大非所宜，且三阴之脉皆起于足，故足热为阴虚之候，非美事也。此时丹溪岂别无养阴之方而必用四物、知、柏乎？盖丹溪立四物，原为养血之剂，用知、柏原为清肾之品，非为养阴而设也。后人误以血字作阴字，肾字作血字解，是不善用丹溪者也。于丹溪何与哉？

一妇人……后因劳晡热，体倦懒食，小腹痞坠，小便涩滞，自用四物、黄柏、知母，晡热尤甚，更烦渴眩晕。余以为脾气下陷，用补中益气汤渐愈，乃佐以逍遥散而安。(《校注妇人良方·卷二十四》)

一妇人发热晡热，盗汗自汗，殊畏风寒，饮食少思，或腹胀吞酸，或大便不实。此脾胃不足，诸经亏损。朝用补中益气，夕用八珍汤，倍用参、苓、白术，各二十余剂，诸症渐愈。(《校注妇人良方·卷五》)

一妇人久郁，患在四肢，腿腕尤甚，误用败毒寒凉之剂，晡热内热，自汗盗汗，月经不行，口干咽燥。此郁火伤脾也，用归脾汤数剂，后兼服逍遥散，五十余剂而愈。(《疠疡机要·上卷》)

一妇人每怒口苦，发热晡热，此肝火盛而血伤也，以小柴胡合四物二剂，以清火而生血，更以四物加柴胡、白术、茯苓、丹皮，生血健脾而愈。(《校注妇人良方·卷二十四》)

大尹徐克明因饮食失宜，日晡发热，口干体倦，小便赤涩，两腿酸痛，余用补中益气汤治之。彼知医，自用四物、黄柏、知母之剂，反头眩目赤，耳鸣唇燥，寒热痰涌，大便热痛，小便赤涩。又用四物、芩、连、枳实之类，胸膈痞满，饮食少思，汗出如水；再用二陈、芩、连、黄柏、知母、麦门、五味，言语谵妄，两手举拂。屡治反甚，复求余，用参、芪各五钱，归、术各三钱，远志、茯神、酸枣仁、炙草各一钱，服之熟睡良久，四剂稍安。又用八珍汤调补而愈。夫阴虚乃脾虚也，脾为至阴，因脾虚而致前症。盖脾禀于胃，故用甘温之剂以生发胃中元气，而除大热，胡乃反用苦寒，复伤脾血耶。若前症果属肾经阴虚，亦因肾经阳虚不能生阴耳。经云：无阳则阴无以生，无阴则阳无以化。又云：虚则补其母，当用补中益气、六味地黄以补其母，尤不宜用苦寒之药。世以脾虚误为肾虚，辄用黄柏、知母之类，反伤胃中生气，害人多矣。大凡足三阴虚，多因饮食劳役，以致肾不能生肝，肝不能生火而害脾土不能滋化，但补脾土，则金旺水生，木得平而自相生矣。（《内科摘要·卷上》）

【注】《薛案辨疏》：此案骤遇之未始，非血虚火盛，湿热下流之症，而宜乎四物知、柏为治法之正。而先生即主补中益气者，岂以饮食失宜而晡热体倦互见耶？抑别有色脉可见耶。至于屡服养血清火之剂，而病益增，欲清而反热，欲宽而反塞，而后见先生之见明矣！及至变现诸症，不特脾气虚，而脾阴亦虚，脾阴虚者，不可升提，故从归脾汤而培补其气之品稍安。之后复气血两补，总之皆归重于脾，而不以阴虚责之肝肾者，此先生千古独见也。夫阴虚为脾虚，而脾复察于胃，故当用甘温之剂。此是创论，裨益无穷。要知阴虚不必皆属色劳伤肾，其实因饮食劳倦所致者多，饮食劳役实伤脾胃。而脾胃为后天生化之源，人所藉以生者，

盖惟饮食日进，生此气血。一日不食则饥，三日不食则馁，七日不食则死。非细故也。今之患阴虚者，每多食少倦怠，而医者用药不特寒凉，有损胃气。即四物、六味亦泥滞，有碍于中宫，则食少而体更倦矣。食且不进，安望其病之愈乎？此归脾汤补脾之法为治阴虚症之第一义也。脾称太阴，又名至阴，岂非阴虚者之所当重哉？若果属肾经阴虚，六味丸原不可废然。且曰亦因肾经阳虚，不能生阴，当与补中益气汤同进，是固阳生阴化之妙旨也。

一男子脾肾气血虚热，恪服四物、黄柏、知母之类，元气愈虚，倦热益甚。余朝用补中益气汤，夕用六味地黄丸加五味子，煎服而愈。(《疠疡机要・中卷》)

南银台许函谷因劳发热作渴，小便自遗，或时闭涩。余作肝火血虚阴挺不能约制，午前用补中益气加山药、山茱，午后服地黄丸，月余诸症悉退。(《内科摘要・卷下》)

一妇人……后因劳心发热，饮食难化，呕吐涎水，其热自脐上起，觉饥热频作，乃用六君子汤加炮姜治之，热时饮稠米汤稍安，两月余又常服加味归脾、补中益气二汤而痊。(《疠疡机要・中卷》)

府庠王以道，元气素弱，丙午、丁未二年，以科场岁考积劳致疾，至十二月间，其病盛作，大热，泪出随凝，目赤面黯，扬手露胸，气息沉沉几绝，脉洪大鼓指，按之如无，舌干扣之如刺。此内真寒而外假热也，遂先服十全大补汤。余曰：既服此汤，其脉当收敛为善，少顷熟睡，觉而恶寒增衣，脉顿微细如丝，此虚寒之真象也。余以人参一两，加熟附三钱，水煎顿服而安。夜间脉复脱，余以参二两，熟附五钱，仍愈。后以大剂参、术、归身，炙甘草等药，调理而安。(《明医杂著・卷之一》)

◆咳嗽

上舍陈道复长子亏损肾经，久患咳嗽，午后益甚。余曰：当补脾土滋化源，使金水自能相生。时孟春。不信，乃服黄柏、知母之类。至夏，吐痰引饮，小便频数，面目如绯。余以白术、当归、茯苓、陈皮、麦门、五味、丹皮、泽泻四剂，乃以参、芪、熟地、山茱为丸，俾服之，诸症顿退。复请视，余以为信，遂用前药，如常与之。彼仍泥不服，卒致不起。（《内科摘要·卷上》）

地官李北川每劳咳嗽，余用补中益气汤即愈。一日复作，自用参苏饮益甚，更服人参败毒散，项强口噤，腰背反张。余曰：此误汗亡津液而变痉矣。仍以前汤加附子一钱，四剂而痊。感冒咳嗽，若误行发汗过多，喘促呼吸不利，吐痰不止，必患肺痈矣。（《内科摘要·卷上》）

嘉兴周上舍，每至夏患咳嗽，服降火化痰之剂，咳嗽益甚，脾、肺、肾脉皆浮而洪，按之微细。余曰：此脾土虚不能生肺金，肺金不能生肾水，而虚火上炎也。朝用补中益气汤，夕用六味地黄丸而痊。后至夏，遂不再发。（《明医杂著·卷之二》）

儒者张克明咳嗽，用二陈、芩、连、枳壳，胸满气喘，侵晨吐痰；加苏子、杏仁，口出痰涎，口干作渴。余曰：侵晨吐痰，脾虚不能消化饮食；胸满气喘，脾虚不能生肺金；涎沫自出，脾虚不能收摄；口干作渴，脾虚不能生津液。遂用六君加炮姜、肉果温补脾胃，更用八味丸以补土母而愈。（《内科摘要·卷上》）

上舍史罗瞻之每至春咳嗽，用参苏饮加芩、连、桑、杏乃愈。乙巳春患之，用前药益甚，更加喉瘖，就治。左尺洪数而无力。余曰：此是肾经阴火刑克肺金，当滋化源。遂以六味丸料加麦门、五味、炒栀及补中益气汤而愈。（《内科摘要·卷上》）

史少参季子，喘嗽，胸腹膨胀，泄泻不食，此饮食伤脾土，而不能生肺金也。用六君子汤，一剂，诸症悉愈。(《明医杂著·卷之五》)

侍御谭希曾咳嗽吐痰，手足时冷。余以为脾肺虚寒，用补中益气加炮姜而愈。(《内科摘要·卷上》)

司厅陈国华素阴虚，患咳嗽，以自知医，用发表化痰之剂，不应，用清热化痰等药，其症愈甚。余曰：此脾肺虚也，不信，用牛黄清心丸，更加胸腹作胀，饮食少思，足三阴虚症悉见。朝用六君、桔梗、升麻、麦门、五味，补脾土以生肺金；夕用八味丸，补命门火以生脾土，诸症渐愈。经云：不能治其虚，安问其余？此脾土虚不能生肺金而金病，复用前药而反泻其火，吾不得而知也。(《内科摘要·卷上》)

一妇人不得于姑，患咳，胸膈不利，饮食无味，此脾肺俱伤，痰郁于中，先用归脾汤加山栀、抚芎、贝母、桔梗，诸症渐愈，后以六君加芎、归、桔梗，间服痊愈。(《内科摘要·卷上》)

【注】《薛案辨疏》：此案云患咳者，干咳而无痰也。丹溪云咳而无痰者，此系火郁之症，乃痰郁火邪在中，用桔梗以开之下，用补阴降火不已，则成劳。此为不得志者有之。今此案云：不得于姑，岂非不得志者乎？以丹溪法论，治当先用开提之品，继用补阴降火之药，参、芪、术等似未可用。而先生先用归脾加味者，诚可见其脾肺俱伤也。夫归脾治郁结伤心脾之方，未尝言及于肺。然郁结既能伤心脾，何不能伤脾肺？归脾既能治心脾，何不能治脾肺耶？且其所以加山栀、抚芎、贝母、桔梗者，山栀即寓降火之意，抚芎即寓散郁之意，贝母即寓清痰之意，桔梗即寓开提之意，标本兼治法也。后以六君加芎、归，亦气血两补而兼消痰之剂，更加桔梗，仍不忘开提意耳。独始终不用补阴之品，是先生

之独见也。

一妇人患咳嗽，胁痛发热，日晡益甚，用加味逍遥散、熟地治之而愈。年余，因怒气劳役，前症仍作，又太阳痛或寒热往来，或咳嗽遗尿，皆属肝火血虚，阴挺痿痹，用前散及地黄丸，月余而瘥。（《内科摘要·卷上》）

【注】《薛案辨疏》：此案属肝肾阴虚而兼火郁症也。加味逍遥治肝经郁火方也。加熟地兼补肾水，补肾水所以滋肝木，散郁火所以达肝木。一滋一达，所谓风以散之，雨以润之，同时而进，木有不得其乔者乎？仿此可以知用方加减法，并可以知方之合用法，独咳嗽遗尿一症，《内经》所谓肾咳不已，则膀胱受之；膀胱咳状，咳而遗溺者是也。而治法用茯苓甘草汤。此亦邪气相干而论，未见别法。不知尚有肝火血虚，阴挺痿痹之论，而用逍遥、六味之法。故知读古人之书，不可不自定其眼目也。

一妇人久咳嗽，面色萎黄，或时㿠白，肢体倦怠，饮食少思，稍多则泻。此脾土虚而不能生肺金，朝用补中益气汤，夕用六君子汤为主，间佐以八珍汤，三月余渐愈。（《校注妇人良方·卷六》）

一妇人咳嗽，早间吐痰甚多，夜间喘急不寐，余谓早间多痰，乃脾虚饮食所化；夜间喘急，乃肺虚阴火上冲。遂用补中益气加麦门、五味而愈。（《内科摘要·卷上》）

【注】《薛案辨疏》：早间正脾胃空虚之时，故凡病发于此时，皆作气分主治。不特咳嗽吐痰为然也。夜间正阴经行度之时，故凡病发于此时，皆作阴分主治。不特喘急不寐为然也。况痰属饮食所化，非脾虚不化也。而早间又饮食正化之后，乘虚而动，能不吐痰乎？喘属阴火上冲，非阴虚不冲也。而夜间又阴火正冲之候，乘虚而上，能不喘急乎？但补中益气汤在咳嗽者，恒畏用之，

而在喘急，又恒忌用之。不知脾肺虚者，非补中不愈，加麦冬、五味则升者，不致骤升，而无犯。于喘急之畏忌，且能敛降阴火，正合其宜也。或曰阴火上冲，何不兼用六味。曰此案咳嗽吐痰喘急，大概脾肺气虚为重，不宜于六味之沉降也。

一妇人咳嗽吐痰，胸膈作痛，右寸关浮滑，项下牵强。此脾胃积热成痰，非痈患也，以二陈汤加山栀、白术、桔梗，治之而愈。（《外科枢要・卷二》）

一妇人咳嗽胁痛，或用清肺化痰降火等剂，久不愈，更加内热晡热，若两胁或小腹内热，其咳益甚，小便自遗。余曰；此属肝经血虚火动。用六味丸加五味子，滋肾水以生肝血，用补中益气生脾土以滋肺金而寻愈。（《校注妇人良方・卷六》）

一男子常咳嗽，治愈……二年后咳嗽，作渴饮水，脉洪大，左尺为甚，用加减八味丸，补肾水而痊。（《疠疡机要・中卷》）

一男子常咳嗽，治愈……后又咳嗽痰喘，患处（指曾经患白癜风部位，编者注）作痒，用参苏饮二剂，散其风邪；又用五味异功散加桔梗，补其肺气而痊。（《疠疡机要・中卷》）

一男子咳嗽，项强气促，脉浮而紧，以参苏饮二剂少愈，更以桔梗汤四剂而痊。（《外科发挥・卷四》）

一男子咳嗽气急，胸膈胀满，睡卧不安，以葶苈散二服稍愈，更以桔梗汤而痊。（《外科发挥・卷四》）

一男子年前病肺痈，后又患咳嗽，头眩唾沫，饮食少思，小便频数。服解散化痰药，不应。诊之脾肺二脉虚甚。余谓：眩晕唾涎属脾气不能上升，小便无度乃肺气不得下制，尚未成痈耳。投以加味理中汤四剂，诸证已退大半，更用钟乳粉汤而安。河间曰:《金匮》云肺疾属热。如咳，又肺瘪声哑，声嘶咯血，此属阴虚热甚然也。本论治肺痰吐涎沫而不咳者，其人不渴，必遗尿，小便数，以上虚不能制下故也。此为肺中冷，必眩，多涎唾，用炙甘草、干姜，此属寒也。肺疾涎唾多，心中温液，温液者，用炙甘草汤，此补虚劳也。亦与补阴虚火热不同，是皆宜分治，故肺疾又有寒热之异也。（《外科发挥·卷四》）

一男子肾气素弱，咳唾痰涎，小便赤色，服肾气丸而愈。（《外科发挥·卷四》）

一男子夏月吐痰或嗽，用胃火药不应，余以为火乘肺金，用麦门冬汤而愈。后因劳复嗽，用补中益气加桔梗、山栀、片芩、麦门、五味而愈。但口干体倦，小便赤涩，日用生脉散而痊。若咳而属胃火有痰，宜竹叶石膏汤。胃气虚，宜补中益气加贝母、桔梗。若阴火上冲，宜生脉散送地黄丸，以保肺气生肾水。此乃真脏之患，非滋化源决不能愈。（《内科摘要·卷上》）

【注】《薛案辨疏》：此案服胃火药不应。不应者，病未去耳，无所加也，无所加，则火未尝无独不在胃耳。时当夏月，正肺金畏火之时，症见吐痰咳嗽，岂非火乘肺金乎。然金被火乘，肺气必虚，故用麦冬汤以补肺气兼散火郁。后因劳复发，其气之虚也，不独在肺，而且在脾，故用补中益气以补脾肺之气，仍加山栀、片芩，以去素有之火，又加麦冬、五味合生脉散，正夏月保肺之要药也。先生用药可谓丝毫无漏者矣。

一儒者，咳嗽痰盛，胸腹不利，饮食少思，肢体倦怠，脉浮大，按之微弱。服二陈、枳壳等药，愈盛。余曰：脾肺肾虚也。用补中益气汤、六味地黄丸而愈。（《明医杂著·卷之二》）

予曾治一妇人，患干咳嗽而兼泄泻。先用异功散而泄泻。继用逍遥散而干咳痊。一医用滋阴之品，内熟地五钱，一剂而两症俱剧，泻剧则咳亦剧。余仍用前药不应，乃以异功散内白术三钱，陈皮易橘红加苏梗一钱，桔梗二钱，两剂而愈，四剂而痊。是知此症多不利于补阴降火也。盖不得志而至于郁结者，其气多陷，补阴降火则其气更陷矣。宜增其剧也，然此是治脾肺气虚所致者，然而若因阴虚火燥及血虚火郁所致者，则补阴降火之法，仍不可废。《原病式》曰：瘦者腠理疏通而多汗泄，血液衰少，而为燥热。故多劳嗽之疾也。又《医贯》曰：有一等干咳嗽者，极难治，此系火郁之症，乃痰郁其火邪在中，用逍遥散以开之下，用补阴之剂，此阴血虚而火郁治法也。（《薛案辨疏·卷下》）

职坊王用之喘嗽作渴，面赤鼻干，余以为脾肺有热，用二陈加芩、连、山栀、桔梗、麦门而愈。（《内科摘要·卷上》）

中书鲍希伏素阴虚，患咳嗽，服清气化痰丸及二陈、芩、连之类，痰益甚，用四物、黄柏、知母、玄参之类，腹胀咽哑，右关脉浮弦，左尺脉洪大。余曰：脾土既不能生肺金，阴火又从而克之，当滋化源。朝用补中益气加山茱、麦门、五味，夕用六味地黄加五味子，三月余，喜其慎疾得愈。（《内科摘要·卷上》）

一男子，神劳，冬月患咳嗽，服解散之剂，自以为便。余曰：此因肺气虚弱，腠理不密，而外邪所感也。当急补其母，是治本也。始服六君子汤，内去参、术，反加紫苏、枳壳之类，以致元气益虚，生肺痈而殁。（《明医杂著·卷之二》）

锦衣李大用素不慎起居，吐痰自汗，咳嗽发热，服二陈、芩、连、枳壳、山栀之类，前症不减，饮食少思；用四物、二陈、芩、连、黄柏、知母、玄参之类，前症愈甚，更加胸腹不利，饮食益少，内热晡热；加桑皮、紫苏、杏仁、紫菀、桔梗之类，胸膈膨胀，小便短少；用猪苓、泽泻、白术、茯苓、枳壳、青皮、半夏、黄连、苏子，胸膈痞满，胁肋膨胀，小便不通；加茵陈、葶苈，喘促不卧，饮食不进。余诊之，六脉洪数，肺肾二部尤甚。余曰：脾土既不能生肺金，而心火又乘之，此肺痈之作也，当滋化源，缓则不救。不信，后唾脓痰，复求治。余曰：胸膈痞满，脾土败也；喘促不卧，肺金败也；小便不能，肾水败也；胁肋膨胀，肝木败也；饮食不化，心火败也。此化源既绝，五脏已败，然药岂能生耶？已而果然。（《内科摘要·卷上》）

一病妇咳而无痰，咽痛，日晡发热，脉浮数，先以甘桔汤少愈，后以地骨皮散而热退，更以肾气丸及八珍汤加柴胡、地骨皮、牡丹皮而愈。丹溪云：咳而无痰者，此系火郁之证，及痰郁火邪在中，用苦梗开之，下用补阴降火之剂。不已，则成劳嗽。此证不得志者多有之。又《原病式》曰：人瘦者，腠理疏通而多汗，血液衰少而为燥，故为劳嗽之疾也。（《外科发挥·卷四》）

一男子咳嗽喘急，发热烦躁，面赤咽痛，脉洪大。用黄连解毒汤，二剂少退；更以栀子汤，四剂而安。（《外科发挥·卷四》）

◆喘证

举人杜克弘坠马，服下血药，反作喘，日晡益甚。此血虚所致耳，非瘀血为患。遂以四物加参、芪、五味、麦门治之，其喘顿止。又用补中益气加五味、麦门而愈。此症果系瘀血蒸熏于肺而喘，只宜活血行血，亦不可下。若面黑胸胀，或膈痛作喘，当用人参一两，苏木二两，作一剂水煎急服，缓则不治。产妇多有此疾。（《正体类要·上卷》）

侍御谭希曾，喘咳吐痰，或手足时冷，此中气虚寒，用补中益气汤加炮姜而愈。（《明医杂著·卷之四》）

【注】《薛案辨疏》：此案以喘咳吐痰而得，手足时冷，此中气虚寒确矣。然命门火衰者亦如之，虚火上泛者亦如之。是当用温补之剂，非温升所宜，况喘咳原当忌用温升，用之不当为祸。岂浅鲜哉？未知从何处定见，以为中气虚寒，而敢用温升之品耶？

是必于人情倦怠，饮食不甘，面色惨白，与夫脉之虚缓，或右手寸关独空洪，以定其见乎。若曰脾主四肢，是其一端也。未可定也。

太守钱东圩，先患肩疽，属足三阴虚，火不归源，用壮水之主以制阳光而愈。余曰：疮疾虽愈，当屏去侍女，恐相火一动，其精暗流，金水复竭，必致变症。后果喘嗽，痰出如涌，面目赤色，小便淋涩，又误认为外感风寒，用麻黄汤表散，汗出不止。迎余视之，其脉已脱，惟太冲未绝。余曰：此脾虚不能摄涎，肾虚不能生水，肺虚不能摄气，水泛为痰，虚寒之症也。辞为难治，勉以益火之源以消阴翳而愈。继又劳伤神思，外邪乘之，仍汗出亡阳，以致不起。(《明医杂著·卷之二》)

一妇人……感寒邪喘嗽，胸腹作胀，饮食不入，四肢逆冷。此中气尚虚，不能充皮毛、肥腠理、司开阖之所致也，遂用六君加生姜、桔梗而愈。(《校注妇人良方·卷六》)

一妇人患前症（指伤风寒作喘，编者注），属命门火虚，不能生脾土，用补中益气汤、八味地黄丸而痊。后复患，其喘益甚，用前药不应，遂用黑锡丹二服喘止。仍用前二药，而诸症痊，凡属邪气有余者，其症易识，治效亦速。其属元气不足者，变症不一，效非可以旦夕期也。(《校注妇人良方·卷六》)

一妇人年七十有三，痰喘内热，大便不通，两月不寐，脉洪大，重按微细。此属肝肺肾亏损，朝用六味丸，夕用逍遥散各三十余剂。计所进饮食百余碗，腹始痞闷，乃以猪胆汁导而通之，用十全大补调理而安。若间前药，饮食不进，诸症复作。(《内科摘要·卷下》)

【注】《薛案辨疏》：案既曰肝肺肾亏，何以用药只顾肝肾而不顾肺也？且六味、逍遥朝夕并进之法，又似乎独重肝者，何也？

要知七十有三之老妇，其肝阴常不足，而肝气多郁遏，则肺气亦郁遏矣。肝阴常不足，则肾阴亦不足矣。六味丸补其肝阴，即所以补其肾阴也。逍遥散散其肝气即所以散其肺气也。故用药虽独重于肝，未尝不顾及肺肾也。若以为肺虚必用补气之品，然所谓计所进饮食百余碗者，其气之不虚也，可知气虽不虚，而肝肾之阴实虚，故腹闷痞时，只用外导而不用内攻，一通之后，即投十全大补者，气因通而泄也。于此见气之不虚者，尚不宜攻其大便，而况气之虚者乎？于是知气之不虚者，大便既通，即当兼补其气，恐气泄而阴益亏也。

一妇人脾胃虚弱，饮食素少，忽痰涌气喘，头摇目扎，手扬足掷，难以候脉，视其面色，黄中见青。此肝木乘脾土，用六君加柴胡、升麻治之而苏，更以补中益气加半夏调理而痊。（《内科摘要·卷上》）

【注】《薛案辨疏》：此案何以见脾胃虚弱耶！以饮食素少知之。忽患痰涌气喘等症，面有黄中带青之色，虽云肝木乘脾土，究亦皆脾胃之元气，气虚弱而自见胜己之象。初无木旺之症，故不见有郁怒之文，而第云忽也，是以只用培补之方而不用抑肝之品。然必先之以六君加升、柴者，以归、芪有滞于痰涌故耳。继用补中益气者，以补气之后，又当和血，而乃加半夏者，尚不忘乎痰壅抑，且醒脾开胃，云甚矣。此症之不误于治痰，治风者寡矣。

一妇人伤风寒作喘，或用表散，愈而复患。仍用前药，其症益甚，饮食少思，胸腹不利。此因脾肺气虚也，予先用六君子汤加桔梗渐愈，又用补中益气汤全愈。（《校注妇人良方·卷六》）

一男子（患胃脘痈，寒热作渴，不时咳吐脓血。编者注），用射干汤之类将愈，但气喘体倦，发热作渴，小便频数。此肺气不足，用补中益气、山药、山茱、麦门、五味。时仲夏，更以生脉

散代茶饮而愈。（《外科枢要·卷二》）

一男子喘咳，脉紧数，以小青龙汤一剂，表证已解；更以葶苈大枣汤，喘止；乃以桔梗汤而愈。（《外科发挥·卷四》）

一儒者体肥善饮，仲秋痰喘，用二陈、芩、连益甚；加桑皮、杏仁，盗汗气促；加贝母、枳壳，不时发热。余以为脾肺虚寒，用八味丸以补土母，补中益气以接中气而愈。（《内科摘要·卷下》）

【注】《薛案辨疏》：此案不宜载暑门中，岂以体肥善饮之故，中多湿热也。即此诸症而论，亦非必属虚寒，但以屡服寒凉之品，而如发热，故断以虚寒耳。然既曰脾肺虚寒，则当先用补中，然后用八味以补其母，今因痰喘气促，不宜先用升提，故先用八味以纳气生根，然后以补中接其中气，此治法有序。此案以痰喘盗汗气促，不时发热诸症论之，皆属肾虚火不归源，当用七味引火归源。今用八味、补中者，岂因服寒凉后，变现而然乎？果尔，亦只温补脾胃而已当矣。何必用八味丸耶？其必现真火衰之色脉也。要知痰喘之时，即未服二陈等。以前原属肾经虚火不归源，又因寒凉，复伤中气并此虚炎之火，亦致扑灭矣。故先用八味丸以治其源，继用补中益气汤以治其伤也。

一武职，形体魁梧，素不围炉，不喜热食，行则喘促。自谓气实老痰，服碑记丸攻伐之。诊其脉洪数，重按全无。余谓命门火衰，脾肺虚寒，与八味丸一服，痰喘稍止，数服全止，遂能亲火，喜热饮食。盖碑记丸出自西域，况方外人所制者。《经》云：西域水土刚强，其民不衣而褐荐，其民华色而脂肥，故邪不能伤其形体，其病生于内，其治宜毒药。由此观之，恐不可概用也。（《明医杂著·卷之一》）

【注】《薛案辨疏》：凡病上盛者，下必虚；下盛者，上不足。

真为妙论。此盖言先后天本源之虚也。如下见脱滑等症，皆从上之脾肺虚。故只补上之脾肺，而下症自愈。上见喘促诸症，皆从下之水火虚，故只补下之水火，而上症自愈也。余谓先天之本元，皆在于肾。如水泛为痰，病属下虚，是宜补肾；而失运之痰，病属上虚，虽当补脾肺，然未始不当继以补肾也。总之先天祖气，人所当重，惟是先天祖气之病，每多上下颠倒，真假难辨耳。由是而论，则外盛者，内必虚；内虚者，当补其脾肺，更当补其肝肾。补肝肾者，当补其火。何也？夫脾虚者，不能现外盛之症，惟肾虚者，多变幻莫测耳。水虚者，亦多不能现外盛之候，惟火虚者，更多变幻莫测耳。此案外盛而兼内盛，大都火虚者为多，况脉之洪数，重按全无，岂非火虚之明验乎？故只用八味丸而愈。但余尝疑虚火离根，下寒上热之症，则外现假热，而有假热之脉，兹以命门火衰。且又曰脾肺虚寒，则内外皆冰矣，上下皆冰矣。何得复有假热外现而复有假热之脉乎？所谓寒极反见热，化水极而反见化火者乎。

一男子，发热，烦渴，头痛，误行发汗，喘急，腹痛，自汗，谵语，用十全大补加附子治之，熟睡唤而不醒，及觉，诸症顿退，再剂而痊。(《明医杂著·卷之三》)

一男子，年逾四十，喘咳胁痛，胸满气促，右寸脉大。此风热蕴于肺也，尚未成疮，属有余之症。意欲以泻白散治之。彼谓肺气素怯，不然予言，乃服补药，喘嗽愈甚。两月后，复请视之，汗出如油，喘而不休。此肺气已绝，安用治？后果殁。夫肺气充实，邪何从袭？邪气既入，则宜去之。故用泻白散，所以泻肺中之邪气也。邪气既去，则真气自实矣。(《外科心法·卷四》)

◆肺痨

一妇人患前症（指肺痨，编者注），反其唇视有白点，此虫蚀肺也。余云：急寻獭肝治之。不信，果咳脓而殁。后闻其兄弟三人，皆夭于此症。大凡久嗽，当视其两唇，若上唇有点，虫蚀上部，下唇有点，虫蚀下部。（《校注妇人良方·卷五》）

一妇人患前证（指咳嗽，面色萎黄。编者注），晡热内热，寒热往来，作渴盗汗，小便频数，其经两三月一行，此肝脾气血虚损，用八珍汤、六味丸各六十余剂，诸症渐愈。其经两月一行，仍用前二药，间以加味逍遥散，各三十余剂。后患怒适经行，去血过多，诸症悉至，饮食少思，腹胀气促，用十全大补汤，数剂渐愈。仍用前药，调补渐愈。（《校注妇人良方·卷六》）

◆肺痈

陆司厅子仁，春间咳嗽，唾痰腥秽，胸满气促，皮肤不泽，项强脉数。此肺疽也。盖肺系在项，肺伤则系伤，故牵引不能转侧。肺者气之本，其华在毛，其充在皮，肺伤不能摄气，故胁胀气促而皮肤纵。东垣云：肺疮之脉，微紧而数者，未有脓也；紧甚而数者，已有脓也。其脉来紧数，则脓已成，遂以人参、黄芪、当归、川芎、白芷、贝母、知母、麦门冬、瓜蒌仁、桔梗、防风、甘草，兼以蜡矾丸，及太乙膏治之，脓尽脉涩而愈。至冬脉复数。经云：饮食劳倦则伤脾，脾伤不能生肺金。形寒饮冷则伤肺，肺伤不能生肾水。肾水不足，则心火炽盛，故脉来洪数。经云：冬见心而不治。果殁火旺之月。（《外科心法·卷四》）

武选汪用之饮食起居失宜，咳嗽吐痰，用化痰发散之药，时仲夏，脉洪数而无力，胸满面赤，吐痰腥臭，汗出不止。余曰：水泛为痰之症，而用前剂，是谓重亡津液，得非肺痈乎？不信，仍服前药，翌日果吐脓，脉数，左三右寸为甚。始信，用桔梗汤一剂，脓数顿止，再剂全止，面色顿白，仍于忧惶。余曰：此症面白脉涩，不治自愈。又用前药一剂，佐以六味丸治之而痊。(《内科摘要·卷上》)

一妇人感冒风寒，或用发表之剂，反咳嗽喘急，饮食少思，胸膈不利，大便不通，右寸关脉浮数，欲用通利之剂。余曰：此因脾土亏损，不能生肺金，若更利之，复耗津液，必患肺痈矣。不信，仍利之，虚症悉至，后果吐脓。余朝用益气汤，夕用桔梗汤，各数剂，吐脓渐止。又朝仍前汤，夕用十全大补汤，各五十余剂，喜其善调理，获愈。(《外科枢要·卷二》)

一妇人素血虚，发热咳嗽，或用痰火之剂后，吐脓血，面赤脉数，其势甚危。此脓成而血气虚也，余用八珍汤以补元气，用桔梗汤以治肺症，脉症渐愈。(《外科枢要·卷二》)

一妇人唾脓，五心烦热，口干胸闷，以四顺散三剂少止，以排脓散数服而安。(《外科发挥·卷四》)

一男子，寒热作渴，不时咳吐，口内血腥。又五日，吐脓，身皮甲错。用射干汤四剂，脓血已止。但气壅痰多，以甘桔汤而愈。(《外科枢要·卷二》)

一男子不时咳嗽，作渴自汗，发热便数。自用清肺降火、理气渗利之剂服之，反小便不通，面目赤色，唇裂痰壅，脾肺肾三脉浮大，按之而数。此足三阴亏损，不能相生，当滋化源，否则成痈矣。不信，仍用分利之药，后果患肺痈，余用桔梗汤及六味丸而愈。(《外科枢要·卷二》)

一男子患之（指肺痈，编者注），形证皆同，惟咽喉时或作痒，痰多胁痛，难于睡卧，用紫菀茸汤治之，并愈。(《外科发

挥·卷四》）

一男子咳而脓不止，脉不退，诸药不应，甚危。用柘黄丸，一服稍愈，再服顿退，数服而痊。（《外科发挥·卷四》）

一男子咳嗽，两胁胀满，咽干口燥，咳唾腥臭，以桔梗汤四剂而唾脓，以排脓散数服而止，乃以补阴托里之剂而瘳。（《外科发挥·卷四》）

一男子咳吐痰脓，胸腹膨胀，两寸与右关脉皆洪数。此火不能生土，而土不能生金也，用桔梗汤为主，佐以补中益气汤而愈。（《外科枢要·卷二》）

一男子面白神劳，咳而胸膈隐痛，其脉滑数。予以为肺痈，欲用桔梗汤。不信，仍服表药，致咳嗽愈甚，唾痰腥臭，始悟。乃服前汤四剂咳嗽少定，又以四顺散四剂而脉静，更以托里药数剂而愈。大抵劳伤血气，则腠理不密，风邪乘肺，风热相搏。蕴结不散，必致喘嗽。若误汗下过度，则津液重亡，遂成斯证。若寸脉数而虚者，为肺痰；数而实者，为肺痈。脉微紧而数者，未有脓也；紧长而数者，已有脓也。唾脓自止，脉短而面白者，易治；脓不止，脉洪大，而面色赤者，不治。使其治早可救，脓成则无及矣。《金匮》方：论热在上焦者，因咳为肺痿得之，或从汗出，或从呕吐，或从消渴，小便利数，或从便难。又彼下药快利，重亡津液，故寸自脉数，其人燥咳，胸中隐隐时痛，脉反滑数，此为肺痈。咳唾脓血，脉数虚者，为肺痿；数实者，为肺痈。（《外科发挥·卷四》）

一男子面赤吐脓，发热作渴，烦躁引饮，脉洪数而无伦次。先用加减八味丸加麦门，大剂一服，热渴顿止，即熟睡良久，觉而神爽索食。再剂，诸症顿减。仍用前药，更以人参五钱、麦门二钱五分、五味二钱，水煎代茶，日饮一剂，月余而安。此症面

赤者，当补肺肾；面白者，当补脾肺，治者验之。(《外科枢要·卷二》)

一仆年逾三十，嗽久不愈，气壅不利，睡卧不宁，咯吐脓血，甚虚可畏，其主已弃矣。予以宁肺散，一服少愈，又服而止大半，乃以宁肺汤数剂而痊。所谓有是病，必用是药。若泥前散性涩而不用，何以得愈？（《外科发挥·卷四》）

一儒者，因素善饮，咳脓项强，皮肤不泽。此脾肺气虚，外邪所乘而成肺痈也，先用桔梗汤，后用人参补肺汤而痊。(《外科枢要·卷二》)

一儒者患肺痈，鼻流清涕，咳吐脓血，胸膈作胀。此风邪外伤也，先用消风散加乱发灰，二服而鼻利；又用四君加芎、归及桔梗汤而愈。后因劳役，咳嗽吐脓，小便滴沥，面色黄白，此脾土不能生肺金，肺金不能生肾水也，用补中益气汤、六味地黄丸而愈。(《外科枢要·卷二》)

一弱人咳脓，日晡发热，夜间盗汗，脉浮数而紧。用人参五味子汤，数剂顿退；以紫菀茸汤，月余而痊。(《外科发挥·卷四》)

一武职，因饮食起居失宜，咳嗽吐痰，用化痰止嗽之药。时仲夏，左尺洪数而无力，胸满，面赤，唾痰腥臭，自汗。余曰：肾虚水泛为痰，而反重亡津液，得非肺痈乎？不信，仍服前药。翌日吐脓，脉数，右寸为甚。用桔梗汤一剂，数脉与脓顿减，又二剂，将愈，佐以六味丸而痊。(《明医杂著·卷之二》)

一小儿十五岁，因劳伤元气而咳嗽，误用表散之剂，复伤肺气成痈，咳嗽脓血。用桔梗汤为主，佐以异功散，脓渐少。专用异功散，脓止而愈。(《保婴撮要·卷十四》)

周国用，年逾三十，患咳嗽，项强气促，右寸脉数，此肺疽也。东垣云：风中于胃，呼气不入，热至于荣，吸气不出。风伤皮毛，热伤血脉，风热相搏，血气稽留于肺，变成疮疽。诊其寸脉数而虚者，肺疾也；数而实者，肺疽也。今诊脉滑，此疽脓已成，以排脓托里之药，及蜡矾丸治之，脉渐涩而愈。（《外科心法·卷四》）

上舍毛体仁，素阴虚。春初咳嗽，胸中隐痛，肾脉数而无力，肺脉数而时见。此肾脉亏损，阴火炽盛。用六味地黄丸料，一剂服之，病势虽减，内痈已成。盖因元气虚，而未能发出，火令可畏。不信，服痰火之剂，两月后，乳间微肿，脉洪数而无力。余曰：脓内溃矣，当刺出其脓，以免内攻之祸。不信，又月余，请视。但针得一孔，脓挽不利，仍复内攻，唇舌青赤。余曰：脏腑已坏，吾何能治之！后果殁。（《外科枢要·卷二》）

锦衣李大器亦患此（咳嗽，项强气促。编者注），吐脓，面赤脉大。予谓肺病脉宜涩，面宜白。今脉大面赤，火克金也，不可治，果然。（《外科心法·卷四》）

一妇人素血虚，内热时咳。甲辰孟冬，两尺浮洪，以脾胃不健，请治。余曰：当防患肺症。丙午孟春，果咳嗽，左右寸脉洪数，肺痈也，脓已成。左寸脉仍洪数，乃心火克肺金，夏令可忧。余用壮水健脾之剂稍愈。彼遽自忽，不事调摄，果殁于夏令。（《校注妇人良方·卷二十四》）

一男子因劳咳嗽不止，项强而痛，脉微紧而数，此肺痈也，尚未成脓。予欲用托里益气药，彼不信，仍服发散药，以致血气愈虚，吐脓不止，竟至不救。经云：肺内主气，外司皮毛。若肺气虚，则腠理不密，皮毛不泽。肺受伤，则皮毛错纵。故患肺痈、肺痿、肠痈者，必致皮毛如此，以其气不能荣养而然也。亦有服表药，见邪不解，仍又发表，殊不知邪不解者，非邪不能解，多因腠理不密，而邪复入也。专用发表，由腠理愈虚，邪愈易入，反为败症矣。宜诊其脉，邪在表者，止当和解而实腠理；乘虚复入者，亦当和解。兼实腠理，故用托里益气之药，若小便赤涩，为肺热所传；短少为肺气虚。盖肺为母，肾为子，母虚不能生子故也。亦有小便频数者，亦为肺虚不能约制耳。(《外科发挥·卷四》)

◆肺痿

一妇人患肺痿咳嗽，吐痰腥臭，日晡发热，脉数无力。用地骨皮散治之，热止；更用人参养肺汤，月余而安。(《外科发挥·卷四》)

一男子患肺痿，咳嗽喘急，吐痰腥臭，胸满咽干，脉洪数。用人参平肺散六剂，及饮童子小便，诸证悉退，更以紫菀茸汤而愈。童便虽云专治虚火，常治疮疡肿焮疼痛，发热作渴，及肺痿肺痈，发热口渴者，尤效。(《外科发挥·卷四》)

◆心悸

一产妇……后为怀抱不乐，食少体倦，惊悸无寐，尿血仍作，用加味归脾汤，二十余剂，将愈。惑于众论，服犀角地黄汤，诸症复作，仍服前汤而愈。(《校注妇人良方·卷二十三》)

一妇人患惊悸怔仲，日晡发热，月经过期，饮食少思，用八珍汤加远志、山药、酸枣仁，三十余剂渐愈，佐以归脾汤全愈。后因劳发热，食少体倦，用补中益气汤。又因怒，适月经去血不止，前症复作，先以加味逍遥散，热退经止，又用养心汤治之而瘥。(《校注妇人良方·卷三》)

一妇人惊悸怔忡无寐，自汗盗汗，饮食不甘，怠惰嗜卧，用归脾汤而愈。(《校注妇人良方·卷三》)

一妇人劳则心跳怔忡，寒热往来，用归脾汤为主，佐以八珍汤，诸症渐愈。又用加味逍遥散、宁志丸而安。后复作，服归脾、定志二药即愈。（《校注妇人良方·卷三》）

一女子十五岁……出嫁后，因丧子兼大劳，惊悸无寐，吐痰发热，饮食少思，胸腹膨胀，服化痰药，日吐痰四五碗。时考绩至京，请治。余谓：脾肺虚寒，不能摄涎化食而为痰也。用六君、干姜六剂，痰益甚，手足并冷，用前药，每加附子一钱，仍不应；乃用人参一两，附子二钱，四剂始稍缓；又二剂，仍用六君加姜、附各五分，数剂后，易桂治之而愈。（《保婴撮要·卷十》）

一女子十五岁，性沉静，被盗所恐，遂惊悸，腹胁胀痛，寒热往来，不食无寐，善思恐惧，用酸枣仁丸、归脾汤、加味逍遥散而寻愈。（《保婴撮要·卷十》）

一小儿十五岁，彻夜用功记诵，去后少寐，仍不戒劳，患怔忡发热不止，用归脾汤为主，佐以八珍汤，诸症渐愈。后复作，服归脾、定志二药即愈。（《保婴撮要·卷十》）

一产妇……又怔忡妄言，其痰甚多，用茯苓散补其心虚顿愈。又用八珍散，加远志、茯神，养其气血而安。（《校注妇人良方·卷十八》）

◆胸痹（心痛）

一妇人怀抱郁结，不时心腹作痛，诸药不应，用归脾汤倍加炒山栀而愈。（《校注妇人良方·卷七》）

【注】《薛案辨疏》：怀抱郁结而胸腹作痛，先生原主归脾，即所谓心脾疼痛治法也。况年余不愈，而诸药不应者，其服香燥理气之药多矣。脾肝亏损不言，可知此归脾所必用也。然痛久必有伏火，故加炒山栀以清之。其加归脾者，以柴胡、山栀同用。是

清散肝经之火。郁结于心脾者，此柴胡一升，山栀一降，而肝火之郁结，斯清散矣。兹案独用山栀者，岂以独在脾经而非肝经所来故耶。然余谓即用柴胡亦未始不可，盖诸痛皆属于肝，而怀抱郁结者，其肝气必与之同郁也。

一妇人久患心痛，饮食少思，诸药到口即吐。予以为脾土虚弱，用白术一味，同黄土炒，去土，每服一两，以米泔煎浓，徐服少许。数日后自能大饮，用三斤余而安。（《校注妇人良方·卷七》）

一妇人每怒，心腹作痛，久而不愈。此肝火伤脾气也，用炒山栀一两，生姜五片，煎服而痛止，更以二陈加山栀、桔梗，乃不发。（《校注妇人良方·卷七》）

一妇人心疼腹痛，诸药不应，余用黑山栀、桔梗治之而愈。（《明医杂著·卷之四》）

【注】《薛案辨疏》：此案必属郁火痛，故以黑山栀导其火，屈曲下行，而以桔梗载之，在心包络之分也。此丹溪之法也，孰谓立斋不遵丹溪，而专用温补耶！亦遇理势之宜不宜耳。

唐仪部胸内作痛，月余腹亦痛，左关弦长，右关弦紧，此脾虚肝邪所乘，以补中益气加半夏、木香二剂而愈，又用六君子汤二剂而安。此面色黄中见青。（《内科摘要·卷上》）

【注】《薛案辨疏》：此案以色脉论，其为木邪乘土之虚症无疑。胸为肝之部分，腹为脾之部分，初痛自在肝经，月余之后，则延及于脾矣。左关则为肝，脉右关则为脾脉，弦见左关是肝经自病，右关亦见弦，则乘克于脾矣。肝既乘脾，则土中有木，补中益气，不特能升补土中之元气，抑且能提散土中之木气。否则终无散日而痛，何能愈？既提散之后，土尚未全，则当独补其土，故先之以补中，继之以六君也。半夏、木香之加，所以醒其脾而运其气

耳。但此症当察其有热无热，若无热而便溏者，以补中为主；有热而便秘者，以逍遥为主。此案必是无热便溏者，故可加以半夏、木香也。且胸腹作痛诸症，每多木气胀满，宜用酸收养阴之剂，大忌香燥耗气之品，反增痛胀也。

一产妇……因饮食失调，兼患怒，患霍乱，胸腹大痛，手足逆冷，用附子散，又用八味丸，以补土母而康。（《校注妇人良方·卷二十一》）

一妇人患前症（指血膈，编者注），胸膈作痛，面清目札，小便频数，或时寒热，此肝气滞而血凝，先用失笑散二服痛止，又用加味逍遥散而愈。（《校注妇人良方·卷七》）

一妇人每怒则口苦兼辣，胸痛胁胀，乳内或时如刺，此肝肺之火也，用小柴胡加山栀、青皮、芎、归、桑皮而安。（《校注妇人良方·卷二十四》）

一妇人所患同前（指血膈，编者注），泛用行气破血之剂，以致不起。（《校注妇人良方·卷七》）

◆胸痞

吴江史玄年母，久病之后遇事拂意，忽胸腹胀满，面目微肿，两腿重滞，气逆上升，言语喘促，所服皆清气之剂，不效。予曰：此脾肺虚寒也。先用六君子汤一剂，病热顿减。后用补中益气加茯苓、半夏、干姜二剂，形体顿安。后以七情失调，夜间腹胀，乃以十全大补加木香治之而痊。（《校注妇人良方·卷七》）

一儒者失于调养，饮食难化，胸膈不利。或用行气消导药，咳嗽喘促；服行气化痰药，肚腹渐胀；服行气分利药，睡卧不能，两足浮肿，小便不利，大便不实，脉浮大按之微细，两寸皆短。此脾肾亏损，朝用补中益气加姜、附；夕用金匮肾气加骨脂、肉

果，各数剂，诸症渐愈；再佐以八味丸，两月乃能步履；却服补中、八味，半载而康。（《内科摘要·卷下》）

【注】《薛案辨疏》：此案失于调养而致饮食难化，胸膈不利，其脾肺之气已虚矣。用行气消导药而所变之症，肺气更虚也。服行气化痰药而所变之症，脾气更虚也。服行气分利而所变之症，脾肺气下陷而不能运，因而命门之火衰弱，而不能化也。脉象已现上不足，下真寒也。故补中益气之不足，又加干姜、附子，金匮肾气不足，又加故纸、肉果，皆因脉之微、细、短三字主见也。亦犹前刘禹功之脉，微细虚短，而用金匮重加桂、附，补中送二神丸之意也。虽服法稍殊，而大略则同。

州同刘禹功，素不慎起居七情，以致饮食不甘，胸膈不利，用消导顺气，肚腹痞闷，吐痰气逆；用化痰降火，食少泄泻，小腹作胀；用分利降火，小便涩滞，气喘痰涌；服清气化痰丸，小便愈滞，大便愈泻，肚腹胀大，肚脐突出，不能寝卧，六脉微细，寸左虚甚，右寸短促。此命门火衰，脾肾虚寒之危症也。先用金匮加减肾气丸料内桂、附各一钱五分二剂，下瘀秽甚多；又以补中益气送二神丸二剂，诸症悉退五六；又用前药数剂，并附子之类，贴腰脐及涌泉穴，寸脉渐复而安。后因怒腹闷，惑于人言，服沉香化气丸，大便下血，诸症悉至，余曰：此阴络伤也。辞不治，果殁。（《内科摘要·卷下》）

◆不寐

一女子十七岁，丧母过哀不寐，发热或寒热。此脾血虚而火动也，用加味逍遥散、加味归脾汤治之寻愈。后因饮食怒气，不寐腹痛，先用六君、柴胡、升麻而痛止，仍用前二药而得寐。（《保婴撮要·卷十》）

一儒者……又劳心不寐，用归脾汤而愈。（《外科枢要·卷三》）

一小儿十五岁，因用心太过，少寐惊悸，怔仲恶寒，先用补中益气汤、茯苓、酸枣仁、远志，恶寒渐止；又用加味归脾汤，惊悸稍安；又用养心汤而愈。（《保婴撮要·卷十》）

◆神昏谵语

锦衣杨永兴，举家避眚，有仆沉醉失避者，既而神思昏昧，遍身青伤，各煎金银藤汤灌之，即愈。（《校注妇人良方·卷三》）

进士王汝和，因劳役失于调养，忽然昏愦。此元气虚，火妄动挟痰而作，急令灌童便，神思渐爽，更用参、芪各五钱，芎、归各三钱，玄参、柴胡、山栀、炙草各一钱，服之稍定。察其形倦甚，又以十全大补汤加五味、麦门治之而安。凡人元气素弱，或因起居失宜，或因饮食劳倦，或因用心太过，致遗精白浊，自汗盗汗；或内热晡热、潮热发热；或口干作渴，喉痛舌裂；或胸乳膨胀，胁肋作痛；或头颈时痛，眩晕目花；或心神不宁，痞而不寐；或小便赤涩，茎中作痛；或便溺余滴，脐腹阴冷；或形容不充，肢体畏寒；或鼻气急促；或更有一切热症，皆是无根虚火，但服前汤固其根本，诸症自愈。若攻其风热则误矣。（《内科摘要·卷上》）

【注】《薛案辨疏》：此因劳役失于调养，则脾胃之气血皆虚。因而木邪挟火乘之。火性上冒，势必挟痰。虚则无主，故一时昏愦，急令灌童便者，先清昏愦之火也。俟火稍下，即用参、芪以补气，气以肺为主，故用黄芪而不用白术，芎、归以补血，血以肝为主，故用芪、归而不用地黄、白术。地黄之性闭滞，非气血错乱之时，所宜用也。气血既补，而肝木之邪火上冒，正炽于肺

金，不得不清，故柴、栀入肝清火，玄参、甘草入肺清火，及火既清，而形倦甚，则惟元气气血两虚而已，故复用十全大补以温气血。气血非温不能鼓舞充升，此方之肉桂与前方之柴、栀、玄参不得不相反也。然虑余火未尽敛，而肺金无护，故加麦冬、五味，此为治气血两虚而邪火上冒之程法也。今之忽然昏愦，大都皆属虚而火冒。世俗每称中风中痰而用开关下痰之品误矣。至于凡后诸症，皆因元气虚而致者，方可但服前汤。不然用于他病者正多也，当细详察之。

一妇人因怒仆地，伤面出血，痰盛昏愦，牙关紧急。余曰：此怒动肝火，气逆怫郁，神明昏冒而卒倒也。两手脉洪大而无伦次。以小柴胡汤加黄连、山栀、芎、归、橘红、茯苓、姜汁，治之而苏。(《正体类要·上卷》)

辛丑年，余在嘉兴屠渐山第，有林二守不时昏愦，请余治之。谵语不绝，脉洪大按之如无。此阳虚之症也，当用参附汤治之。有原医者杨喜而迎曰：先得我心之同然，遂服之，即静睡觉而进食，午后再剂，神思如故，其脉顿敛。余返后，又诈云用附子多矣。吾以黄连解之阴，仍用参附汤。窃观仲景先生《伤寒》云：桂枝下咽，阳盛乃毙，硝黄入胃，阴盛乃亡，不辩而自明矣。吾恐前言致误患者，故表而出之。(《内科摘要·卷上》)

【注】《薛案辨疏》：不时昏愦，似阳明胃火；谵语不绝，似阳明火亢；于此而欲断其为阳虚，诚难定见。不知果属阳明火者，必从发热头痛，伤寒症传经变来。今不言发热头痛，则其为虚也明矣。况脉洪大而按之如无者乎。然以此症论虚，则虚矣。虚中未免有火，非火何为昏愦乎？非火何为谵语乎？不知虚而有火者，脉必带数，今不言数则知其无火矣。再以此症论无火，则无火矣。似虚在于阴，不在于阳，阳虚何以昏愦乎？阳虚何以谵语乎？不

知虚在阴分者，脉必强劲，今不言强劲则知其非阴虚矣。由是而知，不时昏愦者，气欲脱也；谵语不绝者，神已飞扬也；神与气属阳，故曰阳虚。人参以复后天之阳，附子追先天之阳，所以用参附汤而不用八味也。八味独补肾中先天之阳，虚在阴分者宜之，况先天之阳为真火而非元阳也。元阳者，鼓舞动荡，发育化生之本也。八味丸，体阴而性滞，何能追复此元阳于欲脱将毕之时，惟参附、芪附及加参之三生饮等方，庶可追复挽回其阳，皆此意也。

一妇人产后遮护太密，更生旺火，睡久及醒，则昏昏如醉，不省人事。用此药（指海藏愈风汤，编者注）佐以交加散，服之即睡，睡中必以左手搔头，觉必醒矣，良久果验。（《校注妇人良方·卷十九》）

一妇人经行后，劳役失调，忽然昏愦，面赤吐痰。此元气虚火妄动，急饮童便，神思渐爽；更用参、芪各五钱，芎、归各三钱，玄参、柴胡、山栀、炙草各一钱，一剂；又用逍遥散加五味、麦门，稍定，但体倦面黄，此脾土真虚之色也，又以十全大补加五味、麦门治之而愈。若投以发散之剂，祸在反掌，慎之。（《女科撮要·卷上》）

一妇人入古墓患前症（指昏愦发谵语，编者注），以紫金锭灌之即苏。（《校注妇人良方·卷三》）

一妇人素有火，忽然昏愦，瘛疭抽搐，善伸数欠，四肢筋挛，痰涎上升，此肺金燥甚，血液衰少而然也。用清燥汤、六味丸兼服，寻愈。（《校注妇人良方·卷三》）

予戊辰年，公事居庸关，见覆车被伤者七人，仆地呻吟，一人未苏。予俱令以热童便灌之，皆得无事。（《外科心法·卷六》）

一产妇形体甚倦，时发谵语，用柏子仁散稍愈，又用加味归

脾汤而愈。(《校注妇人良方·卷十八》)

一妇人因怒，寒热头痛，谵言妄语，日晡至夜益甚，而经暴至。盖肝藏血，此怒动火，而血妄行。用加味逍遥散加生地治之，神思顿清，但食少体倦，月经未已。盖脾统血，此脾气虚不能摄，用补中益气治之，月经渐止。(《女科撮要·卷上》)

一妇人忽昏愦发谵语，自云为前谋赖某人银两，某神责我，将你起解，往城隍理问。两脚躁膝臀处皆青肿，痛不可忍，口称苦楚，次日方苏，痛尚不止。用金银藤两许，水煎服即愈。(《校注妇人良方·卷三》)

◆厥证

甲申年，一男子，时疫发厥，误以为阴症，服姜、桂药一钟，发狂溺水而死。(《外科心法·卷三》)

一患者，其气已绝，心头尚温，急针患处，出黑血即苏。如鲍符卿、乔侍御素有此证，每患皆以针去血即愈。(《外科发挥·卷六》)

余在吴江史万湖第时，将入更，闻喧嚷。询云：家人妇产后出直厨，忽仆而死。余意其劳伤血气而发痉也，急用十全大补加附子煎滚，令人正其面，开其口灌之。久不能下，令侧其面而出之，换以热药。如此五次，方得下咽，遂苏。(《校注妇人良方·卷十九》)

一老妇……又以饮食失宜，大便不实，四肢逆冷，此脾胃复伤，与六君加附子五分，及八味丸而愈。(《校注妇人良方·卷八》)

◆不语

一妇人忽然不语半年矣，诸药不应，两尺浮数。先用六味丸

料加肉桂，数剂稍愈。乃以地黄饮子，三十余剂而痊。（《校注妇人良方·卷三》）

◆抽搐

一妇人年四十……后遍身痛痒，误服风药，发热抽搐，肝脉洪数。此乃肝家血虚火盛而生风，以天竺、胆星为丸，用四物、麦门、五味、芩、连、炙草、山栀、柴胡，煎送而愈。（《女科撮要·卷上》）

秋官张同野，旧有流注，因暴寒睡坑，口目抽搐，手足战掉。余以为气血虚热而然，用参、芪、归、术、川芎、山栀、柴胡、半夏、天麻、炙草治之而愈。（《外科枢要·卷三》）

一妇人，因怒发搐，呕吐痰涎，口噤，昏愦，气口脉大于人迎。此气滞而食厥。用平胃散加茯苓、半夏、木香治之而苏，更以六君子加木香渐愈，乃去木香，又二十余剂而痊。（《明医杂著·卷之四》）

一妇人出痘，因怒发搐，痘痕赤色，发躁作渴，面目皆赤。此汗多亡阳血脱而然也，先用当归补血汤二剂，躁渴顿止；又用八珍、柴胡、牡丹皮、钩藤钩，热搐悉愈；又用八珍汤而痊。（《保婴撮要·卷十九》）

一妇人发瘛遗尿，自汗面赤，或时面青，饮食如故，肝脉弦紧。余曰：此肝经血燥风热，名瘛也。肝主小便，其色青，入心则赤。法当滋阴血，清肝火。遂用加味逍遥散，不数剂而诸症悉安。（《校注妇人良方·卷十九》）

一妇人因怒，肢体结核，睡中发搐，左关弦洪。余曰：此为肝火血燥筋挛，当清肝火养元气。遂用加味小柴胡汤、加味逍遥散渐愈，又用八珍汤加牡丹皮、柴胡、山栀、钩藤而愈。（《校注

妇人良方·卷二十四》）

柯侍郎有女适人，夫早逝，女患十指挛拳，掌垂莫举，肤体疮疡粟粟然，汤剂杂进，饮食顿减，几于半载。适与诊之，则非风也，此乃忧愁悲哀所致尔。病属内因，于是内因药，备以鹿角胶，多用麝香熬膏贴痿处，挛能举，指能伸，病渐安。（《外科发挥·卷五》）

一产妇筋挛臂软，肌肉掣动，此气血俱虚而有热，用十全大补汤而痊。其后因怒而复作，用加味逍遥散而愈。（《内科摘要·卷上》）

【注】《薛案辨疏》：此案似属风症，然产妇得此，岂非气血两虚乎？气属脾，脾主肌肉，脾气虚故肌肉掣动。血属肝，肝主筋脉，肝血虚故筋挛臂软，十全大补汤宜用矣。独不宜于有热之症而。产妇而有热，大抵皆虚热也，虚热须甘温以治之。况病在筋臂肌肉之间，非藉肉桂、黄芪之温以充升之不能愈也。然此妇必素有肝火之症，故因怒复作，症虽同，于用药前后有天渊之异也。盖肝火亦有是症何也？肝有火，或乘脾或陷于脾，势所必然，则脾亦有火，而筋软掣动，皆火之象，亦皆血虚之形，故以加味逍遥养血清火，治之而愈甚矣。以此而推，则知病症同而病情不同，故用药亦当不同。切勿以病症之同，强谓病情亦同，而用药必强使与之同也。

一妇患之（指腿患筋挛骨痛，编者注）亦然，先用前药大防风汤二剂，更服黑丸子而痊。（《校注妇人良方·卷二十四》）

一妇人筋挛痹纵，两腿无力，不能步履。以《三因》胜骏丸治之，并愈。河间云：脚气由肾虚而生。然妇人亦有病脚气者，乃因血海虚而七情所感，遂成斯疾。今妇人病此亦众，则知妇人以血海虚而得之，与男子肾虚类也。男女用药固无异，更当兼治

七情，无不效也。(《外科发挥·卷三》)

一妇人腿患筋挛骨痛，诸药不应，脉迟紧。此肝脾气血虚弱，而寒气之变也。用大防风汤二剂顿退，又二剂而安。(《校注妇人良方·卷二十四》)

进士李通甫之内，冬间开衣箱，其内衣裳乃夏月所晒者，开时觉暑气所侵，良久患霍乱，足指足跟俱转筋甚恶，自分必死。用香薷饮一剂，急煎下咽即愈。(《校注妇人良方·卷七》)

一男子腿肿筋挛，不能动履，以交加散，二剂而愈。(《外科发挥·卷三》)

◆惊风

留都金二官女，患惊风甚危，诸医皆勿救，自用一丸（指活络丹，编者注）即愈，且不再作。夫病深伏在内，非此药莫能通达。但近代始云此药引风入骨，如油面之说，故后人多不肯服。大抵有是病，宜用是药，岂可泥于此言，以致难瘥。(《外科发挥·卷三》)

◆痫证

一小儿十五岁，御女后复劳役，考试失意，患痫症三年矣，遇劳则发。用十全大补汤、加味归脾汤之类，更以紫河车生研如膏，入蒸糯米为末，丸如桐子大，每服百丸，日三五服而痊。(《保婴撮要·卷三》)

一小儿……毕姻又发（指痫证，编者注），仍用前丸（紫河车研烂，入糯米粉丸小豆大，每服百丸，以乳送下。编者注）及十全大补汤、六味丸加当归、黄芪、肉桂、五味子，年余喜其能远帷幕得痊。后因劳役更作，又用前丸及十全大补汤等药，不应，

用大剂独参汤服数斤，然后举发稍缓，乃用人参二两，附子一钱，数服顿止，仍用前药，间用独参汤而痊。(《保婴撮要·卷三》)

鸿胪王继之室人，素有痫症，遇劳役怒气则发，良久自省。一日因饮食劳役失宜，发而半日方省，不能言语。或以为风中于脏，用祛风化痰顺气之剂，及牛黄清心丸，病益甚，六脉浮大，两寸虚而不及本部，且进饮食。余曰：此脾胃之气伤也，若风中于脏，祸在反掌。彼不信，仍用风药，后果卒。(《校注妇人良方·卷三》)

一产妇患此（指产后眼张口噤，肢体强直，腰背反偃，言语错乱如痫。编者注），不省人事，言语妄甚，恶风寒，喜热饮，形气倦怠，脉虚浮无力。余谓血气虚寒，用十全大补汤二十余剂。不应，又二十余剂稍缓。乃渐加附子至一钱，服数剂，诸症减一二。又二十余剂，十退三四。乃去附子五分，数剂诸症顿退而安。后又发，仍服前药加附子三五分而愈。(《校注妇人良方·卷十九》)

◆喜笑不休

一女子十六岁，面色萎黄，素沉静，喜笑不休，月经先期，用柴胡栀子散、加味逍遥散而愈。次年出嫁，不时复作，但作时面赤勇力，发后面黄体倦，朝用补中益气汤，夕用加味逍遥散而愈。后每发，悉用前药即愈。(《保婴撮要·卷十》)

◆癫狂

一妇人素清苦，因惊而癫，或用风痰等药愈甚。余用参、芪、归、术浓煎，佐以姜汁、竹沥三斤余，方愈。(《校注妇人良方·卷三》)

太守朱阳山弟，下部蓄血发狂，用抵当汤而愈。（《内科摘要·卷下》）

【注】《薛案辨疏》：发狂症属阳明实热为多，何以知其属下部蓄血也？意必其小腹硬痛，大便黑亮，或溏腻如漆者为蓄血。若黑燥如煤者为燥结，非蓄血也。又蓄血症，舌苔有边，白中黑而极薄润，必无干燥焦黄者，以血为阴，无大实热故也。又云伤寒发黄热势已极，与蓄血相类，但小便自利而渴者，为蓄血。小便不利，大便实而渴者，为发黄。故凡有蓄血者，必小便自利，大便黑亮，其人如狂，盖血病而气不病，故小便多自利也。心主血，邪热上干心，心君不宁，故烦躁谵语而如狂也。尚有身黄唇焦，嗽水不欲咽，腹胀起有青紫筋，诸症可验。但当分三焦上中下部分，如曾吐血衄血，而胸膈痛兼现有以上诸症者，上焦蓄血也。须用犀角地黄。渴如患伤寒，邪入阳明，或患下痢脓血，而胸中痛兼现有以上诸症者，中焦蓄血也。当用桃仁承气汤，轻者犀角地黄汤，或加大黄。如患伤寒邪热，自太阳经不解，传入膀胱之里，与血相搏，或下血痢，产后恶露不尽，结在小腹，经水阻滞，而小腹痛兼现以上诸症者，下焦蓄血也。当用抵当汤，轻者桃仁承气汤。要知血既瘀滞，脾胃虽虚不得不先下之也。

◆胃脘痛

府库徐道夫母胃脘当心痛剧，右寸关俱无，左虽有，微而似绝，手足厥冷，病势危笃，察其色，眼胞上下青黯，此脾虚肝木所胜。用参、术、茯苓、陈皮、甘草补其中气，用木香和胃气以行肝气，用吴茱萸散脾胃之寒，止心腹之痛，急与一剂，俟滚先服，煎熟再进，诸病悉愈。向使泥其痛无补法，而反用攻伐之药，祸不旋踵。（《内科摘要·卷上》）

【注】《薛案辨疏》：病势剧时，其虚寒实热，实难卒辨，即脉亦不足为凭，厥亦不足为据，独是面色无逃其情，今眼胞上下青黯者，眼胞属脾，青黯属寒，而青又是肝经之色，故知其脾气虚寒，而肝木所胜也甚矣。色之不可不辨也。其加吴茱萸者，虽属散寒止痛之品，亦因吴茱萸能入厥阴肝经故也。痛虽在于胃脘当心，而青黯则厥阴虚寒之色，故不用姜、桂、附，而独用茱萸也。痛症之虚实寒热，辨之之法，先以手按。有形者，是实；无形者，是虚；以汤探之，喜热者，是寒；喜冷者，是热；便溏者，是虚；燥结者，是实；倦卧者，是寒；扬手者，是热；胀闷恶食者，是实；得食稍安者，是虚。以此细察，庶可悉知也。

上舍孙履学长子室，素怯弱，产后患疥疮，年余不愈。因执丧旬月，每欲眩仆。一日感气，忽患心脾高肿作疼，手不可按，而呕吐不止，六脉微细。或见其形实，误认诸痛不可补气，乃用青皮、木香、五味、吴茱萸等药而愈。(《校注妇人良方·卷七》)

佃云：家母久患心腹疼痛，每作必胸满呕吐厥逆，面赤唇麻，咽干舌燥，寒热不时，而脉洪大。众以痰火治之，屡止屡作，迨乙巳春发热频甚，用药反剧，有朱存默氏谓服寒凉药所致，欲用参术等剂。余疑痛无补法，乃请立斋先生以折中焉。先生诊而叹曰：此寒凉损真之故，内真寒而外假热也，且脉息弦洪而有怪状，乃脾气亏损，肝脉乘之而然，惟当温补其胃。遂与补中益气加半夏、茯苓、吴茱、木香，一服而效。家母病发月余，竟夕不安，今熟寐彻晓，洪脉顿敛，怪脉顿除，诸症释然。先生之见，盖有本欤，家母余龄，皆先生所赐，杏林报德，没齿不忘。谨述此，乞附医案，谅有太史者采入仓公诸篇，以垂不朽，将使后者观省焉。嘉靖乙巳春月吉日，陈湖眷生陆佃顿首谨书。(《内科摘要·卷上》)

【注】《薛案辨疏》：此案脉症以大概而视未始，非痰火所为，但治之而数止屡作，其中必有本源虚症存焉。若非痰火所为，则治之即当更剧，何至屡止？若无本源虚症，则痰火亦易清消，何至屡止屡作？独患之已久，治之亦屡，而惟痰火是治，是本源之虚，全然不顾，则本源益虚，而标症反剧，自然之热也。夫清消痰火之药，皆寒凉者也。寒凉之而发热频甚，岂非内寒外热乎？寒凉之而洪脉加弦，岂非土虚木贼乎？此补中益气所必用也。加以茯苓、半夏者，昔时之痰固消之而益甚，加以吴茱、木香者，昔日之火因清之而变寒，然热药颇多，必用吴茱者，以能入肝经治小腹寒痛故也。今痛虽非小腹，而脉见弦洪，非肝木乘脾之患乎？况诸痛皆属于木乎。

◆痞满

大雅云：家母年四十有二，嘉靖壬寅七月，患脾虚中满痰嗽发热，又因湿面冷茶，吞酸呕吐绝食，误服芩、连、青皮等药，益加寒热，口干流涎不收，且作渴，闻食则呕，数日矣。迎先生（指薛己，编者注）视之曰：脾主涎，此脾虚不能约制，故涎自出也。欲用人参安胃散，惑于众论，以为胃经实火宿食治之，病日增剧，忽思冬瓜，食如指甲一块，顿发呕吐酸水不止，仍服前药愈剧。复邀先生视之，则神脱脉绝濒死矣，惟目睛尚动。先生曰：寒淫于内，治以辛热，然药不能下矣，急用盐、艾、附子炒热熨脐腹，以散寒回阳；又以口气补接母口之气；又以附子作饼，热贴脐间，时许神气少苏，以参、术、附子为末，仍以是药（指人参安胃散，编者注）加陈皮煎膏为丸如粟米大，入五七粒于口，随津液咽下，即不呕。二日后加至十余粒，诸病少退，甘涎不止。五日后渐服煎剂一二匙，胃气少复，乃思粥饮，后投以参、术等药温补脾胃，五十余剂而愈。大雅敢述病状之奇，用药之神，求附卷末。一以见感恩之意，一以示后之患者，当取法于此云尔。府学晚生长洲镬潭沈大雅顿首拜书。(《内科摘要·卷上》)

【注】《薛案辨疏》：大凡服对症之药而病益增者，即属虚症居多。如此案论之未始，非湿热饮食之故，而进以芩、连、青皮等物，益增诸病，其为脾胃虚寒可知，所当急与温补也。若但以流涎，属脾虚不能约制，而必用温补者，宁不知有脾热甚而流涎之说乎？惟因服芩、连、青皮等之后见之，故直断以虚寒也。至于神脱脉绝，惟目睛尚动之时，所以急救之法，与进药之法，实挽回之妙术，所当常切思维者也。然余谓凡虚寒将脱之症，其挽回也易，枯涸将脱之症，其挽回也难。如肾水枯涸，湿火燔灼之症。而至于神脱脉绝，目睛尚动时，用补水生津之品，则缓而无济，用回阳壮火之品，则更加焦烂矣。奈何？奈何？总之阳气可挽，阴精难复也。可不重惜平日哉！

廷评张汝翰，胸膈作痞，饮食难化，服枳术丸，久而形体消瘦，发热口干，脉浮大而微，用补中益气加姜、桂，诸症悉退。惟见脾胃虚寒，遂用八味丸补命门火，不月而饮食进，三月而形体充。此症若不用前丸，多变腹胀喘促，腿足浮肿，小便淋沥等症，急用济生加减肾气丸，亦有得生者。(《内科摘要·卷上》)

【注】《薛案辨疏》：枳术丸饮食伤肠胃之药也。盖肠胃无恙，偶被饮食伤者设耳，若脾胃元气先虚，不能运化饮食，自当峻补元气，使饮食自然运化。何可更以枳实、白术之推墙倒壁者，复伤之耶！虽有二倍之术，诚不足以偿之也，久而形体消瘦，发热口干，我固知脾胃之气虚也。而况脉之浮大而微者乎？夫血虚者，多近于热；气虚者，多近于寒；故用补中加姜、桂以直入脾胃而补之也。温补脾胃而诸症悉退。宜乎不复见有脾胃虚寒之症矣。

何以又云惟见脾胃虚寒耶？补中、姜、桂正温补脾胃虚寒之药，服之而脾胃之虚寒尚见。此非温补所得愈者矣。于是用隔二之法，温补脾胃之母，使母子相生，土从火化，则元元本本生化之机不息，故遂用八味丸以补命门火也。至于不用前丸之变症，是又火不能生土，土不能制水之症，济生加减肾气丸之所以有牛膝、车前以利水也。

秀才杨君爵，年将五十，胸痞，少食，吐痰，体倦，肌肉消瘦。所服方药，皆耗气、破血、化痰、降火。余曰：此气郁所伤，阳气不能升越，属脾经血虚之症，当用归脾汤解郁结、生脾血，用补中益气壮脾气、生发诸经，否则必为中满气膈之患。不信，仍服前药，后果患前症而殁。（《明医杂著·卷之一》）

一妇人……复因丧子，胸腹不利，食少内热，盗汗便血无寐，用加味归脾汤，仍兼前药而愈。（《校注妇人良方·卷六》）

一妇人……因怒，吐痰胸痞，或用清气化痰丸，食少痰甚，胸胁胀满，脉或浮大，或微细，余以六君倍用参、术，少加木香而康。（《校注妇人良方·卷六》）

一妇人患前症（指心腹胀满，编者注），面青胁胀，诸药不应。予以为肝经气滞而血伤，用山栀、川芎煎服而愈。（《校注妇人良方·卷八》）

一妇人久患寒热，服清脾饮之类，胸膈饱胀，饮食减少，余用调中益气加茯苓、半夏、炮姜各一钱，二剂而痊。（《内科摘要·卷上》）

一妇人食角黍烦渴，痞闷腹痛，大便欲去不去，服消导等药，不应，饮食日减，肌体日瘦，半年矣。余谓此食积为患，用大酒曲炒为末，温酒调服二钱，俄间腹鸣，良久仍下粽而愈。（《校注妇人良方·卷二十一》）

一妇人素有前患（指心腹胀满，编者注），内热体倦。余以为肝火血少，脾气虚弱，用八珍、逍遥二散，兼服月余而小便利，又用八珍汤而气血复。（《校注妇人良方·卷八》）

一妇人性沉静多虑，胸膈不利，饮食少思，腹胀吞酸，面色青黄，用疏利之剂。余曰：此脾虚痞满，当益胃气。不信，仍用之，胸膈果满，饮食愈少。余以调中益气加香砂、炮姜渐愈，后以六君、芎、归、贝母、桔梗、炮姜而愈。（《内科摘要·卷上》）

【注】《薛案辨疏》：性沉静多虑而生诸病，大概属肝脾郁火为多，当用加味逍遥散。先生独云：脾虚痞满，当益胃气者，盖因面色青黄，脾土已受肝木所克也，况无寒热等肝经现症故也。然必有脉可据，若左手脉弦数而涩，当用逍遥散从肝经血分升散之；若右手脉虚洪而弦，当用补中从脾经气分升散之。此症必左脉无恙，而右脉失和者也。然不用补中而用调中，何也？余观调中有苍术、木香而无白术、当归，为治湿热所伤云云。岂以此有湿热而用之乎？夫腹胀吞酸，因多湿热所致，然先生每治此症，未尝作为湿热。即如前之太宜人案，亦必明言胃中湿热，所用之药不忌白术、当归。故余知此方不因湿热而用也。盖此妇性沉静而多虑，其气必滞，滞则生湿，故不利白术之闭气，当归之滋润，故以三品加之。及渐愈后，滞行湿散，则脾胃元气为重，故进六君加味，虽仍用白术、当归，而半夏、川芎、贝母、桔梗、炮姜之用，非复温散行滞燥湿之品乎？若曰湿热，炮姜何可用也？是一脾胃元虚气滞，而有寒湿之症者也。

一妇人胸膈不利，饮食少思，腹胀吞酸，或用疏利之药，反致中满不食。予以为脾土虚而肝木胜，用补中益气汤加砂仁、香附、煨姜，又以六君子加芎、归、桔梗而愈。（《校注妇人良方·卷七》）

一妇人胸胁膨满，小腹闷坠，内热晡热，饮食不甘，体倦面黄，日晡则赤，洒淅恶寒，此脾肺气虚，先用六君子加川芎、当归，诸症渐愈，又用补中益气加茯苓、半夏，诸症全愈。（《校注妇人良方·卷五》）

一妇人肢体结核，胸腹痞闷，气泄稍宽。余谓此肝脾郁滞。不信，服降火行气化痰，病愈甚而气愈虚。余用加味逍遥、加味归脾二药，间服半载而痊。（《校注妇人良方·卷二十四》）

一男子每饮食少过，胸膈痞闷，或吞酸，两腿作痛。用导引丸，二服顿愈；更以六君子汤加神曲、麦芽、苍术二十余剂，遂不复作。河间云：若饮食自倍，脾胃乃伤，则胃气不能施行，脾气不能四布，故下流乘其肝肾之虚，以致足肿。加之房事不节，阳虚阴盛，遂成脚气。亦有内伤饮食，脾胃之气有亏，不能上升，则下注为脚气者，宜用东垣开结导引丸，开导引水，运化脾气。如脾气虚弱，壅遏不通，致面目发肿，或痛者，宜用导滞通经汤以疏导。（《外科发挥·卷三》）

一男子每遇劳役，食少胸痞，发热头痛，吐痰作渴，脉浮大。余曰：此脾胃血虚病也，脾属土，为至阴而生血，故曰阴虚。彼不信，服二陈、黄连、枳实、厚朴之类，诸症益甚；又服四物、黄柏、知母、麦门，更腹痛作呕，脉洪数而无伦次。余先用六君加炮姜，痛呕渐愈；又用补中益气痊愈。（《内科摘要·卷上》）

【注】《薛案辨疏》：此案以脾胃血虚而论，亦当用归脾治之。然因用寒凉损胃，而致腹痛作呕，脉虽洪数无伦，实为寒凉所鼓激，与前高光禄误服大黄以致吐泻频频，脉大无伦，同是寒凉损胃，寒凉鼓激，故同用六君加炮姜治之也。盖斯时以救胃为主，胃为生气之源，为寒凉所困，非半夏不能醒之；为寒凉所凝，非炮姜不能温之；此原救急之方，非常服之药也。故即继以补中益

气以升补脾胃之元气，而血自生矣。常见元气虚极而脉反见洪数，一投补剂，其脉顿敛如丝，此火与元气不两立之脉，投补之后，而脉敛如丝者，正元气已复之验，非脱脉也。盖未有投补而脉反脱之理。若误投攻伐而变为如丝者，是脱脉也。更有气虚之症，脉见洪数，投以补剂而洪数更甚者，此为旺火食气，是元气本虚而邪火正盛之时，故可权以滋阴之品，清补之。故《秘法》云：极大之脉，医能使之小；极小之脉，医能使之大。此为退病征验也。

一儒者秋患寒热，至春未愈，胸痞腹胀。余用人参二两，生姜二两煨熟，煎顿服，寒热即止。更以调中益气加半夏、茯苓、炮姜数剂，元气顿复。后任县尹，每饮食劳倦疾作，服前药即愈。大凡久疟乃属元气虚寒。盖气虚则寒，血虚则热，胃虚则恶寒，脾虚则发热，阴火下流则寒热交作，或吐涎不食，泄泻腹痛，手足逆冷，寒战如栗，若误投以清脾、截疟二饮，多致不起。（《内科摘要·卷上》）

州判蒋大用形体魁伟，中满吐痰，劳则头晕，所服皆清痰理气。余曰：中满者，脾气亏损也；痰盛者，脾气不能运也；头晕者，脾气不能升也；指麻者，脾气不能周也。遂以补中益气加茯苓、半夏以补脾土，用八味、地黄以补土母而愈。后惑于《乾坤生意》方云：凡人手指麻软，三年后有中风之疾，可服搜风、天麻二丸以预防之，乃朝饵暮服，以致大便不禁、饮食不进而殁。愚谓预防之理，当养气血，节饮食，戒七情，远帏幕可也。若服前丸以预防，适所以招风取中也。（《内科摘要·卷上》）

【注】《薛案辨疏》：形体魁伟者，其中多虚；不任劳者，其气多弱；何以复进清痰理气以重伤之乎？夫中满吐痰、头晕诸症，未始不可治以清痰理气也，而独不问劳则云云乎。盖劳则伤脾，

亦复伤肾，此补中、八味所以并用也。至于八味之用，虽有虚则补母之法，然亦有可用不可用之分，土虚而水中无火者则可，土虚而水中有火者不可也。此案虽不见有无火症，而或有无火脉为据乎？若然则痰盛者，是谓水犯之痰；头晕者，是谓无根之火也；若夫手指麻软，当预防中风者，盖风淫末疾之意，独不知手指属于脾，而麻软属于气虚不能充乎。搜风、天麻，为北方风气刚劲者设耳，大江以南，非所宜也，但能使中土元气日生，不必防风，风自无从中矣。

◆嘈杂

一妇人嘈杂吞酸，饮食少思，大便不实。此脾气虚寒而下陷，用补中益气汤加茯苓、半夏、炮姜渐愈，又常服人参理中丸则安。（《校注妇人良方・卷六》）

一妇人饮食后，嘈杂吞酸，此食郁为痰，用六君子汤送越鞠丸渐愈，又用加味归脾汤而痊。（《校注妇人良方・卷六》）

一妇人饮食少思，胸中嘈杂，头晕吐痰。此中气虚而有热，用六君子汤加炒黑山栀、桔梗而愈。（《校注妇人良方・卷六》）

一妇人中脘嘈杂，口中辛辣，或咳嗽吐痰发喘，面色或白或赤。此脾气虚而肺中伏火也。用六君子加山栀、桔梗、柴胡及炒黑片芩治之，寻愈。《校注妇人良方・卷六》

◆噫气

一女子年十六……又因怒气劳役，前症（指噫气，编者注）益甚，更兼发热，用柴胡栀子散二剂，随以补中益气汤而痊。（《保婴撮要・卷十》）

一女子年十六患此（指噫气，编者注），先用参、术之药，不

应，用六君子汤送四味茱萸丸而愈。(《保婴撮要·卷十》)

一女子十九岁患前症（指嗳气，编者注），用六君子汤送四味茱萸丸而愈。但怒即发，服此药亦即愈。(《保婴撮要·卷十》)

一女子早丧母，嗳气下气，出嫁后患吞酸胸痞，用六君子送越鞠丸渐愈，又用加味归脾汤而安。(《保婴撮要·卷十》)

一小儿十五岁，喜嗳，面黄腹胀，饮食难化，用六君、益智、木香渐愈。(《保婴撮要·卷十》)

◆吞酸

府庠沈文姬母，食湿面。吞酸，呕吐，绝食，服芩、连等剂，加寒热，口干，流涎，又食冬瓜一星，而呕吐愈甚。余谓此脾气虚寒也，急用盐、艾、附子炒热，熨脐腹；又以其子口气接其母气。神气少苏，以参、术、附子、陈皮为末，丸如粟米大，津咽五七粒，次日加至十余粒，渐服煎剂一二匙，乃思粥饮。又以参、术等药，五十余剂而愈。(《明医杂著·卷之二》)

太守朱阳山之内素善怒……乙巳夏，因大怒，吞酸嗳腐，胸腹胀满。余以他往旬日，或用二陈、石膏治之，吐涎如涌，外热如灼，将用滚痰丸下之。余到诊之，脉洪大，按之如无。余曰：此乃脾胃亏损而发热，脾弱而涎泛出也。余用六君加姜桂一钟，即睡觉而诸症如失，又数剂而康。(《内科摘要·卷上》)

【注】《薛案辨疏》：此十余年之症，皆属脾肝火郁，法当用加味逍遥，甚则用加味归脾之类治之奈何？所服皆寒凉之品，使脾气日削，肝火日少，究竟火不能清，而木土受困，非肝同补何能得愈？然何以不用逍遥、归脾之升发运行，而用六味、六君何也？盖逍遥为肝经郁火之方，归脾为脾经郁结之剂。而兹左关弦洪，非郁火也，阴虚也；右关弦数，非郁结也，脾虚也，故用六

味以补阴虚，六君以补脾虚，然二方常用之，每朝用六君，夕用六味。而今则反，是盖右关见数，则肝火已乘于脾，惟恐因六君而脾经之火更炽，故用六味于朝。从气分滋补其脾阴，使肝火所燥之血自润。右关见弦，则脾土已受木克，惟恐用六味而脾经之气下陷，故用六君于夕。从阴分托住其脾气，使肝木所乘之土自全。然脾血已燥，不能当半夏、陈皮，故特加归、芍以濡之。而所以必用半夏、陈皮者，以多服芩、连之寒凝，而脾气已困，故以二陈醒豁之，况胸膈不利，吐痰甚多者之所宜也。后因大怒吞酸，嗳腐等症，即前症也。奈何以二陈、石膏治之，致吐痰灼热虚寒，可知六君、姜、桂是所必用。常见先生治此症此脉，要作雷龙暴发，水泛为痰，以六味为主。今则不然，盖病起于大怒，脾胃已亏损，误用二陈、石膏，脾胃更亏损矣。故从脾胃治，不从肝肾医也。

一妇人，年二十余，饮食后，每因怒气吞酸嗳腐，或兼腿根焮肿，服越鞠丸等药不应。此脾气虚，湿气下注而然也。予以六君子汤、香附、砂仁、藿香、炮姜，数剂少愈。更以六君子汤，数剂而愈。（《外科心法·卷三》）

一妇人饮食每用碗许，稍加，非大便不实，必吞酸嗳腐。或以为胃火，用二陈、黄连、枳实，加内热作呕。余曰：此未传寒中，故嗳气吞酸，胀满痞闷。不信，仍作火治虚症，并至月经不止，始信。余以六君加炮姜、木香数剂，元气渐复，饮食渐进。又以补中益气加炮姜、木香、茯苓、半夏，数剂痊愈。后因饮食劳倦，兼之怒气，饮食顿少，元气顿怯，用前药更加发热，诚似实火，脉洪大，按之而虚，两尺如无。此命门火衰，用补中益气加姜、桂及八味丸，兼服两月余，诸症悉愈。此症若因中气虚弱者，用人参理中汤或六君子加木香、炮姜；不应，用左金丸或越

鞠丸；虚寒者加附子，或附子理中汤，无有不愈。(《女科撮要·卷上》)

【注】《薛案辨疏》：此案初症，原属肝木乘脾土之郁火症，斯时宜用茱、连、逍遥散为是，奈何用二陈、黄连之寒凉削伐，致使脾胃更虚，而有内热作呕之变？然内热作呕，亦未始非郁火之验，但从寒凉削伐中来，故直断以末传寒中，而非邪热不杀谷之症乎？先六君而后补中者，盖脾胃既以虚寒而作呕，则元气有断脱之意，未敢骤升，故先温中以生其根，又加姜、半为止寒呕要药，俟胃气复，寒呕止，然后又用补中益气加味，以温升其元气，而元气充足无下陷之虞。此进药次序之妙也。至于后因怒而饮食顿少，元气顿怯，更加发热者，在症固宜于补中，然以两尺如无之脉，此无根之脉也，最忌升提，正恐其有脱之患，何以仍用补中耶？我因知用补中汤以下八味丸耳。补中，所以治症；八味，所以治脉；合而进之，则元气顿怯者，不因八味之沉降而更怯；两尺如无者，不因补中之升提而更无。此进药兼全之妙也。不然，何可先升后降耶？脉洪大而两尺如无者，尚可兼用升提，若微细而两尺如无者，升提并不可兼用，况敢独用乎？

一男子瘰疬已愈，患吞酸，服参、术药不应，彼谓余毒。予治以附子理中丸，亦愈。(《外科心法·卷三》)

一男子素弱，恶寒食，虽热食亦少，作胀吞酸，日消瘦。服参、苓等药，及灸脾俞等穴，不应，余以八味丸治之，并愈。此亦真气不足，不能生土，虚火炎上之证也。(《外科心法·卷三》)

一儒者面色萎黄，胸膈不利，吞酸嗳腐，恪服理气化痰之药，大便不实，食少体倦，此脾胃虚寒，用六君加炮姜、木香渐愈，更兼用四神丸而元气复。此症若中气虚弱者，用人参理中汤，或补中益气加木香、干姜，不应，送左金丸或越鞠丸。若中气虚寒，

必加附子，或附子理中汤，无有不愈。（《内科摘要·卷上》）

【注】《薛案辨疏》：面色萎黄，虚者有之，未必至于寒也。至于大便不实，食少体倦，而虚寒始确矣。然而虚热者亦若是。要当于脉气形色参之也。《内经》曰：诸呕吐酸皆属于火，况酸为木火之味，故余每于吐酸吞酸，食后口酸诸症，皆作肝脾郁火治之，而以加味逍遥散或合左金丸，以治肝经血虚火郁之酸，又以补中益气加丹皮、山栀或合左金丸以治脾经气虚火郁酸，若气血不虚，只是火郁而作酸症，但用越鞠丸或合左金丸治之。所谓脾胃虚寒而患此症者，十中之一也。故先生亦有补中益气加木香、炮姜，不应，送左金丸或越鞠丸之说。此是虚热之法，而非定主虚寒也。至于前云脾胃虚寒，用六君加炮姜、木香后，云中气虚寒，用补中益气必加附子者，前因大便不实而言，后不过疏论而已。盖大便不实者，不利于黄芪、当归之滑润也。前云中气虚弱，用人参理中汤或补中益气汤加干姜、木香；后云中气虚寒，必加附子或附子理中汤者，前是不过虚弱而论，后则虚弱而兼寒也，盖虚弱者，原不必附子之大温大热也。又前云脾胃虚寒，用六君加炮姜、木香，后云中气虚弱，补中益气加木香、干姜者，要知炮姜能温脾胃之寒，干姜不过止呕行滞而已，其功用甚殊也。

一儒者四时喜极热饮食，或吞酸嗳腐，或大便不实，足指缝湿痒。此脾气虚寒下陷，用六君加姜、桂治之而愈。稍为失宜，诸疾仍作，用前药更加附子钱许，数剂不再发。（《内科摘要·卷上》）

【注】《薛案辨疏》：此案未始非脾经湿热郁结而下流者，何以见其必属虚寒而陷乎？特以四时极喜热饮食为据耳。然有谨于调护者，多喜热饮食；精神怯弱者，多喜热饮食；即脾经有湿热郁结者，亦多喜热饮食，未足以为据也。其或有色脉为可据乎？

我观先生治法，有可推详者，曰极喜热饮食，曰四时极喜热饮食，要知非热不食，不可稍有不热之意也，此脾气之虚寒无疑也。故有吞酸嗳腐，不责之湿热郁结，而责之脾气虚寒；大便不实，足指湿痒，不责之湿热下流，而责之脾气下陷，此六君、姜、桂之所必需也。然何不以补中益气治之？曰：大便不实，归、芪在所当禁耳。

一小儿十五岁……伤食，咽酸作泻，大便重坠，朝用补中益气汤，夕用六君子汤加木香、干姜而痊。(《保婴撮要·卷三》)

仪制贺朝卿，吞酸胸满，痰甚作渴，饮食少思。用清气化痰丸药，前症益甚，两膝渐肿。寒热往来，余谓脾胃虚，湿热下注，用补中益气倍参、术，加茯苓、半夏、炮姜而愈。

疏曰：大概吞酸，原属湿热蕴积于胃经，法当清散。胸满痰盛，原属痰饮壅塞于胃经，法当清化。然作渴而饮食少思、则胃气已虚矣。况服清气化痰等药，而前症益甚，更足验其胃气虚也。胃气虚则虽有湿热痰饮，即不敢清散化气，而况两膝渐肿，寒热往来，下陷之症叠出。安得不升提温补乎？此时若疑湿热不可升提，痰饮不可温补，则下陷之元气何由而轩举耶！元气既不能轩举，则湿热亦不能清散，痰饮亦不能清化，同归于毙，势所必然。而不知清升则浊自降，古人决不欺余也。虽然有湿热痰饮，而脾胃之气不虚不陷者，升提温补原不必用，且作渴未必非湿热痰饮在肠胃，而作渴食少，未必非湿热痰饮在脾胃。而食少总以色脉形气详辨之，则无所误。即此案亦因用清气化痰等药，而前症益甚，且有增变，故知其脾胃虚也无疑。(《薛案辨疏·卷下》)

◆反胃

一妇人患前症（指反胃呕吐，编者注），胸腹痞闷，得去后或泄气稍宽。余曰：此属脾气郁结而虚弱也，当调补为善。不信，乃别用二陈、枳实、黄连之类，不应，又用香燥破气，前症益甚，形气愈虚。余用加味归脾汤调治，半载而痊。（《校注妇人良方·卷七》）

一妇人患前症（指反胃呕吐，编者注），胸腹胀闷，或小腹不利，或时作痛，小便涩滞。余曰：此肝火，血虚也，清肝火，生肝血，养脾土，生肺金。以余言为迂，别服利气化痰等剂，前症益剧，虚症蜂起。余用加味逍遥散、加味归脾汤兼服，寻愈。（《校注妇人良方·卷七》）

◆恶心呕吐

大司马王浚川呕吐宿滞，脐腹痛甚，手足俱冷，脉微细，用附子理中汤一服益甚，脉浮大，按之而细，用参附汤一剂顿愈。（《内科摘要·卷上》）

【注】《薛案辨疏》：此案手足俱冷，脉微细，固知其为中宫虚寒矣。然以呕吐宿滞，脐腹痛甚之症，安知非食填太阴，气郁坠道，而现手足冷，脉微细乎？是必冷过肘膝，脉微细无神，兼之面青神惨，故能确知其为虚寒也。至于理中，进而益甚，脉变浮大。此处最易惑人，重以参附亦因其脉按之而细耳。岂非病重药轻，反拔其势而肆乎？然以附子理中与参附较之，亦不甚相远，何至后拔其势？曰：凡治重症，药宜单刀直入，理中之白术、甘草，未免牵掣耳，虽然脉按之而细，故敢如是。不然，安知其非壮火食气之误乎？

太常边华泉呕吐不食，腹痛后重，自用大黄等药一剂，腹痛益甚，自汗发热，昏愦，脉大。余用参、术各一两，炙甘草、炮姜各三钱，升麻一钱，一钟而苏，又用补中益气加炮姜二剂而愈。

（《内科摘要·卷上》）

【注】《薛案辨疏》：夫呕吐不食，食伤于胃也。腹痛后重，积滞于肠也。纵或不虚，亦宜消食导滞，缓缓而治，何必即用大黄等药，用之而腹痛益甚。中寒虚寒可知，中气虚寒而至，于自汗发热昏愦，几成亡阳之意。所幸者，脉但大而已，不致于脱也；犹可挽回，挽回之法，须温补其阳气，此阳不在于肾，此气不在于肺。而实在于脾胃何也？盖呕吐不食，腹痛后重，业已病在脾胃。而况自用大黄之药，正复伤其脾胃之阳气，故有腹痛益甚等症之变。虽自汗发热昏愦，要知皆从脾胃之阳气虚寒所致，故不用芪、术、参、附，而用理中。但重大其剂，即为挽回，而升麻之加，一则原有后重，一则大黄之后，气更陷矣。独是自汗昏愦之时，炮姜、升麻，似属不可不知，治病须寻其源，既已寻见其脾胃虚寒而下陷，则虽变症，百出不顾也。况乎此处，自汗原非火泛，何以知之？以脉大知之，若自汗属于肺绝，其脉当脱，昏愦属于火泛，其脉当空，今不过曰大而已，故知其非本来之病，乃药误之故也。

一产妇……后因怒腹胀，误服沉香化气丸，吐泻不止，饮食不进，小便不利，肚腹四肢浮肿，用金匮加减肾气丸而愈。（《校注妇人良方·卷二十二》）

一妇人患前症（指呕吐，编者注），饮食少思，胸腹膨胀，大便不实，所见之症，悉属虚寒假热。遂朝用补中益气汤加炮姜、木香，夕用六君子送四神丸，渐愈。又用八味丸料，煎送四神丸而痊。（《校注妇人良方·卷八》）

一妇人痢后呕哕，服降火化痰剂愈甚，脉洪大，按之虚细，作渴饮汤，诸药到口即呕。余以为脾胃虚寒，不能司纳，以参、术、炮姜末各一钱，以饭作丸，米饮不时过三五粒，至三两

许，闻药不呕，乃以六君加炮姜，三十余剂而安。（《校注妇人良方·卷八》）

一妇人食后因怒，患疟呕吐，用藿香正气散而愈。后复怒吐痰，狂言热炽，胸胁胀痛，手按少得，脉大无伦，按之微细，此属肝脾二经血虚，以加味逍遥散加熟地、川芎二剂，脉症顿退，再用十全大补汤而安矣。（《校注妇人良方·卷七》）

一妇人食少作呕，口吐痰涎，面黄腹痛，月经不调，手足逆冷。余谓此内外俱寒之症，遂以六君加附子、木香治之而愈。（《校注妇人良方·卷五》）

一妇人因怒呕哕，时或昏愦，口噤，或时举体肉动，其面色或青或赤。余以为肝火炽盛，脾土受侮，用小柴胡汤加山栀、钩藤治之，渐愈。又用加味归脾、逍遥二药，调理而痊。（《校注妇人良方·卷八》）

一小儿十五岁，饮食停滞，吐泻腹痛，按之不疼，此脾胃受伤也，用六君子汤加木香、肉豆蔻治之，其吐未已，左尺右关二脉轻诊浮大，按之如无。经云：肾开窍于二阴。用五味子散四服，大便顿止。（《保婴撮要·卷三》）

余母太宜人年六十有五，己卯春二月，饮食后偶闻外言忤意，呕吐酸水，内热作渴，饮食不进，惟饮冷水，气口脉大而无伦，面色青赤。此胃中湿热郁火，投之以药，入口即吐。第三日吐酸物，第七日吐酸黄水，十一日吐苦水。脉益洪大，仍喜冷水，以黄连一味煎汤，冷饮少许。至二十日加白术、白茯苓等。至二十五日加陈皮，三十七日加当归、炙甘草，至六十日始进清米饮半盏，渐进薄粥饮，调理得痊。（《内科摘要·卷上》）

【注】《薛案辨疏》：此症系胃经湿热郁火，以气口脉大而无伦故也。然亦未尝不因肝火而发，故其面色青赤。余意此症何不

即用茱、连浓煎，细细呷之使呕吐止，继以清湿热，散郁火之剂，数日可愈矣。何必延至十一日而后进一味黄连汤耶？岂以事关老母，为子者不敢轻易用药而然乎？独不虑吐伤元气，则旦暮不保，何可延至十一日之久乎？要知所吐，皆酸水酸物，则湿热郁火亦得从吐而散去。且不言神气困倦，故可缓缓而图也。然不用茱、连，而用黄连者，岂以茱、连入肝，黄连入胃。此症虽因外言忤意而作，而病脉则现于气口胃部，故以黄连入胃为当也。观后所加之药，皆在胃而不在肝，概可知矣。况只言忤意，而不言发怒，则于肝分似无涉也。

赵吏部文卿患吐不止，吐出皆酸味，气口脉大于人迎二三倍，速予投剂。予曰：此食郁上宜吐，不须用药，乃候其吐清水无酸气，寸脉渐减，尺脉渐复。翌早吐止，至午脉俱平复，勿药自安。后抚陕右过苏顾访，倾盖清谈，厚过于昔，且念余在林下，频以言慰之。(《内科摘要·卷上》)

【注】《薛案辨疏》：所吐酸味，气口脉大，自然食郁无疑。然必脉见沉滑有力者为然也。不然乌知其不犯脾胃虚症乎？至于不需用药者，亦必因其形气不惫耳。观翌日平复，勿药自安之句，岂非形气不惫者乎？或曰若然，何不止其吐而消其食也。曰：观尺脉渐复之句，则知前已尺部无脉矣。古云：上部有脉，下部无脉，其人当吐，不吐者死，即不吐亦当使之得吐，是因宜吐，故亦不可止吐也。或曰若然，何不涌其吐而出其食也？曰：观患吐不止之句，则知已自得吐矣。若不吐自当涌之使吐。今吐不止，故不可涌其吐也。既不可止，又不可涌，而消其食，出其食更无益于事。且形气不惫，所以不需用药之为得也。

一妇人患吐，痰甚多，手足常冷，饮食少思。余曰：此肝脾郁怒，兼命门火衰。不信，另服化痰利气之剂，胸腹愈胀，又服峻利疏导之剂。余曰：非其治也，必变脾虚发肿之症，急服金匮加减肾气丸，庶有可救。仍不信，反服沉香化气等丸，果发肿而殁。(《校注妇人良方·卷七》)

一疠妇恶心少食，服解毒药愈呕，此胃气虚也，以六君子汤加生姜，治之而安。戴氏名元礼，南院使云：如恶心者，无声无物，欲吐不吐，欲呕不呕，虽曰恶心，实非心经之病，皆在胃口上，宜用生姜，盖能开胃豁痰也。(《外科发挥·卷五》)

一妇人患前症（指呕吐，编者注），胸膈痞闷。余曰：此属脾经血虚。遂用四君、芎、归，调补脾气，寻愈。(《校注妇人良方·卷七》)

◆不食（少食）

一妇人年三十余，忽不进饮食，日饮清茶三五碗，并少用水果，三年余矣。经行每次过期而少，余以为脾气郁结，用归脾加吴茱，不数剂而饮食如常。若人脾肾虚而不饮食，当以四神丸治之。(《内科摘要·卷上》)

【注】《薛案辨疏》：余曾见少年妇数人患此症。数年后，多不药而愈，大抵皆脾气郁结之故。惟郁结之气抑塞脾胃，故不饥。无他症，故能延至数年之久而无恙。及遇得意时，则郁结自开而愈矣。此案经行过期而少，则脾经之血已亏，不得不用归脾补脾经之气血而开其郁结。然加吴茱之热何也？盖吴茱能温散厥阴经之郁结，今郁结虽在于脾，而肝气亦从之郁结矣。况经水又属肝经血海，今过期而少，血海亦滞，故用吴茱以温行，实两得之也。余闻郁结者，必有火，故有加味归脾汤之柴胡、山栀，以清散其火之法。此案虽未见有火，亦不见有寒，何可遽用此热药也？岂以经行不及期而多者为有火；过期而少者为有寒耶？然过期而少，

正血虚之故，血虚则火必盛，亦何可遽用此热药耶？亦当必有寒色可验，寒脉可征，故特用耳。不然，未可浪投也。至于脾肾虚而不进饮食，当用四神丸者，亦因肾之元阳火虚而不能生脾土之症，则宜之然。余谓肾火虚，不能生脾土者，当饮食不进，亦不能延至数年之久，治者审之。

一妇人年逾二十，不进饮食二年矣。日饮清茶果品之类，面部微黄浮肿，形体如常，仍能步履，但体倦怠，肝脾二脉弦浮，按之微而结滞。余用六君加木香、吴茱，下痰积甚多，饮食顿进，形体始瘦，卧床月余，仍服六君之类而安。(《内科摘要·卷上》)

【注】《薛案辨疏》：此案未始非脾气郁结之故，但以面部黄浮肿与体之倦怠，知其为脾胃虚耳。兼之两关脉弦浮。岂非木乘土之象乎？及按之微而结滞，未始非肝脾郁结之脉而能知其虚，中有痰积者。盖郁结而现木乘土之脉，土受木克之症矣。何至延至二年之久，而得形体如常，仍能步履者乎？惟其有痰积于中，脾胃亦藉此痰积滋养，故能久而如是也。试观痰积既下，形体即瘦，而卧床不起矣。奈何今人必欲消尽其痰，而不顾其脾胃之元气耶？乃先生明知其痰积，惟以六君补其元气，使元气运行而痰积自下，岂非治本之谓乎？

一妇人停食，饱闷发热，或用人参养胃汤益甚；再用木香槟榔丸，泄泻吐痰，腹中成块，饮食少思；又用二陈、黄连、厚朴之类，前症益甚，腹胀不食，月经不至。余以为中气亏损，用补中益气加茯苓、半夏三十余剂，脾胃健而诸症愈；又二十余剂，而经自行。前症若脾虚不能消化饮食者，宜用六君子汤，补而消之；虚寒者加砂仁、木香、炮姜，温而补之；其食积成形者，以前药煎送保和丸。大抵食积痞块，症为有形，所谓邪气胜则实，真气夺则虚，惟当养正辟邪，而积自除矣。虽然坚者削之，客者

除之，胃气未虚，或可少用；若病久虚乏者，则不宜用。(《女科撮要·卷上》)

一妇人饮食后，或腹胀，或吞酸，服枳术丸，吞酸益甚，饮食日少，胸膈痞满，腿内酸痛，畏见风寒；又服养胃汤一剂，腿内作痛；又二剂，腿浮肿，月经不行。余以为郁结所伤，脾虚湿热下注，侵晨用四君、芎、归、二陈，午后以前汤送越鞠丸，饮食渐进，诸症渐愈。又用归脾、八珍二汤，兼服两月余而经行。(《女科撮要·卷上》)

◆食积

太仆杨举元，先为饮食停滞，小腹重坠，用六君子加升麻、柴胡渐愈。后饮食难化，大便不实，里急后重，数至圊而不得，用升阳除湿防风汤而痊。后心腹作痛，饮食不甘，用和中丸倍加益智仁而寻愈。(《明医杂著·卷之一》)

【注】《薛案辨疏》：此案既云饮食停滞，何不于六君子中加消导之品，而直加升、柴者？以小腹重坠，知其脾气已下陷也。下陷者，虚甚矣，故不可用消导而急为之升举也。至于里急后重，数至圊而不得便之症，大概皆以为脾经元气下陷之剧症，所用者，但知有补中益气汤而已，而不知元气固以下陷之中，有湿气缠滞而然者。则既当升其阳，复当兼除其湿。而补中益气，但能升阳，非除湿之品，况归、芪反能助湿，而升、麻徒能提湿上行乎？升阳除湿防风汤内多风药，风能胜湿并能升举，是诚对症之方。与补中益气意同而理实异也。若后之心腹作痛，饮食不甘，其因虽多，然从前而来，未始非脾胃不健不运之故，用和中丸和其中培，加益智者，脾胃喜温，温之则健运矣。

工部陈禅亭患前症（指脾胃虚弱，饮食难化。编者注），服消导之药益甚。余曰：此火衰而不能生土，故脾病也。当益火则土自实而脾安矣。不悟，仍服前药，后遂殁。(《明医杂著·卷之一》)

金宪高如斋，饮食难化，腹痛泄泻，用六君子加砂仁、木香治之而痊。后复作完谷不化，腹痛头疼，体重倦怠，余以为脾虚受湿，用芍药防风汤而愈。(《明医杂著·卷之一》)

【注】《薛案辨疏》：此案但云饮食难化，则非停食，可知是属脾虚泄泻之症。其腹痛者，气不和也，故可用六君以补脾，加香砂以和气也。至于完谷不化，有属脾肾虚寒者，有属邪热不杀谷者，而此案以体重倦怠，故知脾虚受湿之症，由是而腹痛头疼，皆属于湿之所致矣。

儒者沈尼文内停饮食，外感风寒，头痛发热，恶心腹痛，就治敝止（指薛己住所，编者注）。余用人参养胃加芎、芷、曲蘖、香附、桔梗一剂而愈。次日抵家，前病仍作，腹痛。请治，以手重按痛即止，此客寒乘虚而作也，乃以香砂六君加木香、炮姜，服之睡觉，痛减六七，去二香再服，饮食少进，又加黄芪、当归，少佐升麻而愈。(《内科摘要·卷上》)

【注】《薛案辨疏》：此案虽云内停饮食，外感风寒，而用人参养胃加味而愈者，其必外感轻而内停重也。其必人情怯弱，而脾胃虚也。其必六脉虚弱而不任消导也。是以抵家仍作腹痛喜按，岂非虚亏？未复重犯寒邪乎？六君是矣。而必用香砂、香附、炮姜者，亦以前饮食之内停，尚有余滞耳。

◆**腹痛（腹胀）**

大参朱云溪母……至十月，复以伤食，腹痛作泻，左目仍小，两关尺脉弦洪鼓指，余以六君加木香、吴茱、升麻、柴胡，一剂而痛泻俱缓。复以六君加肉果、故纸一剂，诸脉顿平，痛泻俱止。余谓：左关弦洪，由肝火血燥，故左目紧小；右关弦洪，由肝邪乘脾，故唇口㖞斜；腹痛作泻，二尺鼓指，由元气下陷。设以目紧口㖞，误作风中，投以风药；以腹痛泄泻，误作积滞，投以峻剂，复耗元气，为害甚矣。后以阳虚恶寒，围火过热，致痰喘，误服寒剂而卒。(《校注妇人良方·卷三》)

光禄高署丞脾胃素虚，因饮食劳倦，腹痛胸痞，误用大黄等药下之，谵语烦躁，头痛，喘汗，吐泻频频，时或昏愦，脉大而无伦次，用六君子加炮姜四剂而安，但倦怠少食，口干发热，六脉浮数，欲用泻火之药。余曰：不时发热，是无火也；脉浮大，是血虚也；脉虚浮，是气虚也。此因胃虚五脏亏损，虚症发见，服补胃之剂，诸症悉退。(《内科摘要·卷上》)

进士刘华甫，夏月食生冷果品，患前症（指食冰果面食，患腹痛之症，编者注），余用附子理中汤一钟顿安。凡方内用木瓜者，俱用砂器煎炒，恶铁故也，余方仿此。(《明医杂著·卷之三》)

【注】《薛案辨疏》：此案必能灼知其食生所致，然后此汤可进。

进士刘晔甫停食腹痛，泻黄吐痰，服二陈、山栀、黄连、枳实之类，其症益甚，左关弦紧，右关弦长，乃肝木克脾土，用六君加木香治之而愈。若食已消而泄未已，宜用异功散以补脾胃，如不应，用补中益气升发阳气。凡泄利色黄，脾土亏损，真气下陷，必用前汤加木香、肉蔻温补，如不应，当补其母，宜八味丸。(《内科摘要·卷上》)

【注】《薛案辨疏》：泻黄一症，仅有属脾热及食积者，以此症而论，前方未为不是。然其人必有热症可据、实脉可凭，今服前药，而曰其症益甚，知非脾热矣。且脉复右关弦长，自是木克

土症无疑。而此黄色为脾土之真色也明矣。六君内有半夏加木香，同是消伐之品，因食尚未去之，故若食已消而泄未已。宜用异功散云云。可见半夏、木香非常服之品，今人动云：半夏醒脾，木香运脾，要知非虚症所宜也。

罗给事小腹急痛，大便欲去不去，此脾肾气虚而下陷也。用补中益气送八味丸，二剂而愈。此等症候，因痢药致损元气，肢体肿胀而死者不可枚举。(《内科摘要·卷上》)

【注】《薛案辨疏》：大便欲去不去，大概以为气滞大肠之故，必用破气之药，如木香、槟榔之类。况小腹急痛者乎？明眼者，知其为脾气下陷，当用升补，而不知命门火衰，不能气化，故欲去不去也，如此用药之法，亦须以形脉参之，非必然之例，但此案原非痢疾可比。观其序症，止曰小腹急痛，大便欲去不去而已。初无患痢赤白之文，故又曰：此等症多因痢药致伤云云。是似痢而实非痢者也。

太守朱阳山因怒腹痛作泻，或两胁作胀，或胸乳作痛，或寒热往来，或小便不利，饮食不入，呕吐痰涎，神思不清，此肝木乘脾土。用小柴胡加山栀、炮姜、茯苓、陈皮、制黄连一剂即愈。制黄连，即黄连、吴茱萸等分，用热水拌湿罨二三日，同炒焦，取连用，后仿此。(《内科摘要·卷上》)

【注】《薛案辨疏》：此案为肝木乘脾土是矣。如腹痛而更多作泻呕吐，而更多痰涎兼之神思不清者，岂非脾气虚弱之明验乎？何以不用补中益气为主，而用小柴胡加清火消痰，以疏肝气为主乎？无他，病起于暴，而无黄中见青之色也。是肝火独盛之症，故不必补中益气而单用小柴胡也。故治病当顾其常，而更当察其神色为主也。

一妇人久患腹痛，去瘀血方止，而复大痛，诸药不纳。予以

为脾胃之气虚寒，用参、术、炮姜，丸如黍，每用数粒，津咽下，后以二味浓煎，渐呷而愈。（《校注妇人良方·卷七》）

一妇人小腹胀痛，大便秘涩，转侧有水声，脉洪数。以梅仁汤一剂，顿下诸血，诸症顿退，以薏苡仁汤二剂而瘥。（《校注妇人良方·卷二十四》）

一妇人小腹胀痛，小便如淋，时时汗出。此瘀血凝结于内，先以神效瓜蒌散，二剂少愈，更以薏苡仁汤而愈。（《外科枢要·卷二》）

一妇人小腹胀痛，小水不利，或胸乳作痛，或胁肋作胀，或气逆心动。余以为肝火而血伤脾，用四物、柴胡、青皮、玄胡索、木香而愈。（《校注妇人良方·卷七》）

一妇人……因饮食停滞，腹胀作痛，另服祛逐之剂，泄泻不止，小腹重坠，饮食甚少。余先用六君子汤送四神丸，数剂泻渐止，饮食稍进；又用补中益气汤倍用升麻数剂，重坠渐愈。（《疠疡机要·中卷》）

一老人坠马，腹作痛，以复元通气散，用童便调，进二服少愈；更以四物加柴胡、桃仁、红花，四剂而安。（《外科发挥·卷八》）

一男子，患腹痛，食热则痛甚，诸药不应。半年后，腹加肿胀，面色萎黄。诊其脉不洪滑，非痈也。询之，云：始于渴甚，俯饮涧水。予意其误吞水蛭而然。取河泥为丸，空心用水送下百丸，果下蛭而愈。（《外科心法·卷六》）

一男子脚心发热，作渴引饮。或用四物、连、柏、芩、知母之类，腹痛作呕，烦热大渴。此足三阴亏损，前药复伤脾胃也。先用六君加炮姜，数剂而脾胃醒；再用补中益气，加茯苓、半夏而脾胃健；乃以加减八味丸，兼服半载而愈。（《外科枢要·卷三》）

一男子小腹痛而坚硬，小便数，汗时出，脉迟紧。以大黄汤，一剂下瘀血合许，以薏苡仁汤四剂而安。(《外科发挥·卷四》)

一男子坠马，腹作痛，以桃仁承气汤加苏木、红花下之，顿愈；更以四物汤加天花粉、柴胡，二剂而愈。(《外科发挥·卷八》)

一儒者，小腹急痛，溏泄清冷，大便欲去不去。余谓此命门火衰而脾土虚寒也，用八味丸，月余而愈。向后饮食失宜，前症仍作，小腹重坠，此脾气下陷也，用补中益气汤而痊。(《明医杂著·卷之二》)

【注】《薛案辨疏》：大便欲去不去，大概皆以为气滞，欲用调气之品。明眼者，亦以为气陷，欲用升补之剂，不知有命门火衰，不能气化，故欲去而不去也。所以然者，因溏泄清冷也。若气滞者，则下利垢滞矣。若气陷者，则小腹重坠矣。故后闻前症复作，而小腹重坠，即云脾气下陷，而用补中益气矣。至于所谓脾肾虚寒，脾肾虚脱，寒与脱一字之异，而用药有不同处，实堪会心。盖寒则独温其肾，脱则专补其脾，如此治法，岂非毫厘之辨哉？如若不应者，总结上二症之词也。盖虚寒者，既当补命门之火，而虚脱者，不当补命门之火乎？要知脾肾为生化之源，至于虚寒而或虚脱矣，其补母以救子，何可缓耶？故言急也。

仪部李北川，仲夏患腹痛吐泻，两手足扪之则热，按之则冷，其脉轻诊则浮大，重诊则微细。余曰：此阴寒之症也。急服附子理中汤，不应仍服，至四剂而愈。(《明医杂著·卷之三》)

【注】《薛案辨疏》：凡夏月患腹痛吐泻，所谓霍乱也。未有不以平胃散清暑为至，当然每多内寒之症，而不能辨，得此辨法，真无遁情矣。至于服药不应，即云应矣。故仍服至四剂而愈，不然服附子理中汤而不当，即变症迭出矣。何能不应，此阴重故也。

仪部李北川常患腹痛，每治以补中益气加山栀即愈。一日因怒，肚腹作痛，胸胁作胀，呕吐不食，肝脉弦紧。此脾气虚弱，肝火所乘，仍用前汤吞左金丸，一服而愈。此面色黄中见青兼赤。(《内科摘要·卷上》)

【注】《薛案辨疏》：此案多见肝经症，而弦紧二脉又只在肝部，况面色虽黄中见青而兼赤者，岂非病重于肝，而轻于脾者乎？是当用加味逍遥散或茱、连治之，何以亦用补中益气乎？凡肚腹诸痛，皆属土木胜负所致，然须分在肝在脾及虚实寒热之不同。如只在肝者，独治其肝，从血分用药；及于脾者，兼治其脾；只在脾者，独治其脾，从气分用药；及于肝，兼治其肝。又中虚者补之，实者疏之，寒者温之，热者清之。总皆以肝脾之轻重为则也。而此案以肝重脾轻之症，治法独重于脾者，何也？盖治病当顾其常，所以北川常患腹痛，每治以补中益气加山栀即愈。是以知脾气虚弱，肝火所乘者，是其常也。一日因怒之后，则肝火烈炽，而脾气更虚弱矣，故仍用前汤，不过加左金丸，以重清肝火而已。用前汤者，顾其常加左金丸者，治其剧也。

有一患者，杖后服四物、红花、桃仁、大黄等剂，以逐瘀血，腹反痛，更服一剂痛益甚，按其腹不痛。余曰：此血虚也，故喜按而不痛，宜温补之剂。遂以归身、白术、参、芪、炙草二剂，痛即止。(《正体类要·上卷》)

一男子夏月入房，食冰果腹痛，余用附子理中汤而愈。有同患此者，不信，别用二陈、芩、连之类而死。(《内科摘要·卷下》)

壬午仲冬，金台一男子，腹痛，服干姜理中丸，即时口鼻出血，烦躁发狂，入井而死。(《外科心法·卷三》)

冬官朱省庵停食感寒而患疟，自用清脾、截疟二药，食后腹胀，时或作痛，服二陈、黄连、枳实之类，小腹重坠，腿足浮肿，加白术、山楂，吐食未化，谓余曰：何也？余曰：食后胀痛，乃脾虚不能克化也；小腹重坠，乃脾虚不能升举也；腿足浮肿，乃脾虚不能运行也；吐食不消，乃脾胃虚寒无火也。治以补中益气加吴萸、炮姜、木香、肉桂一剂，诸症顿退，饮食顿加，不数剂而痊。大凡停食之症，宜用六君、枳实、厚朴。若食已消而不愈，用六君子汤。若内伤外感，用藿香正气散，若内伤多而外感少，用人参养胃汤。若劳伤元气兼外感，用补中益气加川芎。若劳伤元气兼停食，补中益气加神曲、陈皮。若气恼兼食，用六君加香附、山栀。若咽酸或食后口酸，当节饮食。病作时，大热燥渴，以姜汤乘热饮之，此截疟之良法也。每见发时，饮啖生冷物者，病或少愈，多致脾虚胃损，往往不治。大抵内伤饮食者必恶食，外感风寒者不恶食。审系劳伤元气，虽有百症，但用补中益气汤，其病自愈。其属外感者，主以补养，佐以解散，其邪自退。若外邪既退，即补中益气以实其表。若邪去而不实其表，或过用发表，亏损脾胃，皆致绵延难治。凡此不问阴阳日夜所发，皆宜补中益气，此不截之截也。夫人以脾胃为主，未有脾胃实而患疟痢者，若专主发表攻里，降火导痰，是治其末而忘其本。前所云乃疟之大略，如不应，当分六经表里而治之。说见各方。(《内科摘要·卷上》)

一妇人，怀抱不舒，腹胀，少寐，饮食素少，痰涎上涌，月经频来。余曰：脾统血而主涎，此郁闷伤脾，不能摄血制涎归源。用补中益气、济生归脾，二汤而愈。(《明医杂著·卷之四》)

一男子食少胸满，手足逆冷，饮食畏寒，发热吐痰，时欲作呕，自用清气化痰及二陈、枳实之类，胸腹膨胀，呕吐痰食，小便淋漓，又用四苓、连、柏、知母、车前，小便不利，诸病益甚。余曰：此脾胃虚寒无火之症，故食入不消而反出，遂用八味

丸补火以生土，用补中益气加姜、桂培养中宫，生发阳气，寻愈。（《内科摘要·卷上》）

【注】《薛案辨疏》：此案初症即属脾胃虚寒，即当以补中益气加干姜以治之。或曰此初症似肝脾郁火，当用加味逍遥为是。余曰不然，诸症皆相似而作呕有辨。若郁火作呕，必多作酸苦，今不曰酸苦，则属脾胃虚寒也明矣。盖手足厥冷，饮食畏寒之症，非寒则热，非热即寒。寒者真病所现，热者反见之化，今既不是反见之化，即是真病所现耳。至于服伐脾之药而诸症变剧，理所宜然，以及小便淋沥何也？盖中气不足，小便因而失常，是二陈、枳实之伐其脾故也。又服寒肾之药，而诸症益甚，势所必然。以使小便不利何也？盖膀胱者，州都之官，气化则能出焉，是四物、芩、连、知、柏之寒其肾故也。是当曰此脾肾虚寒无火之症，何以云脾胃耶？盖以食入不消，而反出，为脾胃虚寒无火也，明矣。然虽以食入不消而反出，为脾胃虚寒无火之验，而用药则先八味，以补肾火，岂非温肾以及于膀胱，以气化其小便而能使之出者乎？盖此症以小便不利为急，故先八味以气化为主，若第云补火以生土，曷不先用补中益气加姜、桂以培养中宫之本脏不及，然后补本脏之母乎？此温补脾胃虚寒之法也。今先八味而后补中者，允属脾肾虚寒症。而先生只云脾胃者，盖初症只是脾胃虚寒，因误投寒肾之药而复现肾经无火之症。故曰脾胃虚寒无火，无火重矣，故先八味。

一小儿……至十七岁，饮食停滞，腹胀兼痛，自用枳壳散，肢体倦怠，噫气下气。余用六君、干姜、肉桂而愈。（《保婴撮要·卷十》）

一小儿十五岁……饮食过多，腹胀吞酸，服保和丸，热渴痰甚，用二陈、黄连、石膏之剂，大便不止，吃逆不食，手足并冷，

余用六君、附子，四剂稍愈，又以补中益气汤加附子及八味丸而遂安。（《保婴撮要·卷十》）

有一患者（指跌打损伤，编者注），腹胀呕吐眩晕，用柴胡、黄芩、山栀、紫苏、杏仁、枳壳、桔梗、川芎、当归、赤芍、红花、桃仁，四剂而定。后又出血过多，昏愦目黑，用十全大补等药而苏。时肌肉溃烂，脓水淋漓，筋挛骨痛。余切其脉浮而涩，沉而弱。此因气血耗损，不能养筋，筋虚不能束骨，遂用养气血之药，治之而愈。（《正体类要·上卷》）

徽州江商，常服二陈、枳实、黄连、青皮、厚朴，胸腹快利，后患腹胀，请治。脉已脱。余曰至暮必殁。已而果然。《内经》千言万语，只在人有胃气则生。又曰四时皆以胃气为本，凡脉促代，屋漏之类，或暴脱。余尝急用参、附等多有得生者。

疏曰：凡寒凉克伐之品，如二陈、枳实、芩、连、青皮、厚朴等。初服者不论虚实，无不快利，故病者喜服而医者喜用。不知未久，其病复剧，胃气已败。纵欲进补，末如之何矣？先生虽常云凡脉或暴脱者，急用参、附等药，多有得生者，而此案则常服寒凉克伐，其胃气所伤久矣，非暴也。故知用之亦无益，故不用也。（《薛案辨疏·卷下》）

一妇人小腹痞闷，小便不利，内热体倦懒食。此气血虚，而兼肝火，用八珍汤加柴、栀、胆草治之而安。（《外科枢要·卷三》）

一上舍饮食失宜，胸腹膨胀，嗳气吞酸，以自知医，用二陈、枳实、黄连、苍术、黄柏之类，前症益甚，更加足指肿痛，指缝出水，余用补中益气加茯苓、半夏，治之而愈。若腿足浮肿或焮肿，寒热呕吐，亦用前药。（《内科摘要·卷上》）

【注】《薛案辨疏》：前症初起未尝非脾胃湿热所致，用药亦不

过如是。何至于益甚耶？要知其人必脾胃原素弱而更加以饮食失节者耳。自用二陈等类，复伤其脾胃之元气，以致足指肿痛，指缝出水，此脾气更虚而湿气随之下陷也。此补中益气所以升补元气，而茯苓、半夏所以燥渗其湿气而即愈也。足以见脾胃素弱之人，即在初起，即有邪气，亦不可纯用寒凉克伐之品也。

◆腹内冷

罗工部仲夏，腹恶寒而外恶热，鼻吸气而腹觉冷，体畏风而恶寒，脉大而虚微，每次进热粥瓯许，必兼食生姜瓯许，若粥离火食，腹内即冷。余曰：热之不热，是无火也。当用八味丸壮火之源以消阴翳，彼反服四物、玄参之类而殁。(《内科摘要·卷上》)

【注】《薛案辨疏》：此案症属虚寒明甚。何反服四物、元参寒凉之剂耶？岂以仲夏而然乎？岂以外恶热而然乎？脉之大而然乎？独不顾寒症种种，不一而足。至于进粥不可离火，必兼食姜瓯许，非虚寒所彰著者乎？然此虚寒也，明理人论治必用参、术、姜、桂等温补脾胃之气而已，今用粥必兼食姜，每次必瓯许，以此大辛热之物，食之久且多，虚或未回，其寒必退而热必至，何至略无少减耶？要知姜能入脾胃，脾胃既能受热，而热不至，即温补之亦必无益，不得不转而问诸火源。夫火之源不至脾胃，而在于肾水之中，所谓先天命门真火是也，凡寒症而用诸热药而不热者，是无真火故耳。欲补其火，须向肾水中补之，此八味丸所以用六味补水之剂，加桂、附之品则后天之土直从，先天之火而生矣。

◆泄泻

光禄柴黼庵，喜饮，泄泻腹胀，吐痰作呕，口干，此脾胃之气虚，先用六君加神曲，痰呕已止，再用补中益气加茯苓、半夏，泻胀亦愈。此症若湿热壅滞，当用葛花解酲汤分消其湿，湿既去而泻未已，须用六君加神曲实脾土化酒积。然虽为酒而作，实因脾土虚弱，不可专主湿热。(《内科摘要·卷上》)

【注】《薛案辨疏》：湿热之症，未有不因脾胃虚弱而成者。脾胃不虚，湿热不积，但当分脾胃之虚与湿热，孰轻孰重。如脾胃已虚，而湿热不盛，则以补为主；若湿热甚，而脾胃未虚，则以清湿热为主；若脾胃既虚，而湿热又甚，则补与清兼用之，又当分孰轻孰重。如湿重而热轻，则祛湿为主，虚者兼补其气；若热重而湿轻则清热为主，虚者兼养其阴。大概在气分者，多成泄泻；在血分者，多成痢疾；在经者，多生于筋脉；在腑者，多生于肠胃。在筋脉者，多属厥阴；在肠胃者，多属阳明。然肠胃固属阳明，而筋脉未始不属阳明也。故湿热之症，多责于阳明。而凡病之属阳明湿热者，十居六七，不特酒积而已。

光禄杨立之，元气素弱，饮食难化，泄泻不已，小便短少，洒淅恶寒，体重节痛。余以为脾肺虚，用升阳益胃汤而痊。大凡泄泻，服分利调补等剂不应者，此肝木郁于脾土，必用升阳益胃之剂，庶能保生。(《明医杂著·卷之一》)

【注】《薛案辨疏》：此案洒淅恶寒，是肺经症。然亦有肝木抑郁之象，故用升阳益胃汤，既以补肺为主，而兼有升木祛湿之品，在内为恰当也。及观凡泄泻之不应，方知升阳益胃之妙，盖泄泻症未有不是肝木郁于脾土也。亦未有不是脾胃受湿也。

沈大尹，每五更即泄。余以为肾泄，用五味子散数服而愈。后不慎起居，不节饮食，其泄复作，日夜无度，畏寒，饮食且难消化，肌体日瘦。余曰：乃变火衰之症也。遂与八味丸，泻止，食进。(《明医杂著·卷之一》)

【注】《薛案辨疏》：五更泄泻，原属肾火衰症，故当用二神、四神治之。虽然亦有属肾水虚者，更有属肝木乘脾土者，须以脉症参之，至后变火衰之症，用八味丸，泻止食进是属肾阴虚而火衰者宜之。若肾阳虚而火衰者，宜用二神、四神，若用八味，所谓生柴湿炭，不能发火，徒滋其湿也。而能辨之者，只在燥湿之分耳。

侍御沈东江之内，停食腹痛作泻，以六君加木香、炮姜而愈。后复作，传为肾泄，用四神丸而安。（《校注妇人良方·卷八》）

吴江史玄年母，素有血疾，殆将二纪，平居泄泻，饮食少思，面黄中满，夏月尤甚，治血之药，无虑数百剂，未尝少减。余以为脾肾虚损，用补中益气汤送二神丸，复用十全大补汤煎送前丸，食进便实，病势顿退。若泥中满忌参、术，痰痞忌熟地，便泄忌当归，皆致误事。（《校注妇人良方·卷八》）

一产妇泻痢年余，形体骨立，内热晡热，自汗盗汗，口舌糜烂，日吐痰三碗许，脉洪大，重按全无。此命门火衰，脾土虚寒而假热，然痰者乃脾虚不能统摄归源也，用八味丸补火以生土，用补中益气汤兼补肺金而脾胃健。（《女科撮要·卷下》）

一妇人年逾五十，不食夜饭，五更作泻，二十年矣。后患痢，午前用香连丸，午后用二神丸，各二服而痢止。又用二神丸数服，而食夜饭，不月而形体如故。（《校注妇人良方·卷八》）

一儒者，季夏患泄泻，腹中作痛，饮食无味，肢体倦怠。余用补中益气汤、八味地黄丸，月余而痊。后彼云：每秋间必患痢，今则无恙何也？余曰：此闭藏之月，不远帏幕，妄泄真阳而然。前药善能补真火，火能生土，脾气生旺而免患也。（《明医杂著·卷之一》）

【注】《薛案辨疏》：夏季长夏也，正为土旺之时，当其旺时而

患泄泻之症，其土之虚也可知。土既虚，木必克之，斯腹中作痛之所由来也。故既用补中益气以升提之，使必克土者不克。复用八味丸以温补之，使不生者必生。则土既去，其仇更得所助，无怪每秋患痢之症愈也。然余因有所悟焉，每秋患痢，世人皆谓有宿积于肠胃之隐僻处，故至其时而发。当用逐攻之药，以蜡匮服之。不知原有出于闭藏之令不远房帏，妄泄真阳而然耶。其所用药，亦以补中、八味治之，岂必以攻逐去积为主治哉。

一儒者善饮，便滑溺涩，食减胸满，腿足渐肿，症属脾肾虚寒，用加减金匮肾气丸，食进肿消，更用八味丸，胃强脾健而愈。(《内科摘要·卷上》)

【注】《薛案辨疏》：以善饮之人患此诸症，未始非湿热所为，便滑溺涩，腿肿，湿热下流者有之。何以知其为脾肾虚寒耶？意其人必脉微面惨，体倦神疲，足冷畏寒，食少倦卧者也。此善饮之湿热，所以不化者，良由脾土之虚，而不能运也。脾土虚至于溺涩，腿肿，良由肾火之衰，而不能气化也。斯时徒从脾经升补无益，故必用肾气丸与八味丸以益火生土，则肾得气化，而脾得运行，斯湿热得去矣。夫肾气丸治火虚水肿之方，八味丸治肾虚火衰之方，未尝可治酒客湿热症之方。不知治病，但论本源，初不可以善饮之故，而谓其不宜，于温热之药也。

一上舍每至夏秋，非停食作泻，必疟痢霍乱，遇劳吐痰，头眩体倦，发热恶寒，用四物、二陈、芩、连、枳实、山栀之类，患疟服止截之药，前症益甚，时或遍身如芒刺然。余以补中益气加茯苓、半夏，内参、芪各用三钱，归、术各二钱，十余剂少愈。若间断其药，诸病仍至，连服三十余剂痊愈。又服还少丹半载，形体充实。(《内科摘要·卷上》)

一小儿十五岁，已近女色，患此（指泄泻，编者注），服十宜散，久不愈。余谓：当大补元气。不信，致恶寒发热，或作渴唾痰，或头目眩晕，或手足发热，后大小便牵痛，形体骨立。余谓：此精血未满而亏损所致。用补中益气汤、加减八味丸，日以人参二两煎汤代茶，三月余而愈。（《保婴撮要·卷十五》）

一羽士（道士的别称，编者注）停食泄泻，自用四苓、黄连、枳实、曲蘖益甚。余曰：此脾肾泄也，当用六君加姜、桂送四神丸。不信，又用沉香化气丸一服，卧床不食，咳则粪出，几到危殆，终践余言而愈。盖化气之剂峻厉猛烈，无经不伤，无脏不损，岂宜轻服。（《内科摘要·卷上》）

【注】《薛案辨疏》：停食作泻，不过消食止泻，及利小便而已，即用前药益甚，亦不过健脾补气，或用升提而已。何以即断为脾肾泻而即当温补脾经，兼温补肾经之剂耶？要知停食作泻，宜用前药，宜而用之不宜，即为脾肾泻也。不必定五更侵晨，方为脾肾泻也。然必有虚寒脉症可凭，未可臆度也。至于咳则粪出，余按《内经》有五脏之久咳，乃移于六腑之说。其曰：肺咳不已，则大肠受之，大肠咳状，咳而遗矢，其曰肾咳，不已则膀胱受之，膀胱咳状，咳而遗溺。而治法则肺咳用麻黄附子细辛汤，膀胱咳用茯苓甘草汤云云。此皆仲景之方，从伤寒例用药也。不然以肺脏之咳，当补肺气，何敢用麻黄乎？肾脏之咳，当补肾阴，何敢用茯苓甘草汤乎？故余以为遗矢遗溺之咳，属脏腑虚损者正多。要知咳而遗矢，虽云大肠受之，而肺与大肠为表里，肺气虚，则大肠之气不固，故咳而遗矢也。法当大补肺气为主。不必专问大肠。即如膀胱之咳，而遗溺，亦由肾气大虚之故，法当峻补肾气为主，又何问膀胱也？而余又以为肾主二便，咳而至于或遗溺或遗矢，皆属肾气虚所致。法当专主补肾，故先生既用六君，即兼送四神丸，其理自可见也。

宪副屠九峰，先泻而口渴，尺脉数而无力，恪用解酒毒、利小便之剂，不应。余曰：此肾阴亏损，虚火炽盛，宜急壮水之主，不然必发疽而不能收敛也。不信，别服降火化痰之剂，果患疽而殁。(《明医杂著·卷之二》)

一小儿十五岁……因功课劳神，饮食失节，或时复泻。余谓：胃气未复，仍用前药（指补中益气汤与六君子汤，编者注）。不信，另服消导之药，泄泻不止而殁。夫胃气和平，饮食入胃，精气则输于脾土，归于肺，行于百脉，而成荣卫。若饮食一伤，起居不时，损其胃气，则上升精华之气，反下降而飧泄，非升阳补气，决不能愈。(《保婴撮要·卷十五》)

侍御徐南湖子室，泻属肾经，不信余言，专主渗泄，以致不起。(《校注妇人良方·卷八九》)

◆便秘

佥宪高如斋，素唾痰，服下痰药，痰去甚多，大便秘结，小便频数，头晕眼花，尺脉浮大，按之如无。余谓肾家不能纳气归源，前药复耗金水而甚。用加减八味丸料煎服而愈。(《明医杂著·卷之四》)

儒者王录之，素痰甚，导吐之后，大便燥结、头晕、眼花等症，尺脉浮大，按之则涩。此肾气虚而兼血虚也。四物送六味丸，四剂诸症悉退，仍用前丸月余而康。(《明医杂著·卷之四》)

【注】《薛案辨疏》：导吐之法，须合宜而用，不可妄投也。如垢结肠胃，津液枯涸，阻塞隧道，脉反不出，导之则生；若神怯气弱，形体难支，尺寸空虚，虽有阻滞，导之则死。如暴食满胃，难出贲门，路狭难攻，不能达下，吐之则生；若久病致伤胃气，运补犹不足，虽有暴食，吐之则死。故导吐之宜与不宜，死生反

掌，立斋常言不可导。仲景所云不可吐者良有以也。盖误吐则伤胃气，误导则伤肾阴，此案既云导吐而变症，法当补阴兼补气，而何以只用补阴耶？曰以症而论，则大便燥结、头眩眼花者，阴虚也；以脉而论，则尺脉浮大，按之则涩者，阴虚也。故只补阴而已。然尺脉属阴，何以更云兼血虚耶？曰尺脉浮大是阴虚，按之则涩是血虚，盖涩脉原属血虚。若云尺脉浮大，按之无力或按微细，则纯乎阴虚，而不必兼四物汤矣。

一富商饮食起居失宜，大便干结，常服润肠等丸，后胸腹不利，饮食不甘，口干体倦，发热吐痰，服二陈、黄连之类，前症益甚，小便滴沥，大便泄泻，腹胀少食，服五苓、瞿麦之类，小便不通，体肿喘嗽，用金匮肾气丸、补中益气汤而愈。（《内科摘要·卷下》）

【注】《薛案辨疏》：此案饮食起居失宜，致大便干结，其津血少为多，润肠丸虽有养血之品，而克伐攻下者十居七八，宜乎？虚秘叠见，多属脾肾也。大概腹胀而至大便湿泻，小便不通，饮食减少者，法当不出二方为要。盖腹胀原属不能运化之象，而运化之机则在脾肺，生化之机，则在命门故也。然亦因虚立法如此，而腹胀之症，尽多实热、燥热、郁热等情，未可以此法为定例也。

一老妇大便欲去而难去，又不坚实，腹内或如故，或作胀，两关尺脉浮大。余以为肠胃气血虚弱，每服十全大补汤加肉苁蓉，去后始快。若间二三日不服，腹内仍胀，大便仍难。（《校注妇人良方·卷八》）

一老儒素有风热，饮食如常，大便十七日不通，肚腹不胀，两尺脉洪大而虚，此阴火内烁津液，用六味丸二十余剂，到三十二日始欲去，用猪胆润而利如常。（《内科摘要·卷下》）

【注】《薛案辨疏》：凡大便不通者，须问小腹内急迫欲去否，

欲去不能去之，不然虽半月一月不可去也。经云北方色黑入通于肾，开窍于二阴，故凡见年高色苍黑之人，每多便难症。此是肾阴虚竭之故，惟大补肾阴，少佐辛润之品，不厌频服，任其自通，方无他变。余常见年老虚脱人，大便久秘，颇亦无害，若峻药通之，未有不随毙也。如此案儒而云老，其肾自虚，风热素有，其水自涸，由是而大便不通，固已当知其不宜速去矣。而况饮食如常，无他症也。肚腹不胀，无急迫也，合之于脉，而两尺洪大而虚，此又肾水虚涸之明验，虽曰阴火，但补其水而火自退也。惟伤寒外邪传里作结，而大便秘者，宜速去，然亦当看其人气血虚实，为变通也。

一男子年五十余，因怒少食，大便不利，服润肠丸，大便秘结，胸胁作痛，欲兼服脾约丸，肝脾肾脉浮而涩。余曰：此足三阴精血亏损之症也。东垣先生云：若人胃强脾弱，约束津液不得四布，但输膀胱，小便数而大便难者，用脾约丸。若人阴血枯槁，内火燔灼，肺金受邪，土受木伤，脾肺失传，大便秘而小便数者，用润肠丸。今滋其化源，则大便自调矣。如法果验。（《内科摘要·卷下》）

【注】《薛案辨疏》：此案因怒少食，大便当泄泻，今反云不利，服润肠丸，大便当通利，今反云大便结。乃观其脉，曰肝脾肾浮而涩，先生不曰三阴亏损，而曰三阴精血亏损，盖三阴之精血亏损也，故因怒少食，大便不泄泻而反不利；三阴之精血亏损也，故服润肠丸，大便不通而反秘结。夫精血非水也，非气也，水与气属无形之源，精与血属有形之物，虽同而实异也。故凡脉见浮洪，重按无力或洪劲，重按不足者，是皆水与气之伤损，则先生直曰三阴亏损而已。浮而涩，因是血枯精竭之象也。然治法亦不过曰滋其化源。则又虽殊而实同也。盖精固，气之所化；血固，

水之同源。无形而生有形，理固如此也。

一儒者大便素结，服搜风顺气丸胸膈不利，饮食善消，面带阳色，左关尺脉洪而虚。余曰：此足三阴虚也。彼恃知医不信，乃取润肠丸，大便不实，肢体倦怠。余与补中益气、六味地黄，月余而验，年许而安。若脾肺气虚者，用补中益气汤。若脾经郁结者，用加味归脾汤。若气血虚者，用八珍汤加肉苁蓉。若脾经津液涸者，用六味丸。若发热作渴饮冷者，用竹叶黄芪汤。若燥在直肠，用猪胆汁导之。若肝胆邪侮脾者，用小柴胡。亦有热燥风燥、阳结阴结者，当审其因而治之。若复伤胃气，多成败症。（《内科摘要·卷下》）

【注】《薛案辨疏》：大便结者，法当润之攻之。然须看病从何来，如从外邪传里作结，或从热症干燥作结，其中有物，固宜用润攻之法。且有气血虚，虽有物不任润攻者，亦当于养气血之中，加润攻之品以出之。而此案云大便素结，不言病症所从来，则知非外邪传里所结，亦非热症干燥所结。而其所以素结者，岂非大便属水，水虚而大便为之素结耶？搜风顺气之品，既燥且耗，致脾土亦虚矣。既燥且耗，不特水土虚，而肝为血藏，血亏而木亦虚矣。况症见胸膈不利，肝虚之明验；饮食不消，脾虚之明验；面带阳色，肾虚之明验；而脉现左关尺洪而虚者，岂非足三阴虚症乎？三阴既虚，而复用润肠丸，更伤脾气，所以大便不实，肢体倦怠也。夫脾气既衰，当先补气。故先用补中兼用六味，然至月余而验，年许而安甚矣。大便之不可轻易润也，而况攻乎？至所论阳结阴结，按仲景云脉有阳结阴结者，何以升之？曰其脉浮而数，能食不大便者，此为实，名曰阳结，期十七日当剧。其脉沉而迟，不能食，身体重，大便反硬，名曰阴结，期十四日当剧。东垣云阳结者散之，阴结者热之，所云虚秘冷秘即阴结也，所云

实秘热秘即阳结也。

一小儿十五岁……大便结燥，用通幽汤为主，佐以八珍汤之类，两月余渐愈。彼欲速效，另服碑记黑丸子，通而不止，虚症并臻。余仍用前法，半载而愈。(《保婴撮要·卷十五》)

◆二便不通

一男子不时患疙瘩，瘙痒成疮，治愈……后饮烧酒起赤晕，二便不通，口舌生疮，热渴不安，用防风通圣散，二便遍利，但口干体倦，饮食不入，用七味白术散去木香，四剂而安。(《疠疡机要·中卷》)

◆痢疾

祠部李宜散，患血痢，胸腹膨胀，大便欲去不去，肢体殊倦。余以为脾气虚弱，不能摄血归源，用补中益气汤加茯苓、半夏，治之渐愈。后因怒，前症复作，左关脉弦浮，按之微弱，此肝气虚不能藏血，用六味丸治之而愈。(《明医杂著·卷之二》)

崔司空年逾六旬，患痢赤白，里急后重，此湿热壅滞，用芍药汤内加大黄二钱，一剂减半，又剂痊愈，惟急重未止。此脾气下陷，用补中益气送香连丸而愈。(《内科摘要·卷上》)

【注】《薛案辨疏》：年逾六旬，元气之虚，可知敢用大黄者，偶因湿热独盛故耳。嗣后急重未止，即易补中，岂非本来之虚即现乎？不然则急重之未止，未必非湿热之余气也。余读此书，而得治法之妙，盖元气虽虚，而邪正气盛之时，不得不用推荡之法，及邪气已退，而元气未复之时，不妨即用补益之法，攻补迭用，捷如转丸，大黄之后，即继参、芪，不特世眼有疑医者亦多惑矣。

地官胡成甫之内，妊娠久痢，自用消导理气之剂，腹内重坠，胎气不安。又用阿胶、艾叶之类，不应。余曰：腹重坠下，元气虚也；胎动不安，内热盛也。遂用补中益气而安，又用六君子汤全愈。《校注妇人良方·卷十三》

判官汪天锡年六十余患痢，腹痛后重，热渴引冷，饮食不进，用芍药汤内加大黄一两，四剂稍应，仍用前药，大黄减半，数剂而愈。此等元气百无一二。(《内科摘要·卷上》)

少宗伯顾东江停食患痢，腹痛下坠，或用疏导之剂，两足胀肿，食少体倦，烦热作渴，脉洪数，按之微细。余以六君加姜、桂各二钱，吴茱、五味各一钱，煎熟冷服之，即睡觉，而诸症顿退，再剂全退。此假热而治以假寒也。(《内科摘要·卷上》)

【注】《薛案辨疏》：此案以初症而论，固当用疏导之剂，及用之而两足肿胀等症现。是亦脾虚元气下陷症耳。况烦热作渴，安知其非虚而发热乎？以寻常而论，当用补中益气加麦冬、五味治之，其如脉得洪数，按之微细，乃假热之症何也？余然后知假热之不可升提也。余然后知假热之不可兼清润也。盖假热外现，内必真寒。升提之，而假热愈假；清润之，而真寒更真矣。然余观补中益气治法，有口干发热及脉洪大无力之句。较之此症，似亦可用，殊不知口干发热也。非烦热作渴也，洪大无力也，非洪数，按之微细也。夫口干发热与洪大无力，内外皆虚热也。烦热作渴，与洪数按之微细，实虚阳上泛矣。故不可从补中，而从六君也。不可从清补，而从温补也。

大方世家湖乡，离群索居。山妻赵氏……秋初，复患痢，又服金匮肾气丸料加参、芪、归、术、黄连、吴茱、木香，痢遂止，但觉后重，又用补中益气加木香、黄连、吴茱、五味，数剂而痊愈。大方自分寒素，命亦蹇剥，山妻抱病沉痼，本难调摄，苟非先生救援，填壑未免，今不肖奔走衣食于外，而可无内顾之忧矣。

然则先生之仁庇，固不肖全家之福，亦不肖全家之感也。斯言也，当置之座右，以为子孙世诵之。不肖尝侍先生之侧，检阅医案，始知山妻奏效巅末，遂秉书纪二丸药之圣，且彰先生用药之神万一云。吴门晚学生沈大方履文再拜顿首谨书。（《内科摘要·卷下》）

【注】《薛案辨疏》：至秋患痢，既已时移病变矣，仍用前药，其顾本之针线为何如哉？且能照管本病，加香、连、吴茱、味子等标本兼顾，法更可佳，因后重即易补中益气，此又见转换之灵妙为升降要法，加香、连原于痢也，加参、芪等顾本也，读此可用药之法，拈来即是也。

司马王荆山，患痢后重，服枳壳、槟榔之类，后重益甚，食少，腹痛。余以为脾胃伤而虚寒也，用六君、木香、炮姜而愈。（《明医杂著·卷之二》）

廷评曲汝为食后入房，翌午腹痛，去后似痢非痢，次日下皆脓血，烦热作渴，神思昏倦，用四神丸一服顿减；又用八味丸料加五味、吴茱、骨脂、肉蔻，二剂痊愈。（《内科摘要·卷上》）

先母年八十，仲夏患痢，腹痛作呕不食，热渴引汤，手按腹痛稍止，脉鼓指而有力，真气虚而邪气实也。急用人参五钱，白术、茯苓各三钱，陈皮、升麻、附子、炙草各一钱，服之，睡觉索食，脉症顿退，再剂而安。（《内科摘要·卷上》）

一妇人五月患痢，日夜无度，小腹坠痛，发热恶寒，用六君子汤送香连丸，二服渐愈；仍以前汤送四神丸，四服痊愈。（《女科撮要·卷下》）

一老妇食后，因怒患痢，里急后重，属脾气下陷，与大剂六君加附子、肉蔻、煨木香各一钱，吴茱五分，骨脂、五味各一钱五分，二剂诸症悉退，惟小腹胀满。此肝气滞于脾也，与调中益

气加附子、木香五分，四剂而愈。（《内科摘要·卷上》）

一老人患痢，骤用湿药，致大肠经分作痛。此湿毒流于隧道而然，以四物汤加桃仁、酒黄芩、红花、升麻、枳壳、陈皮、甘草，治之渐愈。因年高胃弱，竟致不起。（《外科心法·卷五》）

一老人素以酒乳同饮，去后似痢非痢，胸膈不宽，用痰痢等药不效。余思《本草》云：酒不与乳同饮，为得酸则凝结，得苦则行散。遂以茶茗为丸，时用清茶送三五十丸，不数服而瘥。（《内科摘要·卷上》）

一男子里急后重，下脓胀痛。此脾气下陷，用排脓散、蜡矾丸而愈。（《外科枢要·卷二》）

一上舍患痢后重，自知医，用芍药汤，后重益甚，饮食少思，腹寒肢冷，余以为脾胃亏损，用六君加木香、炮姜，二剂而愈。（《内科摘要·卷上》）

又一患者（指患痢疾，编者注），亦用涩剂，环跳穴作痛。予与前药（指四物汤加桃仁、酒黄芩、红花、升麻、枳壳、陈皮、甘草、当归、熟地黄各二钱，芍药、川芎各一钱。编者注），去升麻、陈皮、甘草，加苍术、黄柏、柴胡、青皮、生姜，十余剂稍可。更刺委中，出黑血而愈。如手蘸热水，拍腿上有泡起，去血亦可。不若刺穴，尤速效也。（《外科心法·卷五》）

一妇人食鱼腹痛患痢，诸药不应，用陈皮、白术等分为末，以陈皮汤送下，数服而愈。（《校注妇人良方·卷二十一》）

◆胁痛（胁胀）

尝治陈湖一男子，患伤寒，仰卧一月，且耳聋。余意其病尚在少阳，故胁痛不能转侧及耳聋也。与小柴胡汤加山栀，一剂即能转侧。尾闾处内溃皆蛆，耳亦有闻。盖少阳属风木，而风木能

生虫也，其在少阳明矣。（《明医杂著·卷之一》）

内翰李蒲汀太夫人，左胁内作痛，牵引胸前。此肝气不和，尚未成疮。用小柴胡汤，加青皮、枳壳，四剂少可，再加芎、归治之而愈。（《外科心法·卷四》）

一妇人……口苦胁痛，小便淋漓，复用前药（指小柴胡汤，编者注）加栀子、黄连，全愈。（《校注妇人良方·卷四》）

一妇人胁下作痛，色赤寒热，用小柴胡汤加山栀、川芎，以清肝火而愈。但经行之后，患处作痛，用八珍汤，以补气血而安。若肝胆二经，血燥气逆所致，当用小柴胡汤加山栀、胆草、芎、归主之。若久而脾胃虚弱，用补中益气为主。若兼气郁伤脾而患，间以归脾汤。若朝凉暮热，饮食少思，须以逍遥散为主。（《外科枢要·卷一》）

一妇人性急，吐血发热，两胁胀痛，日晡益甚，此怒气伤肝，气血俱虚也。朝用逍遥散，倍加炒黑山栀、黄柏、贝母、桔梗、麦门冬，夕以归脾汤送地黄丸而愈。（《校注妇人良方·卷七》）

一妇人因怒，胁下肿痛，胸膈不利，脉息沉滞。此荣气郁遏而为肿，用方脉流气饮数剂少愈。以小柴胡对二陈加青皮、桔梗、贝母，数剂顿退，更以小柴胡对四物，二十余剂而痊。（《校注妇人良方·卷二十四》）

一男子房劳兼怒，风府胀闷，两胁胀痛，余作色欲损肾，怒气伤肝，用六味地黄丸加柴胡、当归，一剂而安。

【注】《薛案辨疏》：左胁痛者，肝经受邪也。右胁痛者，肝邪入肺也。两胁俱痛者，肝火实而木气盛也。此案云两胁胀痛，且因怒而致，似宜作肝气有余治之。虽风府属在肺经，胀闷则亦肝邪入肺之意，似未可遽投补剂，然先云房劳，次云兼怒，则肾水损于前，肝木伤于后，不得不用肝肾同补之法。赵养葵有六味加

柴胡、白芍之方，今去芍而加当归，盖白芍因肝火之盛，当归因肝血之虚，一味之出入，各有妙用，非细心者，不能处此。（《内科摘要·卷下》）

一男子因怒胁下作痛，以小柴胡汤对四物，加青皮、桔梗、枳壳治之而愈。（《外科发挥·卷五》）

一男子坠马，两胁作痛，以复元活血汤，二剂顿止；更以小柴胡汤加当归、桃仁，二剂而安。（《外科发挥·卷八》）

一小儿……诊其乳母，左关脉弦数，左胁作痛，遇劳则遍身瘙痒，遇怒则小便不利。此因肝经血虚，郁火所致也，先用小柴胡汤加山栀、牡丹皮，诸症顿退，又用加味逍遥散，与其子并痊。（《保婴撮要·卷六》）

一妇人……后因怒，两胁胀痛，中脘作酸，用四君汤送左金丸渐安，仍用六君子汤送越鞠丸而痊。（《校注妇人良方·卷六》）

一男子跌仆，皮肤不破，两胁作胀，发热口干自汗，类风证。令先饮童便一瓯，烦渴顿止；随进复元活血汤，倍用柴胡、青皮一剂，胀痛悉愈，再剂而安。《发明》（指《医学发明》，编者注）经云：夫从高坠下，恶血流于内，不分十二经络，圣人俱作风中肝经，留于胁下，以中风疗之。血者皆肝之所主，恶血必归于肝，不问何经之伤，必留于胁下，盖肝主血故也。痛甚则必有自汗，但人汗出，皆为风证。诸痛皆属于肝木，况败血凝滞，从其所属入于肝也。从高坠下，逆其所行之血气，非肝而何？以破血行经药治之。（《外科发挥·卷八》）

一妇人善怒……又因怒，胁乳作胀，肚腹作痛，呕吐酸涎，饮食不入，小水不利。此怒动肝木而克脾土，用补中益气加川芎、芍药而愈。（《口齿类要·茧唇》）

丝客姚荃者，素郁怒，年近六十，脾胃不健，服香燥行气，饮食少思，两胁胀闷；服行气破血，饮食不入，右胁胀痛，喜用手按，彼疑为隔气痰饮内伤。余曰：乃肝木克脾土，而脾土不能生肺金也。若内有瘀血，虽单衣亦不敢着肉。用滋化源之药四剂，诸症顿退。彼以为愈，余曰：火令在迩，当补脾土以保肺金。彼不信，后复作，另用痰火之剂益甚，求治。左关右寸滑数，此肺内溃矣。仍不信，乃服前药，果吐秽脓而殁。（《内科摘要·卷上》）

一妇……因患怒，胁胀不食，吐痰恶心，用半夏茯苓汤加柴胡、山栀而愈。（《校注妇人良方·卷十二》）

靳阁老夫人，先胸胁胀痛，后四肢不收，自汗如水，小便自遗，大便不实，口紧目瞤，饮食颇进，十余日矣。或以为中脏，公甚忧。余曰：非也。若风既中脏，真气既脱，恶症既见，祸在反掌，焉能延之？乃候其色，面目俱赤，而面或青。诊其脉，左三部洪数，惟肝尤甚。余曰：胸乳胀痛，肝经血虚，肝气否塞也。四肢不收，肝经血虚，不能养筋也。自汗不止，肝经风热，津液妄泄也。小便自遗，肝经热甚，阴挺失职也。大便不实，肝木炽盛，克脾土也。遂用犀角散四剂，诸症顿愈。又用加味逍遥散，调理而安。（《校注妇人良方·卷三》）

昆庠马进伯母，左胛连胁作痛，遣人索治。余意此郁怒伤肝脾，用六君加桔梗、枳壳、柴胡、升麻。彼别用疮药，益甚，始请治。其脉右关弦长，按之软弱，左关弦洪，按之涩滞，乃脾土不及，肝木太过，因饮食之毒，七情之火也。遂用前药四剂，脉症悉退，再加芎、归全愈。此等症，误用行气败毒，破血导痰，以致不起者多矣。（《外科枢要·卷一》）

一妇人胸胁作痛，内热晡热，月经不调。余谓郁怒伤损肝脾，朝用归脾汤以解郁结、生脾气，夕用加味逍遥散以生肝血、清肝

火，半载而愈。(《校注妇人良方·卷五》)

一孀妇胸胁胀痛，内热晡热，月经不调，肢体酸麻，不时吐痰。或用清气化痰药，喉间不利，白带腹胀。又和清热理气药，胸膈不宽，肢体时麻。余曰：此本郁怒伤肝脾，前药伤甚耳。朝用归脾汤以解郁结生脾气，夕用加味逍遥散以生肝血清肝火，百余剂而愈。后因怒肢体复麻，用补中益气加山栀、茯苓、半夏而痊。后复怒病再作，月经如注，脉浮洪而数。此肝火伤脾，不能摄血所致也。用六君、芎、归、炮姜，一剂而血止；再补中益气加炮姜、茯苓、半夏，四剂而胃苏；更用归脾汤、逍遥散，调理而痊。(《校注妇人良方·卷三》)

◆口苦

一妇人口苦胁胀，此肝火之症也，用小柴胡加山栀、黄连少愈，更以四君子加芍药、当归、柴胡，调补脾胃而瘥。(《校注妇人良方·卷二十四》)

一妇人每怒口苦，发热晡甚，以小柴胡合四物二剂，更以四物加柴胡、白术、茯苓、丹皮而愈。(《口齿类要·口疮》)

一妇人每怒则口苦兼辣，头痛胁胀，乳内刺痛，此肝肺之火，用小柴胡加山栀、青皮、芍、归、桑皮而安。(《口齿类要·口疮》)

一儒者口苦而辣，此肺肝火症，先以小柴胡加山栀、胆草、茯苓、桑皮而渐愈，更以六君加山栀、芍药而痊瘥。若口苦胁胀，小便淋沥，此亦肝经之病，用六味丸以滋化源。(《口齿类要·口疮》)

◆黄疸

大司徒李浦汀南吏部少宰，时患黄疸，当用淡渗之剂，公尚无嗣，犹豫不决。余曰：有是病而用是药，以茵陈五苓散加芩、连、山栀二剂而愈。至辛卯得子，公执余手而笑曰：医方犹公案也，设君避毁誉喘残，安得享余年而遂付托之望哉？由是礼遇益厚。(《内科摘要·卷下》)

【注】《薛案辨疏》：此案又见别集，向时湿热泄泻，因未生子，惑于人言，淡渗之剂能泻肾，因服参、芪之药，后变为黄疸，小便不利，胸腹满胀云云。此是湿热为患，固非渗淡之药不治。若以脾虚所致，则应补气为先。而此案本无虚象，故服参、芪而变黄疸也。先生直以淡渗之品除之，所谓有是病即是用药，孰谓先生好补者哉！

应天王治中遍身发黄，妄言如狂，苦于胸痛，手不可近，此中焦蓄血为患，用桃仁承气汤一剂，下痰血而愈。(《内科摘要·卷下》)

【注】《薛案辨疏》：遍身发黄，不必属瘀血也。因妄言如狂，胸痛手不可近，故知为蓄血也。妄言如狂，不必属蓄血也。因遍身发黄，故知为蓄血也。蓄血不必属中焦也，因胸痛，故知为中焦蓄血也。

◆积聚（癥瘕）

黄恭人，腹内一块，不时作痛，痛则人事不知，良久方苏，诸药不应。诊其脉沉细，则非疮毒。刘河间云：失笑散治疝气，及妇人血气痛欲死，并效。与一服，痛去六七，再而平。此药治产后心痛、腹绞痛及儿枕痛，尤妙。(《外科心法·卷六》)

一妇人内热作渴，饮食少思，腹内近左初如鸡卵，渐大四寸许，经水三月一至，肢体消瘦，齿颊似疮，脉洪数而虚，左关尤甚。此肝脾郁结之症，外贴阿魏膏，午前用补中益气汤，午后以加味归脾汤。两月许，肝火少退，脾土少健，仍与前汤送六味地黄丸，午后又用逍遥散送归脾丸。又月余，日用芦荟丸二服，空心以逍遥散下，日晡以归脾汤下。喜其谨疾，调理年余而愈。（《女科撮要·卷上》）

一妇人小腹胀痛而有块，脉芤而涩。此瘀血为患也，以四物加玄胡索、红花、桃仁、牛膝、木香，二剂血下而痊。（《外科枢要·卷二》）

一男子，因怒，左胁肿一块，不作痛，脉涩而浮。余曰：此肝经邪火炽甚，而真气不足为患，皆宜增养气血为主。皆用草药敷贴，俱致不救。（《外科心法·卷三》）

一男子小腹中一块，不时攻痛，或用行气化痰等药，不应。尤以为血鳖，服行气逐血之剂，后手背结一痳子，渐长寸许，形如鳖状，肢节间如豆大者甚多。彼泥鳖生子发于外，亦用行血，虚症悉至，左尺洪数，关洪数弦。余以为肾水不能生肝木，以致肝火血燥而筋挛。用六味地黄丸，生肾水，滋肝血，三月余，诸症悉愈。（《外科枢要·卷三》）

一男子胁肿一块，日久不溃，按之微痛，脉微而涩。此形症俱虚也，当补不当泻。乃用人参养荣汤，及热艾熨患处。脓成，以火针刺之，用豆豉饼、十全大补汤，百剂而愈。（《外科枢要·卷二》）

松江太守何恭人，性善怒，腹聚一块年余，形体骨立，倏热往来，腭蚀透腮。或泥春旺木克土，仍行伐肝。时季春，肝脉洪数，按之弦紧，余脉微弱。余曰：洪数弦紧，肝经真气虚而邪气实也，自保不及，何能克土？况面色青中隐白，乃肾水不足，肝木亏损，肺金克制，惟虑至春木不能发生耳。勉用壮脾胃滋肾水之剂，肝脉悉退。后大怒，耳内出血，肝脉仍大，按之如无，烦躁作渴。此无根之火，以前药加肉桂二剂，肝脉仍敛，热渴顿退。复因大怒，以致饮食不进，果卒于季冬辛巳日。此木衰弱而金刑克，信夫。(《女科撮要·卷上》)

◆**鼓胀**

州守王用之先因肚腹膨胀，饮食少思，服二陈、枳实之类，小便不利，大便不实，咳痰腹胀；用淡渗破气之剂，手足俱冷。此足三阴虚寒之症也。用金匮肾气丸，不月而康。(《内科摘要·卷下》)

【注】《薛案辨疏》：此案先因肚腹膨胀，即继云饮食少思，其为脾虚可知。服削伐之品，而致小便不利，大便不实，咳痰腹胀，则脾更损而肾亦虚矣。再加淡渗破气之药，则元阳有不导损乎？此手足俱冷之后，自属三阴虚寒，可知如此之症，乃可用金匮肾气丸。今人一见肿胀而小便短少者，不问虚实，不问寒热，即以此方投之，自居为名家，治法可笑也夫。

机房蔡一，素不慎起居，患症同前（指鼓胀，编者注），更加手足逆冷，恶寒饮食。余用补中益气汤加附子一钱，先回其阳，至数剂诸症渐愈。余因他往，或用峻厉之剂，下鲜血甚多，亦致不起。(《明医杂著·卷之一》)

太仓陆中舍，以肾虚不能摄水，肚腹胀大，用此丸未数服而殁于京。今之专门治蛊者，即此方也。又名黑丸子，用之无不速亡。(《明医杂著·卷之一》)

一男子素不善调摄，唾痰口干，饮食不美，服化痰行气之剂，肚腹膨胀，二便不利；服分气利水之剂，腹大胁痛，睡卧不得；服破血消导之剂，两足皆肿。脉浮大不及于寸口。朝用金匮加减肾气丸，夕用补中益气汤煎送前丸，月余诸症渐退，饮食渐进；

再用八味丸、补中汤，月余自能转侧，又两月而能步履；却服大补汤、还少丹，又半载而康。后稍失调理，其腹仍胀，服前药即愈。（《内科摘要·卷下》）

【注】《薛案辨疏》：独脉浮大不及于寸口者，寸口为肺，肺为百脉之宗，故百脉朝宗于寸口。今浮大脉而不及寸口，其元气之虚可知。元气虽在肺经，而其根在于脾，并不在脾，而在于肾。故脉之不及于寸口是脾肾之元气虚而不能及于肺也。治法不重于肺而重于脾，不重于脾而重于肾，是以先朝用金匮肾气丸以补其肾气，即夕用补中益气汤。亦必煎送前丸，诚知元气之根在于脾，更重于肾也。试观能步履之后，仍用大补汤、还少丹而康。是皆主于脾肾，必复其元气为要也。

◆头痛

商仪部，劳则头痛。余作阳虚不能上升，以补中益气加蔓荆子而痊。（《明医杂著·卷之三》）

尚宝刘毅斋怒则太阳作痛，用小柴胡加茯苓、山栀以清肝火，更用六味丸以生肾水，后不再发。（《内科摘要·卷下》）

【注】《薛案辨疏》：两太阳肝胆所属也。因怒作痛，非小柴胡不愈，怒则火上炎，故加茯苓、山栀以降之，然肝火有余，肝阴必不足，六味滋水滋其所生也。而后知人之易怒，多怒者，肝经虚也，亦肾经虚也。不虚则母子之间相生相养，木遂其性矣。何易怒？多怒之有故。见易怒多怒之症，切勿以肝气有余而削之伐之，益虚其虚也。

谭侍御但头痛即吐清水，不拘冬夏，吃姜便止，已三年矣。余作中气虚寒，用六君加当归、黄芪、木香、炮姜而瘥。（《内科摘要·卷上》）

【注】《薛案辨疏》：头痛原属气虚症，此案头痛即吐清水者，属胃气虚寒固矣。不必因吃姜便止，而后知也。独怪胃气虚寒之症，而以三年之久耶。是其中必有痰饮之故，故特主六君子汤以补胃气祛痰饮。加木香、炮姜，是因胃寒而设，固无疑矣。其当归、黄芪，非有痰饮者所宜，何以加乎？岂亦病久而血亦虚乎？故用此补血耶。以虚火销烁，其中而更燥乎？故用此以润燥耶。以居高之气难至，故用归、芪充升其气耶。详而观之，此即补中益气去升麻、柴胡，加木香、炮姜、半夏也。夫头痛者，当用补中益气以升提之，因吐清水，升提非其所宜，去升、柴而加木香、炮姜以运行之，所以代升提也。而与寒更为切，当加半夏、茯苓，则因于吐清水耳。

文选姚海山，仲暑头痛，发热，气高而喘，肢体倦怠，两手麻木。余谓热伤元气，用人参益气汤顿安，又用补中益气汤加麦门、五味而痊。（《明医杂著·卷之三》）

【注】《薛案辨疏》：世人见有头痛发热，不问冬夏，悉用表散，而不知中暑者多伤元气，元气既伤而复表散，能不亡阳乎？即知其为暑者，亦必用清暑之药，如香薷饮之类。不知元气既伤，只补其元气而暑邪自退矣。人参益气汤为热伤元气之的方，补中、生脉为夏月御暑之要药也。或曰香薷饮是夏月暑症之表药，而此案头痛发热，岂非得之避暑纳凉于深室大厦为阴所遏，正当用香薷饮，以表之乎？曰：然不观其肢体倦怠，两手麻木，非热伤元气，而何故不用香薷饮之表药，而必用清暑益气之补剂也。

一产妇患头痛，日用补中益气汤，不缺已三年矣。稍劳则恶寒内热，为阳气虚，以前汤加附子一钱，数剂不发。（《校注妇人良方·卷二十二》）

一妇人……因劳役，患头痛兼恶心，用补中益气汤加茯苓、

半夏、蔓荆子而愈。（《校注妇人良方・卷四》）

一妇人产后头痛、面青二年矣，日服四物等药。余谓肾水不能生肝木而血虚，用六味丸加五味子，两月而痊。（《校注妇人良方・卷二十二》）

一妇人两眉棱痛，后及太阳，面青善怒。余作胆经风热，用选奇汤合逍遥散，加山栀、天麻、黄芪、半夏、黄芩而愈。此症失治，多致伤目或两耳，出脓则危矣。（《女科撮要・卷上》）

一男子愈后（指麻风病，编者注），因劳恶寒，头痛体倦。余谓：恶寒乃胃气虚，不能护卫肌表；头痛乃清气虚，不能上升巅顶。用补中益气汤加五味、麦冬益甚；更兼口噤，脉微细如无，又加附子五分，四剂而痊。（《疠疡机要・上卷》）

一儒者酒色过度，头脑两胁作痛，余以为肾虚而肝病，亦用前药（指六味地黄丸，编者注）顿安。（《内科摘要・卷下》）

【注】《薛案辨疏》：故曰色欲损肾，怒气伤肝，此案酒色过度，则是肾病而无肝病矣。然现症两胁作痛，肝实病矣。但因肾水虚，不能生肝木，而肝木亦病，其非自受病也。故曰肾虚而肝病，此序法之妙，不同于他书者也。其更妙者，此案之头脑痛两胁作痛，除肝肾虚症外，其因甚多，立斋先生治法，人每以好补讥之，不知先生先标房劳及酒色过度两句在前，何得妄讥之焉？此更见序法之妙也。

◆眩晕

昌平守王天成头晕恶寒，形体倦怠，得食稍愈，劳而益甚，寸关脉浮大，此脾肺虚弱，用补中益气加蔓荆子而愈。后因劳役，发热恶寒，谵语不寐，得食稍安，用补中益气汤而痊。（《内科摘要・卷下》）

【注】《薛案辨疏》：此案一则曰得食稍愈，二则曰得食稍安，已知其中气空虚矣。夫岂无胃中火盛者？得食压住，则火炎之势暂止而稍愈稍安者乎，然胃火盛者，必有面红不倦，口渴秽气等症。右寸关或洪劲，或洪数等脉可验也。今云形体倦怠，劳则益甚，又云后因劳役则其为中气虚弱也无疑矣。夫中气者，非脾胃之气也，非肺经之气也，所谓膻中之气，在脾肺之门耳。大概多言用力者则伤之，食少事烦者能伤之，忍饥行路者能伤之，过食劳顿者能伤之，所伤者，膻中之气耳。非必主于脾肺也。若伤肺者，当必有咳嗽喘急之症，若伤脾者，当必有不食泄泻之患，而此二者无之，岂非伤膻中之气，而在脾肺之间者乎？虽然膻中之气即脾肺之气也，即胃中生发之气也。不得以无脾肺及胃之症，而谓非脾肺之元气虚弱也。试思头晕恶心，及发热恶寒，谵语不寐等症。与脾肺之气何干？与胃中生发之气何干？乃直以补中益气之升补胃中生发之气之剂以治之者。诚有见于倦怠劳役，得食稍愈、稍安之为脾肺虚弱，即胃中生发之气虚弱，故用之也。既以得其虚弱之本矣。更何以问其头晕，恶寒及发热，恶寒谵语不寐等症耶？所谓不知其虚，安问其余是也。至于浮大之脉，原属气虚。但见于右寸关者是也。今曰寸关，非统言两寸关欤？若然则气血两虚，何以只补其气耶？盖气血两虚而至于形体倦怠，得食稍愈，劳则愈甚。而且后因劳役复发，得食稍安之症。宁非气虚重于血虚哉？而安得不以补气为急哉。

大尹祝支山，因怒头晕，拗内筋挛，时或寒热，日晡热甚，此肝火筋挛，气虚头晕，用八珍加柴胡、山栀、牡丹皮，二十余剂而愈。(《内科摘要·卷下》)

【注】《薛案辨疏》：此案种种现症，皆属肝火，如因怒肝火动也。拗内是肝经所属，筋是肝经所主。肝火动拗内之筋为之挛也。

寒热是肝经现症，晡热是肝经血分，肝火动，则寒热晡热之甚也。以是而论，则头晕亦肝火所为。《内经》原谓：诸风眩掉，皆属于肝。而何以知其为气虚头晕耶？其或有气虚夹杂于其内，抑或有气虚之脉现于其间耶。至于加减用药之法，可谓触处皆通矣。八珍气血两补之方也。而肝火未清散，故以加味清之散之。每见世人两补气血者，未尝敢加清散之品，以其杂而不纯也。以其补宜近于温也。以其碍于补药之力也。不知虚中有实者，自当攻补兼施，而况虚中有火，能不于补中兼清散乎？或曰虚中之火，虚火也。虚火宜补之，补虚而火自退，何必更加清火之品？曰虚中固多虚火，亦未尝无实火，如因怒而动肝经之实火也。非清散不退，故虽气血两虚，当用八珍者，亦必加清火散火之品也。所加之品，曾见用于逍遥散以治此症，则嫌其太轻而少补气者，又曾见加于归脾汤以治此症，则嫌其太重。而少补血者，故以加于八珍则补气补血，适持其平也。余于是而知加减之法，无往而不可尔。倘有脾肺气虚而兼有肝经实火者，补中益气可加也。倘有肝肾阴虚而兼有肝火暴发法者，六味丸可加也。推之而诸病兼肝火者，诸方无不可加也。

都宪孟有涯，气短痰晕，服辛香之剂，痰盛遗尿，两尺浮大，按之如无。余以为肾家不能纳气归源，香燥致甚耳。用八味丸料三剂而愈。(《内科摘要·卷下》)

【注】《薛案辨疏》：痰晕遗尿，按之如无之脉，是肾火虚。辨症察脉，纤悉如是。一医云：晕症非一，治法甚多。丹溪曰：无痰不作晕，是火动其痰而上也。刘河间曰：风气甚而头目眩晕，是肝风动而火上炎也。此二者世之所知也。而不知有气虚而晕，有血虚而晕，有肾虚而晕。盖气虚者，阳气衰乏，则清阳不能上升。经曰：上气不足，头为之苦眩是也。血虚者，吐衄崩漏，产

后脱血则虚火易于上炎，而眼生黑花。经曰：肝虚则目䀮䀮，无所见是也。肾虚者，房劳过度，则肾气不归源而逆奔于上。经曰徇蒙招尤，上实下虚，过在足少阴巨阳。又云髓海不足，目为之眩是也。故知晕眩一症，不特风火痰为之也。亦不特肾气虚为之也，虚实之间，所当细心分析加察，不可执一误治为要。

府庠李达卿……入房头晕，吐痰，腰骨作痛，大小便道牵痛。余曰：此精已耗而复竭所致，危殆之症也。遂朝用前汤（指补中益气汤，编者注）加麦门、五味，夕用六味丸料加五味子、萆薢，五十余帖，诸症顿退。(《外科枢要·卷三》)

陶天爵妾媵素多头晕痰甚，治愈……后因房劳气恼，头晕项强，耳下作痛，此肝火之症。仍用前药（指加减八味丸，编者注）滋肾水、生肝血、制风火而愈。(《明医杂著·卷之四》)

一妇人……后因劳碌，头晕发热，吐痰不食，用补中益气加半夏、茯苓、天麻而痊。(《校注妇人良方·卷六》)

一妇人体肥胖，头目眩晕，肢体麻木，腿足痿软，自汗身重，其脉滑数，按之沉缓。此湿热乘虚也，用清燥、羌活二汤渐愈，更佐以加味逍遥散全愈。(《校注妇人良方·卷三》)

一妇人头晕吐痰，用化痰理气药，肢体或麻；服祛风化痰药，肢体常麻，手足或冷或热。此脾土虚而不能生肺金，用补中益气加茯苓、半夏、炮姜二十余剂，脾气渐复，诸症稍愈。更用加味逍遥散三十余剂而愈。(《校注妇人良方·卷三》)

一男子愈后（指麻风病，编者注），恶寒头晕，食少体倦。属中气虚弱，用补中益气汤加蔓荆子，并十全大补汤加五味子，血气充而愈。(《疠疡机要·上卷》)

有一患者（指杖伤，编者注），杖疮愈后，失于调理，头目不清。服祛风化痰等药，反眩晕；服牛黄清心丸，又肚腹疼痛，杖痕肿痒，发热作渴，饮食不思，痰气上升，以为杖疮余毒复作。诊左尺脉洪大，按之如无。余曰：此肾经不足，不能摄气归源。遂用人参、黄芪、茯苓、陈皮、当归、川芎、熟地、山药、山茱萸、五味、麦门、炙草，服之而寻愈。后因劳，热渴头痛，倦怠少食，用补中益气汤加麦门、五味而痊。（《正体类要·上卷》）

上舍顾桐石会饮于周上舍第，问余曰：向孟有涯、陈东谷俱为无嗣纳宠，已而得疾，皆头晕吐痰，并用苏合香丸，惟有涯得生，何也？余曰：二症因肾虚不能纳气而为头晕，不能制水而为痰涎。东谷专主攻痰行气，有涯专于益火补气故耳。后余应杭人之请，桐石房劳过度，亦患前症，或用清气化痰愈甚。顾曰：我病是肾虚不能纳气归源。治者不悟而殁。惜战！（《内科摘要·卷下》）

◆**中风**

尝有一壮年人，忽得暴病，如中风状，口不能言语，目不识人，四肢不举，急投苏合香丸，不效。予偶过闻之，因询其由，曰适方陪客饮食后，忽得此症。遂教以煎生姜淡盐汤，多饮探吐之，吐出数碗而醒，后服白术、陈皮、半夏、麦芽调理而愈。（《明医杂著·卷之三》）

车驾王用之，卒中昏愦，口眼㖞斜，痰气上涌，咽喉有声，六脉沉伏。此真气虚而风邪所乘，以三生饮一两，加人参一两，煎服即苏。若遗尿手撒、口开鼾睡为不治，用前药亦有得生者。夫前饮乃行经络治寒痰之药，有斩关夺旗之功，每服必用人参两许，驾驱其邪而补助真气，否则不惟无益，适足以取败矣。观先哲用芪附、参附等汤，其义可见。（《内科摘要·卷上》）

【注】《薛案辨疏》：人参三生饮，治脱症之方也。此案未见

其脱，何以用之？必脉沉伏而且无力者宜也。若沉伏而有力，不可用焉；然此病未至于脱而即用之者，是病未至而药先至。故曰：煎服即苏。即苏云者，必定之词也。至于遗尿等症已现不治，即用之，不过曰亦有得生，亦有云者，希望之词也，未可必焉。至若所云风邪所乘者，此案原无外感之症，而此饮亦非散表之方，何也？意盖谓人皆以此症为风，即使风也，亦真气虚而风邪所乘也，所用之药不治风邪而专治寒痰，既用治寒痰而倍补真气噫，于此见有无邪无寒痰者，三生饮又不可浪投也，故复以参附、芪附等载之于后，此正无风邪并无寒痰之方耳。

大参朱云溪母，于九月内忽仆地痰昧，不省人事，唇口㖞斜，左目紧小，或用痰血之剂，其势稍缓。至次年四月初，其病复作，仍用前药，势亦渐缓。至六月终，病乃大作，小便自遗，或谓风中于脏，以为不治。余诊之，左关弦洪而数，此属肝火血燥也。遂用六味丸加五味、麦门、芎、归，一剂而饮食顿进，小便顿调。随用补中益气加茯苓、山栀、钩藤、丹皮而安。（《校注妇人良方·卷三》）

顾宪幕，年六十，不慎饮食起居，左半身手足不遂，汗出痰壅，或用参、芪之类，汗止，神清，左腿自膝至足指仍旧肿坠，痰多，作痛，肝、肾、脾脉洪大而数，重按则软涩。余以为足三阴虚。朝用补中益气汤加黄柏、知母数剂，诸症悉退，但自弛守禁，不能痊愈。（《明医杂著·卷之四》）

外舅年六十余，素善饮，两臂作痛，恪服祛风治痿之药，更加麻木，发热，体软痰涌，腿膝拘痛，口噤语涩，头目晕重，口角流涎，身如虫行，搔起白屑，始信。谓余曰：何也？余曰：臂麻体软，脾无用也；痰涎自出，脾不能摄也；口斜语涩，脾气伤也；头目晕重，脾气不能升也；痒起白屑，脾气不能营也。遂用补中

益气加神曲、半夏、茯苓三十余剂，诸症悉退，又用参术煎膏治之而愈。（《内科摘要·卷上》）

【注】《薛案辨疏》：此症之属脾虚固矣，然未尝不兼有湿热，以素好饮故也。先生虽未尝明言，而所加神曲、茯苓、半夏者，非此意乎？虽或因痰涎自出而设，然未始非借此通彼之法，但历指诸症，似皆属于肝脾肾虚。如臂麻体软，似脾肾阴虚也；痰涎自出，似肾虚水泛为痰也；口斜语涩，似少阴之络系于舌本也；头目晕重，似诸风眩掉，皆属于木也；痒起白屑，似诸痛疮疡，皆属于火也。而况更有发热与腿膝俱痛之症，是属肝脾肾三阴虚也。无疑则四物六味之用是矣。然服祛风治痿之药，而且日恪服者，其脾气有不日剥月削乎？此先生察病之妙所以迥出庸流也。

宪幕顾斐斋饮食起居失宜，或半身并手不遂，汗出神昏，痰涎上涌。王竹西用参芪大补之剂，汗止而神思渐清，颇能步履。后不守禁，左腿自膝至足肿胀甚大，重坠如石，痛不能忍，其痰甚多，肝脾肾脉洪大而数，重按则软涩，余朝用补中益气加黄柏、知母、麦门、五味煎送地黄丸，晚用地黄丸加黄柏、知母，数剂诸症悉退。但自弛禁，不能痊愈耳。（《内科摘要·卷上》）

【注】《薛案辨疏》：夫足胫肿胀重坠者，因于脾气下陷者有之，因于湿痰下流者有之，因于湿热下陷者有之。此按肝脾肾脉洪大而数，热也；重按软涩，湿也；其为湿热下陷于三阴经分明矣。又曰：痛不能忍，则不特为湿热而且为湿火矣。湿火宜利便而清之。然因初症之饮食起居失宜，用参芪大补之剂未远也，则脾气固已，素虚湿火下而脾气亦下陷矣，故用补中益气加黄柏、知母等一升一降，一补一清。则脾气自完，而湿火自清矣。至于晚服六味丸加黄柏、知母者，盖以湿火在阴分，而阴原自虚，故又从补阴中以清之，亦一补一清之正法也。又云：湿火下陷，宜升不

宜降，六味之用，降而不升矣，反使补中益气力逊，故虽曰自弛禁，然不能痊愈者，未始不在此焉耶。世俗每以腿足肿痛者，必谓非筋骨经络之病，即瘀血滞气。肿毒之病，往往委于外科主治，孰知其大谬不然者乎。

庠生陈时用素勤苦，因劳怒口斜痰盛，脉滑数而虚，此劳伤中气，怒动肝火，用补中益气加山栀、茯苓、半夏、桔梗，数剂而愈。(《内科摘要·卷上》)

【注】《薛案辨疏》：素勤苦，中气必虚，因劳怒，中气必亏，口斜为阳明之脉络同虚，痰盛为胃经之化源不运，此补中益气之所以必用也。而况脉之虚者乎，加味之法，以其脉见滑曲而虚，唯虚也，故用补中。滑为痰，故加半夏；曲为火盛，故加山栀；又以桔梗开之，则痰自豁。而火自下行矣。若庸工遇此，必至于祛风痰，谬治岂在毫厘乎！然升补痰盛之中，非具双眼者，不能要知，属脾虚之痰，故敢用耳。

秀才刘允功，形体魁伟，不慎酒色，因劳怒头晕仆地，痰涎上涌，手足麻痹，口干引饮，六脉洪数而虚。余以为肾经亏损，不能纳气归源而头晕；不能摄水归源而为痰，阳气虚弱而麻痹，虚火上炎而作渴，用补中益气合六味丸料治之而愈。其后或劳役或入房，其病即作，用前药随愈。(《内科摘要·卷上》)

【注】《薛案辨疏》：此案之属肾亏，云云者，举世皆知之矣。独用六味丸是矣，而何以合补中益气耶？盖不能纳气归源宜降以补阴也；不能摄水归源宜降以补阴也；阳气虚热宜降以补阴也。虚火上炎，宜降以补阴也。种种而论，岂非宜降不宜升，宜补阴不宜补气乎？要知病因于劳怒。则劳者，脾必受伤；怒则木必克土。而况手足麻痹，毕竟属脾气亏损者为多，若只补肾而遗脾，脾气因补肾而下陷，宁无变乎？然既不可独降补其阴，而何可独

升补其气哉？故用补中益气合六味以同进，则升降相辅，阴阳相依，此用药之极于微妙，在今人反为杂乱无章噫，可慨也夫。

学士吴北川，过饮痰壅，舌本强硬，服降火化痰药，痰气益甚，肢体不遂。余作脾虚湿热治之而愈。（《内科摘要·卷上》）

【注】《薛案辨疏》：夫酒多湿热，而况过饮乎。以过饮而痰壅，非湿热而何？但药以降火化痰亦不甚相远，何至痰气更甚乎？肢体不遂乎？于是而见舌本强硬，虽曰痰壅之故，要非脾虚者不致此，盖以脾之大络，统于舌本故也。脾虚湿热，治以何方？余见后一篇男子善饮，舌本强硬，语言不清一症，亦作脾虚湿热治，用补中益气加神曲、麦芽、葛根、泽泻。比例而推，亦可用也，更有清燥汤一方，原治脾虚湿热症，可采用焉。

一妇人，因怒患痰厥而苏，左手臂不能伸，手指麻木，口㖞眼斜，痰气上攻，两腿骨热，或骨中酸痛，服乌药顺气散之类，诸症益甚，不时昏愦，更加内热晡热。余以为肝经血虚，内热生风，前药复耗肝血，虚火炽盛而益甚也。先以柴胡栀子散，调养肝经气血；数日后用八珍汤加钩藤散，诸症稍愈；又用加减八味丸料，少加酒炒黄柏、知母黑色者数剂，诸证顿退。乃服八珍汤、柴胡栀子散，半载而痊。后劳役即有复作之意，服柴胡栀子散随安。（《明医杂著·卷之四》）

一妇人怀抱郁结，筋挛骨痛，喉间似有一核，服乌药顺气散等药，口眼歪斜，臂难伸举，痰涎愈甚，内热晡热，食少体倦。余以为郁火伤脾，血燥风生所致，用加味归脾汤二十余剂，形体渐健，饮食渐加，又服加味逍遥散十余剂，痰热少退，喉核少利，更用升阳益胃汤数剂，诸症渐愈。但臂不能伸，此肝经血少，用地黄丸而愈。（《内科摘要·卷上》）

【注】《薛案辨疏》：此案之变症虽多，总不越怀抱郁结，而致

三阴亏损之故。用药之错综不一，总不越先补后散，即升复降之意。然其症变处，须寻其源，用药处方须得其法。夫人怀抱郁结，则肝脾之血必虚，而肝脾之火必遏，血虚故筋挛骨痛，火遏故喉间有核，此时轻则加味逍遥，重则加味归脾，而后继以六味收功足矣。奈何以乌药顺气散进之？致肝脾之血益虚，而成燥，燥归阳明而生风，斯口眼歪斜等症所由来也。且不特血燥，更加气虚，故至食少体倦。是所以不先逍遥而先归脾也。然归脾之功，长于补气血而短于散郁火，故但能使形体渐健，饮食渐加而已。而肝脾之郁火未散，故继以加味逍遥使痰热稍退，喉核稍利，岂非郁火稍散乎？然筋挛骨痛，以及口眼歪斜，臂难伸举等症，又属阳明之气不能充升之故，特更升阳益胃汤而诸症得以渐愈。盖郁结之深者，适合其宜也，但臂不能伸，即筋挛也。筋属肝，之虚则补肾地黄丸，是所必需，况升散之后，又当以滋降为继者乎。

一妇人口眼歪斜，四肢拘急，痰涎不利而恶风寒，其脉浮紧。此风寒客于手足阳明二经，先用省风汤二剂，后用秦艽升麻汤而愈。（《校注妇人良方·卷三》）

一妇人因怒，口眼歪斜，痰涎上涌，口噤发搐，此脾肺气虚而肝木旺，用六君子加木香、钩藤、柴胡治之，渐愈。又用加味归脾汤，调理而安。（《校注妇人良方·卷三》）

一妇人因怒仆地，痰涌不语，灌牛黄清心丸，稍苏。用神仙解语丹加山栀、柴胡、桔梗，渐愈。又用六君、柴胡、山栀、枳壳而痊。（《校注妇人良方·卷三》）

一妇人因怒仆地，语言謇涩，口眼㖞斜，四肢拘急，汗出遗尿，六脉洪大，肝脉尤甚，皆由肝火炽盛。盖肝主小便，因热甚而自遗也，用加味逍遥散加钩藤，及六味丸寻愈。（《校注妇人良方·卷三》）

一妇人因怒吐痰，胸满作痛，服四物、二陈、芩、连、枳壳之类，不应，更加祛风之剂，半身不遂，筋渐挛缩，四肢痿软，日晡益甚，内热口干，形体倦怠。余以为郁怒伤脾肝，气血复损而然。遂用逍遥散、补中益气汤、六味地黄丸调治，喜其谨疾，年余悉愈，形体康健。(《内科摘要·卷上》)

【注】《薛案辨疏》：妇人之怒多郁，郁则伤肝，肝伤则亦克于脾。凡为郁怒所伤者，往往而然。此案因怒而致吐痰，脾伤于郁之验。胸满作痛，肝伤于郁之验，服四物之不应者，无升散之品故也。奈何更加祛风，何风可祛？徒以增病，病增则非特伤其肝，脾抑且损其气血。试观筋渐挛缩，日晡益甚，内热口渴等症，非损其肝之血乎？半身不遂，四肢痿软，形体怠倦等症，非指其脾之气乎。逍遥入肝补中，入脾皆所以升散，其郁气而各补其气血也。然必以逍遥为先者，病犯肝也；补中为继者，遗累于脾也，终于六味者，肝肾为子母，脾肾为化源，既升之后，半宜降也。

一老妇两臂不遂，语言謇涩，服祛风之药，反致筋挛骨痛。余谓此肝火血虚所致，用八珍汤补气血，用地黄丸补肾水，佐以排风汤，年余而愈。(《校注妇人良方·卷三》)

一老人两臂不遂，语言謇涩，服祛风之药，筋挛骨痛。此风药亏损肝血，益增其病也。余用八珍汤补其气血，用地黄丸补其肾水，佐以愈风丹而愈。(《内科摘要·卷上》)

【注】《薛案辨疏》：此案原属经脉阻滞之患，愈风丹以血药为主，风药为臣，行气之药为佐，温经之药为使，非经脉阻滞者，此方适，当其可原，不可废。奈何独服祛风之药，致筋挛骨痛，仍是经脉阻滞之剧。症因风药能损肝血，则火燥，独炽而燥，必伤肺金之气，斯时不得，但以四物补肝血而必合，君以补气亦理之必然也。但筋虽属肝，骨则属肾，故又兼之六味，案虽独曰亏

损肝血而用，不独在乎肝血也。然经脉之阻滞仍然如故，故以愈风丹佐之耳，非独任之也。前杨永奥及一男子，皆服愈风丹而病反增者，以俱属三阴本虚，非经脉阻滞之故。且独任之而然，岂愈风之罪哉。

一疬妇因怒仆地，疮口出血，语言謇涩，口眼㖞斜，四肢拘急，汗出遗尿。或用驱风之剂，六脉洪大，肝脉尤甚。此肝火炽甚也，用加味逍遥散加钩藤，及六味丸，寻愈。（《外科枢要·卷三》）

一男子时疮愈后，遍身作痛，服愈风丹，半身不遂，痰涎上涌，夜间痛甚。余作风客淫气治，以地黄丸而愈。（《内科摘要·卷上》）

【注】《薛案辨疏》：疮之为患，一生于湿热，一主于燥火，湿热必至于脾肾；气虚燥火必至于肝脾。血少久而不愈，必伤其肾，故昔人谓疮为肾疮，而以全料六味丸治之是良法也。此案云：时疮愈后，遍身作痛者，虽未至于肾伤，亦以属之肝脾血少矣，而何以服愈风丹之温燥发散者耶？温燥则动火，发散则耗血，故复为半身不遂，痰涎上涌，毕竟遍身之痛不除而反夜间痛甚。此时探本求源，即养血清火亦不见安宁，不当独壮肾水乎？总不脱疮为肾疮之意也。若夫风寒淫气云者，即肾水虚不能生肝木，肝木虚而自生风也。以非脏腑所本有。故曰：寒已为气血所伤。故曰：淫切不可作六淫外寒论也。

一男子体肥善饮，舌本硬强，语言不清，口眼㖞斜，痰气涌盛，肢体不遂。余以为脾虚湿热，用六君加煨葛根、山栀、神曲而痊。（《内科摘要·卷上》）

【注】《薛案辨疏》：此案惟体肥善饮四字遂断以脾虚湿热治之，所用之药初无一味及于舌本硬强等症，而诸症自愈。故知治病必

求其本，为千古妙法。夫酒为湿热之物，而湿热每积于脾，脾与胃相表里，脾病必及胃，胃属阳明，阳明经处唇口左右，故亦有口眼㖞斜之症。而其本则在湿热，不在于风；在于胃，不在于经；故用葛根之类以去之，然必以用六君为主者，盖脾不虚，湿热之气无从而积，积由脾虚，所以欲去邪必先扶正。

一男子卒中，口眼㖞斜，不能言语，遇风寒四肢拘急，脉浮而紧。此手足阳明经虚，风寒所乘，用秦艽升麻汤治之，稍愈，乃以补中益气加山栀而痊。若舌喑不能言，足妄不能行，属肾气虚弱，名曰痱症，宜用地黄饮子治之。然此症皆由将息失宜，肾水不足，而心火暴盛，痰滞于胸也。轻者自苏，重者或死。（《内科摘要·卷上》）

【注】《薛案辨疏》：口眼㖞斜，非即前王用之之症乎？不能言语，非即后舌喑不能言之症乎？而治法天渊，何以言之？要知察病之机，固在脉，又在兼见之症。所云浮而紧者，非风寒之脉乎？遇风寒四肢拘急者，非风寒之症乎？故先之以升麻秦艽汤发散之剂也，而后知前之口眼㖞斜之属真虚气者，在昏愦而脉沉伏也；后之舌喑不能言之属肾气虚弱者，在足痿不能行也。而后知前之所云风邪者，假设之词也。后之所云痱症者，推类之文也，亦复何疑哉！然而以此脉症而论，是属足太阳也，不知口眼㖞斜已属之足阳明矣。且遇风寒，不曰拘急而曰四肢，岂非脾主之乎？四肢拘急，岂非脾气虚为之乎？以是知此症之风寒，原从阳明经虚而入，故即继以补中益气加服，盖经虚即脏腑之虚，补脏腑即所以补经也。

一妇人善怒，舌本强，手臂麻。余曰：舌本属土，被木克制故耳，当用六君加柴胡、芍药治之。（《内科摘要·卷上》）

【注】《薛案辨疏》：善怒，舌本强，手臂麻皆脾气之虚。因善

怒而动其肝气，以克制脾土故耳。故以六君补土，加柴、芍以平木也。木克之脉，脾部必弦而兼劲，胃气渐少是也。

一男子舌下牵强，手大指次指不仁，或大便秘结，或皮肤赤晕。余曰：大肠之脉散舌下，此大肠血虚风热，当用逍遥散加槐角、秦艽治之。(《内科摘要·卷上》)

【注】《薛案辨疏》：舌下与舌本不同，牵强与强硬不同。舌下既为大肠之脉所至，而大指次指又为大肠之脉所起。故此症属在大肠经也。无疑由是而大便秘结，皮肤赤晕，其为大肠之风热亦无疑。若牵强即筋脉吊引之意，不仁即皮肤麻痹之意，故断其为大肠风热也。又无疑独是逍遥散。本入肝经，何以用之？然未尝非治血虚风热之剂，况加槐角、秦艽直入大肠者乎？所谓右之左之，无不宜之要，顾其用之，何如耳？

一男子……后患痰涎壅盛，舌强语涩，用二陈、苍术、黄柏、知母、泽泻四剂而愈，再用补中益气汤调理而安。(《疠疡机要·上卷》)

一男子善饮，舌本强硬，语言不清。余曰：此脾虚湿热，当用补中益气加神曲、麦芽、干葛、泽泻治之。(《内科摘要·卷上》)

【注】《薛案辨疏》：以善饮而知其为湿热。湿热宜清利之，而何以用升补之剂主之乎？以舌本强硬，语言不清故也。夫脾之大络，统于舌本，因脾虚而湿热袭之，故现于舌本耳，然则直谓之脾虚湿热，故用升补而兼清利之剂。至于语言不清，是因舌本强硬。升补其脾虚，清利其湿热，则舌本自正，而语言自清，可谓得治本之法者矣。若以现症用药，而以《局方》转舌膏、清音膏之类治之，误矣！脾虚湿热之脉，脾部必见软缓或数，大便不实或下黄糜水是也。

一儒者善怒，患瘰疬，复因大怒跳跃，忽仆地，两臂抽搐，唇口㖞斜，左目紧小。此肝火血虚，内热生风，用八珍汤加牡丹皮、钩藤、山栀而愈。次年春，前病复作，兼小便自遗，左关弦洪而数。余以为肝火血燥，用六味丸加钩藤、五味、麦门、芎、归，治之渐愈，又用补中益气加山栀、钩藤、牡丹皮而安。（《外科枢要·卷三》）

◆郁证

儒者胡济之场屋不利（指科举考试不顺利，编者注），胸膈膨闷，饮食无味，服枳术丸，不时作呕；用二陈、黄连、枳实，痰涌气促；加紫苏、枳壳，喘嗽腹胀；加厚朴、腹皮，小便不利；加槟榔、蓬术，泄泻腹痛；悉属虚寒，用六君加姜、桂二剂，不应，更加附子一钱，二剂稍退，数剂十愈六七，乃以八味丸痊愈。（《内科摘要·卷上》）

【注】《薛案辨疏》：场屋不利而患之症，似属郁结伤脾之意，归脾汤是合症方也。舍而不用，徒用大伤脾气之品，是以叠用而叠受，所变皆脾胃虚症，虽无寒症可见，并无热症可凭。故从虚者，必温之法治之；至于温补脾胃之后，继以温补命门者，亦补母生子之常法耳。夫用姜、桂而曰不应，更加附子而已，不更方也。要知危症用药不应，即是应处，不可更方，加重其剂，增其力耳。若一更方，便惑矣。倘日反甚，则宜更之。然亦有病重药轻之假甚者，仍不可更，要认假甚之法，然症变而脉不变，脉变而重按不变也。如后大司马王浚川之案是也。

一妇人怀抱郁结，不时心腹作痛，寒热倦怠，服行气化痰等剂，遍身结核，大小不一，二十余枚，诸药不应，余用加味归脾汤而愈。（《校注妇人良方·卷二十四》）

一妇人素郁结，肩臂各肿如覆杯。余以为肝脾亏损，用加味逍遥散百余剂，元气复而肿消。（《校注妇人良方·卷二十四》）

一女子素郁结，胸满食少，吐血而赤，用地黄丸及归脾加山栀、贝母、芍药而愈。（《女科撮要·卷上》）

一儒者怀抱久郁，先四肢如疠，恪祛风消毒，气血愈虚，延及遍身，寒热作渴，肢体倦怠，脉洪大而虚。谓余何也？余曰：始因脾郁血虚，阴火妄动；后因药伤脾胃，元气下陷。遂用补中益气汤，培补脾胃，升举元气；用归脾汤解散郁火，生发脾血；更以六味丸益肾肝精血，引虚火归源，不两月诸病悉愈。（《疠疡机要·上卷》）

一儒者怀抱郁结，复因场屋不遂，发热作渴，胸膈不利，饮食少思，服清热化痰行气等剂，前症益甚，肢体倦怠，心脾二脉涩滞，此郁结伤脾之变症也。遂用加味归脾汤治之，饮食渐进，诸症渐退，但大便尚涩，两颧赤色，此肝肾虚火内伤阴血，用八珍汤加苁蓉、麦门、五味到三十余剂，大便自润。（《内科摘要·卷下》）

至英内年二十有五，素虚弱，多郁怒，时疫后，脾胃愈虚，饮食愈少，又值气忿，右乳胁下红肿，膺内作痛。用炒麸皮熨之，肿虽少散，内痛益甚，转侧胸中如物悬坠。遂与加减四物汤，内肿如鹅卵，外大如盘，胸胁背心相引而痛，夜热势甚。时治者皆以攻毒为言。叩诸先生，乃云：此病后脾弱，而复怒伤肝，治法惟主于健脾气，平肝火，则肿自消，而病自愈矣。《圣惠方》以八物加陈皮、黄芪、柴胡、山栀、白芷，服八剂，病减六七；去白芷，加青皮、木香、桔梗，又六剂而痊愈。奏功之奇，获效之速盖出于寻常万万也。感激厚恩，昕夕不忘，录此乞附医案，以诏后之患者，毋为攻毒者之所惑也。晚生尤至英顿首再拜书。（《女

科撮要·卷上》）

一病妇咽间如一核所鲠，咽吐不出，倦怠发热，先以四七汤治之，而咽利，更以逍遥散。（《外科发挥·卷五》）

一妇所患同前（指咽间如一核所鲠，编者注），兼胸膈不利，肚腹膨胀，饮食少思，睡卧不安，用分心气饮，并愈。（《外科发挥·卷五》）

一妇人耳鸣胸痞，内热口干，喉中若有一核，吞吐不利，月经不调，兼之带下。余以为肝脾郁结，用归脾汤加半夏、山栀、升麻、柴胡，间以四七汤下白丸子而愈。（《女科撮要·卷上》）

◆颤证

一妇人身颤振，口妄言，诸药不效。余以为郁怒所致，询其故，盖为素嫌其夫，而含怒久矣。投以小柴胡汤稍可，又用加味归脾汤而愈。（《校注妇人良方·卷三》）

一女子不得继母之心，久而郁怒，遂患颤振，面赤发热，先用加味小柴胡汤，次用加味归脾汤及加味逍遥散，前后间服而寻愈。但面色时青，又用地黄丸、逍遥散而安。（《保婴撮要·卷十六》）

少参王阳湖孙跌伤股骨，正体科已续。余视其面色青黄，口角微动，此肝木侮脾之症，且气血筋骨皆资脾土以生，但壮脾气则所伤自愈。遂用六君、钩藤、当归，三十余剂，诸症悉痊。（《保婴撮要·卷二》）

◆水肿

李验封邦秀童僮年逾四十，遍身发肿，腹胀如鼓，甚危，诸药不应。用此丸（指二神丸，编者注）数服，饮食渐进，其肿渐

消，兼以除湿健脾之剂，而愈。（《外科发挥·卷五》）

儒者杨文魁痢后两足浮肿，胸腹胀满，小便短少，用分利之剂，遍身肿兼气喘。余曰：两足浮肿，脾气下陷也。胸腹胀满，脾虚作痞也；小便短少，肺不能生肾也；身肿气喘，脾不能生肺也。用补中益气汤加附子而愈。半载后，因饮食劳倦，两目浮肿，小便短少，仍服前药，顿愈。（《内科摘要·卷下》）

【注】《薛案辨疏》：痢后脾肺之气已虚矣。曰两足浮肿，脾肺之气已下陷矣。曰胸腹胀满，脾肺之气已不运矣。曰小便短少，脾肺气虚而水源竭矣。斯时即当用补中益气以升补之，而何以复用分利之剂益虚其虚，益陷其陷，以致身肿而气喘，脾肺之气几乎欲绝耶？先生自疏甚明切矣。独用补中而加附子者，盖以脾肺元气汩没殆尽，非附子之雄悍不能鼓舞充升其元气。而此时之参、芪独行无力也。且此法之妙，尚又有说。一则元气下陷，而又命门元阳无根，则不敢用升提，故加附子以生命门之根而升提之；一则元气下陷之极，非从九地之下升起则不能升提，故加附子入于九地而升于九天，此法之玄妙，非玄机之士，不能知。

大方世家湖乡，离群索居。山妻赵氏，忽婴痰热，治者多以寒凉，偶得小愈，三四年余，屡进屡退，于是元气消烁。庚子夏，遍身浮肿，手足麻冷，日夜咳嗽，烦躁引饮，小水不利，大肉尽去，势将危殆。幸通先生诊之，脉洪大而无伦，按之如无，此虚热无火，法当壮水之源，以生脾土，与金匮肾气丸料服之，顿觉小水溃决如泉，俾日服前丸及大补之药二十余剂而愈，三四年间平康无恙。（《内科摘要·卷下》）

【注】《薛案辨疏》：此案知其虚矣，然未始非虚而有火也。至于脉之再象，则显然无火症矣。壮火生土八味丸足以任之，因遍身浮肿，而小便不利，故用金匮肾气丸。

一妇人吞酸嗳腐，呕吐痰涎，面色纯白，或用二陈、黄连、枳实之类，加发热作渴，肚腹胀满。余曰：此脾胃亏损，末传寒中。不信，仍作火治，肢体肿胀如蛊。余以六君子加附子、木香治之，胃气渐醒，饮食渐进，虚火归经，又以补中益气加炮姜、木香、茯苓、半夏，兼服痊愈。（《内科摘要・卷上》）

【注】《薛案辨疏》：面色纯白，必非火也。用黄连而反加发热作渴，内真寒而外假热也。用枳实而反加肚腹胀满，气虚而中满也。既以从寒从克伐中来，何可仍作火治？其不至于肿胀如蛊。何可得耶？要知愈虚则愈胀，愈寒则愈肿，非温补何以治之！但先之以温补，后之以升补，则又有未可骤升之意，所当知也。盖末传寒中，而至于肿胀如蛊，则脾胃已成冷炭，此时升之，无可升矣。况又有虚火未曾归经，故直温之而已。至于胃气渐醒，饮食渐进，虚火归经之后，脾胃虽温，元气初复。然未能遂其充发之机，故以补中益气助之，此次序之常法也。

山西张县丞，年逾五十，两腿肿胀，或生瘖瘟，小便顿而少，声如瓮出，服五皮等散不应。掌医院银台李先生，疑谓疮毒，令请予治。诊其脉右关沉缓，此脾气虚，湿气流注而然，非疮毒也。刘河间云：诸湿肿满，皆属于土。按之不起，皆属于湿。遂投以五苓散加木香，倍苍术、白术，亦不应。予意至阴之地，关节之间，湿气凝滞。且水性下流，脾气既虚，安能运散？若非辛温之药，开通腠理，行经活血，则邪气不能发散。遂以五积散二剂，势退大半。更以六君子汤加木香、升麻、柴胡、薏苡仁，两月余而愈。设使前药不应，更投峻剂，虚虚之祸，不及救矣。（《外科心法・卷五》）

一妇人体肥胖，素内热，月经先期，患痛风，下身微肿痛甚，小便频数，身重脉缓，症属风湿，而血虚有热。先用羌活胜湿汤四剂，肿痛渐愈；用清燥汤数剂，小便渐清；用加味逍遥十余剂，内热渐愈。为饮食停滞，发热仍痛，面目浮肿，用六君加柴胡、升麻而愈。又因怒气，小腹痞闷，寒热呕吐，此木侮脾土，用前药加山栀、木香而安。惟小腹下坠，似欲去后，此脾气下陷，用补中益气而愈。后因劳役、怒气，作呕吐痰，遍身肿痛，月经忽来寒热，用六君加柴胡、山栀以扶元气清肝火，肿痛呕吐悉退，用补中益气以升阳气、健营气，月经寒热悉瘥。（《女科撮要·卷上》）

◆淋证

钦天薛天契年逾六旬，两臁脓水淋漓，发热吐痰……诸症悉愈。三年后小便淋沥，茎道涩痛。此阴已痿，思色而精内败也，用前丸（指加减八味丸，编者注）及补中益气汤加麦门、五味而愈。（《疠疡机要·上卷》）

司马李梧山茎中作痛，小便如淋，口干唾痰。此思色精降而内败，用补中益气、六味地黄而愈。（《内科摘要·卷下》）

【注】《薛案辨疏》：此案思色，精降而内败，必有毛际肿痛而迫急之症，或以人事察之，如老年而欲心未静者，如少年而久旷，如姬妾多而力不胜者，如色欲过度而强制者，更当察其形体脉症之虚弱，然后二方可用，不然茎中作痛，小便如淋之属于他症者正多，即精降内败之属于实症亦多也。

一妇人，素食厚味，吐脓已愈，但小便淋沥。此肺肾气虚，用补中益气加麦门、五味，及加减八味丸而愈。若膏粱之人，初起宜用清胃散。（《外科枢要·卷二》）

一儒者，发热无时，饮水不绝，每登厕小便涩痛，大便牵痛。此精竭复耗所致，用六味丸加五味子及补中益气，喜其谨守，得

愈。若肢体畏寒，喜热饮食，用八味丸。(《内科摘要·卷下》)

【注】《薛案辨疏》：此案法当用加减八味及附子以治之。要以桂、附故效。而此案不用者，以饮水不绝为有火也，有火则水独虚，故只用六味加五味以壮水为主，仍用补中者，补水母也，所以滋化源也。因知察病宜变通，用药宜活泼，读书宜多而不可偏执。而不知即此一症，亦有寒热之分，升降之异也。立斋恐后人致疑于前后文，故复序云若肢体畏寒，喜热饮食，此正为后人立标准耳。若不读此案，遇此症而必用桂、附，岂不误哉！

一小儿十五岁，所赋虚怯，且近女色，小便滴沥，误服五苓散之类，大小便牵痛，几至不起，用六味丸而愈。(《保婴撮要·卷八》)

余甲辰仲夏在横金陈白野第，会其外舅顾同厓，求余诊脉，左尺涩结，右寸洪数。余曰：此肺金不能生肾水，诚可虑。果到季冬，茎道涩痛如淋，愈痛则愈欲便，愈便则愈痛而殁。(《内科摘要·卷下》)

◆尿浊

光禄柴黼庵因劳患赤白浊，用济生归脾、十全大补二汤，间服而愈。(《内科摘要·卷下》)

【注】《薛案辨疏》：归脾、十全非治赤白浊之剂，而用之者，因劳而患耳。劳则伤心脾，亦复伤脾肾，其人之劳心而兼劳力者也，故以二方间服。谁谓赤白浊为小恙，例用分清渗利之品哉。

甲戌年七月，余奉侍武庙汤药，劳役过甚，饮食失节，复兼怒气。次年春，茎中作痒，时出白津，时或痛甚，急以手紧捻才止。此肝脾之气虚也，服地黄丸及补中益气加黄柏、柴胡、山栀、茯苓、木通而愈。到丁酉九月，又因劳役，小便淋沥，茎痒窍痛，

仍服前汤加木通、茯苓、胆草、泽泻及地黄丸而愈。（《内科摘要·卷下》）

【注】《薛案辨疏》：此案劳役过甚，而兼饮食失节，脾虚矣。复兼怒气肝虚矣。故所见之症，莫非肝脾两虚，以地黄丸补肝，补中益气补脾是矣。然虚中必有肝火及湿热之气，故加黄柏、山栀、茯苓、木通以利之，倍加柴胡者，一则引入肝经，一则恐升提之势因清利而力轻也。后又因劳复发，所加胆草、泽泻亦由肝火湿热之故也。

少宰汪涵斋头晕白浊，余用补中益气加茯苓、半夏愈。而复患腰痛，用山药、山茱、五味、萆薢、远志顿愈。又因劳心盗汗白浊，以归脾汤加五味而愈。后不时眩晕，用八味丸痊愈。（《内科摘要·卷下》）

【注】《薛案辨疏》：白浊一症，其因甚多，若胃虚湿痰下陷者，补中加苓、半是所宜也。但人见有头痛，必不敢用升、柴。不知此案之白浊，所以敢用升、柴者，因头晕故耳。盖胃经清气在下，不能上升充溢于头目，故为之晕也。补中升提，清气上行，于是头晕自愈，白浊自止矣。至于愈而复患腰痛，似属肾虚而宜用六味等剂，而所用乃涩精分清之品，岂病本白浊，故虽腰痛，而治不离本耶？盖此案原属胃虚，湿痰下陷，今甫得提起其清气，而且湿痰余气未净，若即用地黄等降滞之药，宁不复助湿痰而清气复陷乎？故以山药等数味，原能补肾而不降滞者，兼以分清治之。至于又因劳心而患盗汗白浊，则以劳心为主，故用归脾后不时眩晕，而无他症，自当从肝肾本病主治，故用八味丸。若以前症头晕相同，而不用补中，何也？以无胃虚下陷之见症也。

司厅陈石镜久患白浊，发热体倦，用补中益气加炮姜四剂，白浊稍止，再用六味地黄兼服，诸症悉愈。（《内科摘要·卷下》）

【注】《薛案辨疏》：此案补中是矣。何以加炮姜？经曰：甘温除大热，补中，甘而未温，不足以除大热也。然发热而体倦者，方可用此法，盖以其气虚也，不然热症甚多，岂必用甘温乎？立斋有补中加炮姜及加桂、加附之法。加炮姜者，气虚下陷而胃阳虚寒不能使气充斥者也；加桂、附者，气虚下陷，肾阳虚寒，不能使气充斥者也。或问此案与前汪涵斋案，同患白浊，同用补中，而何以前加苓、半，此加炮姜？何以前有腰痛而不用六味，此无腰痛而即用六味？其意可揣乎？曰：前之加苓、半者，必以其有湿痰也；此之加炮姜者，必以其有发热也。前何知其有湿痰？以其头晕也。丹溪云：无痰不作晕是也。前之不用六味丸者，必以其有下陷之气也；此之用六味者，必以其有肾水之虚也。此何以知其肾虚以其发热也？丹溪云：阴虚则发热是也。

司厅张检斋，小腹不时作痛，茎出白淫，用小柴胡加山栀、龙胆草、山茱、芎、归而愈。（《明医杂著·卷之三》）

一男子茎中痛，出白津，小便闭，时作痒，用小柴胡加山栀、泽泻、炒连、木通、胆草、茯苓，二剂顿愈，又兼六味地黄丸而痊。（《内科摘要·卷下》）

【注】《薛案辨疏》：此案少阳经湿火所致，故用小柴胡加清火渗湿之品治之。然察其所以，则火甚于湿，何也？盖芩、栀、连、胆草，清少阳之药，不遗余味，而渗湿之药，不过泽泻、木通、茯苓，轻浅者而已，然数味亦只是火从小便出耳。初不论有湿无湿也，若果甚有湿，六味又不可兼用，今兼用之者，盖因少阳火甚，则厥阴之阴必虚，故又兼六味以补之，况小便实为肝经所主者乎。夫小便有病，大概皆以膀胱为主，即白津出者，亦必以通利为先，若茎中痛，小便秘而论，更属膀胱无疑。不知膀胱属一定之腑，而所以致此腑之病不一，盖相火多寄旺于肝经，少阳实

主之茎中之病，相火为多白津，非相火所系乎？痛痒非肝经所为乎？故曰肝主小便也。然相火当从肾经主治，而知、柏在所宜用，然而知、柏治肾经相火，而山栀、胆草实治肝经相火者也。而究不离乎肾，故又兼用六味丸也。

一男子茎中作痛，筋急缩，或作痒，白物如精，随溺而下，此筋疝也，用龙胆泻肝汤，治之皆愈。张子和曰：遗溺闭癃，阴痿脬痹，精滑白淫，皆男子之疝也，不可妄归之肾冷。若血涸不月月罢，腰膝上热，足躄，嗌干癃闭，少腹有块，或定或移，前阴突出，后阴痔核，皆女子之疝也。但女子不谓之疝，而谓之瘕。（《外科发挥·卷七》）

一男子因劳，茎窍作痒，时出白物，发热口干，以清心莲子饮治之而安。（《外科发挥·卷七》）

一儒者口干发热，小便频浊，大便秘结，盗汗梦遗，遂致废寝。用当归六黄汤二剂，盗汗顿止，用六味地黄丸，二便调和，用十全大补汤及前丸，兼服月余，诸症悉愈。（《内科摘要·卷上》）

【注】《薛案辨疏》：此案纯是阴虚火燥症，当归六黄汤虽为盗汗而设，其于小便频浊，大便秘结，未始不可。此不过曰盗汗顿止而已，余症未止也。既以苦寒清火之后，而有所未愈，而后补阴之品，不可不进矣。六味丸难为二便而设，其于口干发热，梦遗废寝，未始不可，此不过云二便调和而已。余症未和也。既以纯阴壮水之后，而有所未愈，而后气血两补之方，不可不进也。然气血两补，当用八珍，何以前用芩、连、黄柏，而后复用肉桂耶？盖芩、连、黄柏既可止盗汗，则可并止口干发热矣，今口干发热仍在者，是火不归经之故耳。此所以用十全，不用八珍也。至于兼服六味丸者，此症原属水虚而非火虚，故当此凉药虽未能

全愈，然亦未尝不应，故复兼壮水之方，所以固其本也。

◆癃闭

大尹刘天锡内有湿热，大便滑利，小便涩滞，服淡渗之剂，愈加滴沥，小腹腿膝皆肿，两眼胀痛。此肾虚热，在下焦，淡渗导损阳气，阴无以化，遂用地黄、滋肾二丸，小便如故，更以补中益气加麦门、五味兼服而愈。(《内科摘要·卷下》)

【注】《薛案辨疏》：大便滑利，小便涩浊，而因于湿者，法当淡渗所宜也。而不知此案湿热之由来已久，因肾阳之不能化，脾气之不能运，淡渗之品愈趋愈下矣。先生虽不言脾气之虚，而所受之症，皆脾气不升，湿热下流之验。斯时以小便为急，化气为要，故先以六味合滋肾丸，补其肾而化其气，而小便如故矣。更以补中益气合生脉散升其脾而滋其源，诸症自愈也。虽不治湿热，而治湿热之所来耳。

一妇人小便不利，小腹并水道秘闷，或时腹胁胀痛。余以为肝火，用加味逍遥散加龙胆草，四剂稍愈。乃去胆草，佐以八珍散加炒黑山栀，兼服而瘥。(《校注妇人良方·卷八》)

一妇人小便淋沥，小腹胀闷，胸满喘急，诸药不应。余视为转脬之症，用八味丸一服，小便如涌而出。(《校注妇人良方·卷八》)

一妇人因郁怒，小便滴涩，渐至小腹肿胀，痰咳喘促。余用八味丸料煎服，小便即利而痊。(《校注妇人良方·卷八》)

◆尿频

考功杨朴庵口舌干燥，小便频数。此膀胱阳燥阴虚，先用滋肾丸以补阴而小便愈，再用补中益气、六味地黄以补肺肾而

安。若汗多而小便短少，或体不禁寒，乃脾肺气虚也。（《内科摘要·卷下》）

【注】《薛案辨疏》：然余谓小便不利及频数淋沥等症，皆属肾经阴虚，阳不能气化之故。经曰：气化乃能出焉。气属阳，欲化其气，非肉桂不能，故阴虚而阳无化者，滋肾丸有肉桂以化之。而阳虚阴无以化者，六味丸亦当少加肉桂以化之。六味沉滞，何能化其阳气耶？其兼用补中益气者，以口舌干燥为肺气虚也，或更见肺脉空虚可据耳。若汗多云云为脾肺气虚，则并滋肾丸亦不可用，以其害也。

司徒边华泉小便频数，涩滞短赤，口干唾痰。此肾经阳虚热燥，阴无以化，用六味、滋肾二丸而愈。（《内科摘要·卷下》）

【注】《薛案辨疏》：此案云肾经阳虚热燥，阴无以化，用六味、滋肾二丸，何阴阳之不分耶？何用药合一耶？何既曰膀胱又曰肾经耶？何既曰阳虚又曰热燥耶？足以见阳虚即是阴虚，膀胱即是肾经，总之此症原属肾经阴虚不能气化之故，非阳虚也。若果阳虚，当用八味丸、金匮肾气丸主之，六味丸何能治之也？但肾火盛者，即是阴虚阳无以生，用滋肾丸。肾水虚者，即是阳虚阴无以化，用六味丸。此案是肾水既虚，而肾火复旺，故曰阳虚热燥，阴无以化，合用六味、滋肾二丸也。

一妇人患前症（指小便频数，编者注），发热烦躁，面目赤色，脉洪大而虚。余谓此血虚发燥，用当归补血汤数剂而痊。（《校注妇人良方·卷八》）

一妇人患前症（指小便频数，编者注），小便频数，日晡热甚。此肝脾血虚，气滞而兼湿热也。用加味逍遥散加车前子而愈。（《校注妇人良方·卷八》）

一妇人久患前症（指小便频数，编者注），泥属于火，杂用寒凉止血之剂，虚症悉具。余曰：此脾胃亏损而诸经病也，当补中气为主。遂以六君子、补中二汤，兼服两月余，寻愈。(《校注妇人良方·卷八》)

一富商素膏粱，小便赤数，口干作渴，吐痰稠黏，右寸关数而有力。此脾肺积热遗于膀胱，用黄芩清肺饮调理脾肺，用滋肾、六味二丸滋补肾水而愈。(《内科摘要·卷下》)

【注】《薛案辨疏》：此案素膏粱而右寸关数而有力，俱属脾肺之积热也何疑？然脾肺之所以积热也，亦由肾水之不足，肾火之有余故耳。况膏粱之人，何能还房帏之事哉？此滋肾、六味之所以善其后也。连列虚实二案，亦足以见立斋非好补者。

◆遗尿

大司徒许函谷在南银台时，因劳发热，小便自遗，或时不利。余作肝火阴挺不能约制，午前用补中益气加山药、知母、黄柏，午后服地黄丸，月余诸症悉退。此症若服燥剂而频数或不利，用四物、麦门、五味、甘草。若数而黄，用四物加山茱、黄柏、知母、五味、麦门。若肺虚而短少，用补中益气加山药、麦门。若阴挺、痿痹而频数，用地黄丸。若热结膀胱而不利，用五淋散。若脾肺燥不能化生，用黄芩清肺饮。若膀胱阴虚，阴无以生而淋沥，用滋肾丸。若膀胱阳虚，阴无以化而淋涩，用六味丸。若转筋，小便不通，或喘急欲死，不问男女孕妇，急用八味丸，缓则不救。若老人阴痿思色，精不出而内败，小便道涩痛如淋，用加减八味丸料加车前、牛膝。若老人精已竭而复耗之，大小便道牵痛，愈痛愈欲便，愈便则愈痛，亦治以前药；不应，急加附子。若喘嗽吐痰，腿足冷肿，腰骨大痛，面目浮肿，太阳作痛，亦治以前药。若痛愈而小便仍涩，宜用加减八味丸以缓治之。(《内科

摘要·卷下》）

【注】《薛案辨疏》：阴挺失职，不能约制，致令小便自遗，或时不利，实肝经火盛之症。然此案因劳则脾气虚矣。而先生仍曰肝火，其所用之药，又是升提脾气之方，而所加之品，又是清降肾火之剂，何也？盖此症之本，本乎肝火也。今因劳而致者，多伤脾气，多动肾火，脾气伤则肝木自强，肾火动则肝火自炽，故仍曰肝火。而其因则因乎劳，故用药如是，然必有脾虚脉症现，而后可用补中；肾火脉症现，而后可用知柏。不然肝火独盛者，补中适所，以燎拔其原，知、柏未免诛伐无过矣。然余闻脾虚者，忌用寒凉，未见可用补中之症，而加知、柏者也。虽加山药以防泄泻，然不能胜知、柏之苦寒，岂有是病当用是药，而无碍乎甚矣！加减之不可拘也。若此症而有肝火独旺者，当用小柴胡清肝经气分之火，逍遥清肝经血分之火，皆继以六味丸，其补中益气又非所宜。至于种种论治，可谓曲备诸法，然但有病原，而无脉症可据，后人未免有交臂失之之误。如服燥剂而频数云云者，可问而知，或未得其详，须知必有口干唇燥，舌粗咽痛，及大便燥结，午后夜间干热等症。脉见左手涩数，或兼见于右寸可验。如肺虚而短小云云者，须知必有面白神怯，短气力乏，或久嗽自汗，便溏食少等症。脉见右寸关虚软或空洪无力可验，如阴挺痿痹云云者，须知必有肝火旺，肾阴虚及茎痿而缩，或小便无度，或淋沥不禁等症，脉见肝肾洪数或虚洪可验；如热结膀胱云云者，须知必有邪气从太阳传入太阴里症，及补益甚烦躁茎中热痛等症，脉见左手浮洪或左手沉实可验；如脾肺燥云云者，须知必有如前，服药燥剂，诸症但前，是伤血分虚症，此是伤气分实症，或加燥渴引饮而热，在午前较午后稍愈等症。脉见右寸关洪动或涩数有力可验；如膀胱阴虚云云者，须知必有肾经气虚等症，脉见两尺

虚洪无力或只见左尺可验；如转筋小便不通云云者，此症每多暑湿所致，何可必用八味？须知必有手足厥逆，面青神慢，口鼻气冷等症，脉见六部沉迟，或右尺不起可验；如老人阴痿思色云云者，须知必有毛际肿痛，腰疼腿酸，及姬妾颇多，素所好色等症，脉见六部沉涩，或沉迟微弱，或只见两尺可验；如老人精已竭而复耗云云者，须知必有好色斫丧之验，而后可决以上二症，不特老人有之，即少年好色者，亦有患之。至于咳嗽吐痰云云者，即前二老人症之剧处，非别一症也。故继之曰若痛愈而小便仍涩云云，详见《褚氏遗书·精血篇》，但无治法耳。

刘大参，年逾六旬，形气瘦弱，小便不禁或频数，内热口干，或咳痰喘晕。余以为肺肾气虚，用六味丸、益气汤以滋化源。彼不信，反服补阴、降火、涩精之剂，阴窍作痛，或小便不利。仍服前药，不两月而愈。(《明医杂著·卷之三》)

【注】《薛案辨疏》：此案小便不禁或频数及咳痰喘是肺气虚也。内热口干及晕是肾气亏也。故曰肺肾气虚。然肺病则脾必病矣，而独不言脾者何也？盖不言有饮食少进，大便泄泻，肢体倦怠等症，故遗脾而独曰肺肾也。然即脾病而所用药亦不出此耳，余尝论小便诸症治法，要以实者通之，虚者涩之，已不知病必有源，其源在于脏腑，舍腑脏之源而不求，乃笼统以通涩为事，未见其可也。夫小便为膀胱之所司，而膀胱属寒水之腑，故小便诸症其虚其实，皆责于水道通塞。不知肺为水源，肺气不降，则水道固自有病。而肺气不升，则水道之为病更多也。肾为水，主肾气。有邪则水道固自有病。而肾气有亏，则水道之为病更多也。此肾气丸、益气汤所以为滋化源之品，而于小便诸症，更切于他症也。今观夫服补阴降火，涩精之剂，而反阴窍作痛，小便不利者，是降之涩之，适所以增剧也。

一妇人小便自遗，或时不利，日晡益甚。此肝热阴挺不能约制，用六味丸料加白术，酒炒黑黄柏七分，知母五分，数剂者症悉愈。若误用分利之剂，愈损真阴，必致不起。（《校注妇人良方·卷八》）

一老妇患前症（指遗尿，编者注），恶寒体倦，四肢逆冷。余以为阳气虚，先用补中益气加附子三剂，不应。遂以参附汤四剂稍应，仍以前药而安。附子计用四枚，人参三斤许。（《校注妇人良方·卷八》）

◆阳痿

学士徐崦西，口干有痰，欲服琼玉膏。余曰：此沉阴降火之剂，君面白、口干而有痰，属脾肺气虚也，当用温补之剂。不信，仍服两月余，大便不实，饮食少思，且兼阴痿，始信余言。先用补中益气加茯苓、半夏二味，以温补脾胃，饮食渐加，大便渐实，乃去二味，服月余而痊，更服六味丸三月余，阴道如常。矧琼玉膏、固本丸、坎离丸，此辈俱是沉寒泻火之剂，非肠胃有燥热者不宜服。若足三阴经阴虚发热者，久而服之，令人无子。盖谓损其阳气，则阴血无所生故也。屡验。（《明医杂著·卷之三》）

一小儿……至十六岁，阴茎忽痿，服温补之药，茎窍出臭津，旧痕肿痛，余用清肝火之药而愈。（《保婴撮要·卷十一》）

◆遗精

府庠李达卿，素肾虚发热，久服黄柏、知母之类，形体渐瘦，遗精白浊，晡热唾痰。余曰：此肾水亏损，虚火内炽。用补中益气之类，加麦门、五味，前症将愈。又别用清热凉血之剂，饮食少思，唾痰不止。余以为脾肺复虚，不能摄涎归源，仍用前汤加

茯苓、半夏而愈。(《外科枢要·卷三》)

司厅陈石镜（患遗精，编者注），属脾虚，用补中益气、六味地黄而愈。(《明医杂著·卷之三》)

王上舍，遗精，劳苦愈甚，拗中结核。服清心莲子饮、连翘消毒散，不应。予以八珍汤加山药、山茱萸、远志，十余剂渐愈。更以茯菟丸治之，遂不复作。(《外科心法·卷五》)

下堡顾仁成年六十有一，痢后入房，精滑自遗，二日方止。又房劳感寒怒气遂发寒热，右胁痛连心胸，腹痞，自汗盗汗如雨，四肢厥冷，睡中惊悸，或觉上升如浮，或觉下陷如坠，遂致废寝，或用补药二剂益甚，脉浮大洪数，按之微细。此属无火虚热，急与十全大补加山药、山茱、丹皮、附子一剂，诸症顿愈而痊。此等元气百无一二。(《内科摘要·卷上》)

【注】《薛案辨疏》：此症属虚，人皆知之。而何以用补药益甚？盖无火虚热，必需桂、附。徒用补药，适以助其虚热。故益甚也。虽其从入房而来，医者必曰宜先疏之、散之、消之，而后补之。亦何处见其无火虚热耶？岂因四肢厥冷而云然耶？曰不然。从脉之浮大洪数，按之微细而云然也。夫水火之源，皆在于下，今按之微细，则水火衰矣。而洪数独在浮处，岂非虚热乎？病至于此，非一剂所能愈。今曰一剂，诸症愈而痊。

一男子，年逾二十，早于斫丧，梦遗精滑，睡中盗汗，唾痰见血，足热痿软，服黄柏、知母之类。余曰：此阳虚而阴弱也，当滋其化源。不信，恪服之，前症益甚，其头渐大，囟门渐开，视物皆大，吐痰叫喊。余以如法调补，诸症渐退，头囟渐敛而安。(《明医杂著·卷之一》)

【注】《薛案辨疏》：仲景云小儿解颅或久不合者，因肾气有亏，脑髓不足之故。立斋治一小儿年十四解颅，自觉头大，视物昏花，

畏日羞明，用六味丸加鹿茸及补中加山药、萸肉，半载而愈，二载而自合。既婚之后复作，足心如炙，日服前药一剂，三载而愈。后入房两腿痿软，又服前丸而愈，此案云如法调理，当亦犹是方法也。

一男子白浊梦遗，口干作渴，大便闭涩，午后热甚，用补中益气加芍药、玄参，并加减八味丸而愈。(《内科摘要·卷下》)

【注】《薛案辨疏》：主病口干作渴，大便闭涩，俱以为实火，即不然。亦以为燥火就使。午后属阴虚发热，然亦未有不以为阴虚火动，血虚燥结之症也。虽见有白浊遗精，独无火燥所致者乎？而必用八味，何也？余细详先生序法，可知其意者。盖此案因白浊久而后至于梦遗，梦遗久而后至于口干作渴等症，非先有口干作渴而后兼有白浊梦遗。故先生先序白浊，次序梦遗，又次序口干作渴等症，若然则白浊者，脾胃之气已虚，梦遗者，肾脏之阴亦虚矣。脾肾既虚，则口干作渴等症非实火也，明矣。是不得不用补中以补脾胃，八味以补肾脏也。然虚中原有火燥，故补中加白芍、元参以清火，八味去附加五味以润燥也甚矣。先生笔法之妙也。

一男子素遗精，脚跟作痛，口干作渴，大便干燥，午后热甚，用补中益气加芍药、玄参及六味丸而愈。(《内科摘要·卷下》)

【注】《薛案辨疏》：此案似只宜补阴不宜补气，盖以大便燥结故也。不知大便之燥，虽属肾水不足，亦由脾肺气虚不能运行也。然未免有火，复加芍药、玄参于补中益气内以清之，及六味滋其肾水，则大便自润，而诸症自愈。况遗精一症，原不宜独用补阴之法，若专补阴则火降而精益下遗，固当先用升补元气之剂。盖遗滑诸症自属元气下陷者多，然清火必用芍药、玄参者，以遗精必有相火，而相火在于肝肾，故加芍药以清肝经相火，玄参以清

肾经相火也。

一小儿十五岁，御女后……患遗精盗汗发热，仍用前药（指十全大补汤、加味归脾汤。编者注）及地黄丸而愈。此症治不拘男妇老幼皆效。(《保婴撮要・卷三》)

朱工部劳则遗精，齿牙即痛，用补中益气加半夏、茯苓、芍药，并六味地黄丸渐愈，更以十全大补加麦门、五味而痊。(《内科摘要・卷下》)

【注】《薛案辨疏》：齿牙痛属胃火上炎者多，即遗精亦属脾湿下流者多，合而观之，宜清降脾胃湿火，然劳则遗精者，悉属脾胃气虚矣，且精与齿牙又俱属于肾，故并用六味丸。而劳则多气血虚，故又终之以十全大补也。我意此症，其肺胃间必有虚火，故补中加白芍，十全大补加麦冬、五味也。夫察症须知一贯之法，如此症劳则遗精，其遗精必属于虚，遗精而齿牙即痛，痛亦必属于虚，更何有胃火上炎，脾湿下流之疑耶？

◆血证

一妇人……因怒乃衄，寒热往来，用小柴胡汤加芍、归、丹皮而愈。(《校注妇人良方・卷七》)

一妇人因劳衄血，服凉血之剂，更致便血。或以血下为顺，仍用治血。余曰：此因脾气下陷而血从之，当升补脾气，庶使血归其经。不信，果血益甚。余朝用补中益气汤，夕用加味归脾汤而愈。此症用寒凉止血，不补脾肺而死者多矣。(《校注妇人良方・卷七》)

一妇人郁结而患前症（指衄血，编者注），用加味归脾汤，其血渐止，饮食渐进。用加味逍遥散，元气渐复，寒热渐止。(《校注妇人良方・卷七》)

张地官坠马伤腿，服草乌等药，致衄血咳嗽，臂痛目黄，口渴齿痛，小便短少。此因燥剂伤肺与大肠而致。余用生地、芩、连、黄柏、知母、山栀、山药、甘草，以润肺之燥而生肾水，小便顿长，诸症并止。以山药、五味、麦门、参、芪、芎、归、黄柏、黄芩、知母、炙草，以滋阴血，养元气而疮敛。(《正体类要·上卷》)

田完伯侄仲秋因怒跌仆，遍身作痛，发热衄血，肝脉洪弦。余曰：久衄脉洪乃肝火盛而制金也。至春则肝木茂盛而自焚，或戕贼脾土，非易治之症。当滋肾水以生肝木，益脾土以生肺金。乃杂用泻肝火等药，殁于仲春之月。(《正体类要·上卷》)

儒者杨启元，素勤苦，吐血发痉，不知人事，余以为脾胃虚损，用十全大补汤及加减八味丸而痉愈，再用归脾汤而血止。(《内科摘要·卷下》)

【注】《薛案辨疏》：痉症多发于亡阳或吐血之症，或病后气血两虚者，要不外于肝木之象也。此案在勤苦吐血所致，则宜补血为先，而用十全、八味温补脾肾之方者，必有大虚大寒脉症现耳。且既云脾胃亏损而治兼及肾者，盖吐血属脾胃土虚，寒不能统摄，而脾胃土之虚寒又属命门火衰，不能生土故也。虽现肝木之象，土已伤损无暇，治肝木矣，至痉愈后而仍用归脾，此是勤苦吐血之方也。论血症未止，而用桂、附，非灼见有虚寒者不可也。

辛丑夏，余在嘉兴屠内翰第，遇星士张东谷谈命，时出中庭吐血一二口，云：久有此症，遇劳即作。余意此劳伤肺气，其血必散，视之果然，与补中益气加麦门、五味、山药、熟地、茯神、远志，服之而愈。翌早请见云：每服四物、黄连、山栀之类，血益多而倦益甚，今得公一匕吐血顿止，神思如故，何也？余曰：脾统血，肺主气，此劳伤脾肺，致血妄行，故用前药健脾肺之气，

而嘘血归源耳。后率其子以师余，余曰：管见已行于世矣，子宜览之。（《内科摘要·卷下》）

【注】《薛案辨疏》：此案云劳伤肺气，补中合生脉足矣。而更加归脾、六味之半，要知劳者未有不兼伤心脾与肾也。夫劳心者，伤心脾当用归脾汤主之；劳力者，伤脾肾，当用十全、六味主之；劳烦者，伤脾肺，当用补中益气主之。然未尝不可合而治之。但要分心脾、脾肾、脾肺之伤，孰轻孰重，而主之也。大概多言者，伤肺；多思者，伤脾；此正是星士之所劳伤也，故以补中为主，然多言多思，未有不伤心者，故复加茯神、远志，心与肾交，心伤则及肾，故并加山药、熟地。

一妇人……因怒吐血躁渴，用人参五钱，苓、术、当归各三钱，陈皮、甘草各一钱，治之而愈。（《校注妇人良方·卷五》）

一妇人素勤苦，因丧子饮食少思，忽吐血甚多而自止，此后每劳则吐数口，瘵症已具，形体甚倦，午前以补中益气，午后以归脾汤送地黄丸而愈。（《女科撮要·卷上》）

一妇人素性急，患肝风之症，常服搜风顺气丸、秦艽汤之类。后大怒吐血，唇口牵紧，小便频数，或时自遗。余以为肝火旺而血妄行，遂用小柴胡汤加山栀、牡丹皮，渐愈。（《校注妇人良方·卷三》）

一妇人素性急，患吐血治愈……五年之后，又大怒吐血，误服降火祛风化痰之剂，大便频数，胸满少食。用清气化痰之剂，呕而不食，头晕口干，不时吐痰。用导痰降火之类，痰出如涌，四肢常冷。余曰：呕而不食，胃气虚弱也。头晕口干，中气不能上升也。痰出如涌，脾气不能摄涎也。四肢逆冷，脾气不能运行也。用补中益气加茯苓、半夏治之，诸症渐愈。又用加味归脾汤，兼服而安。（《校注妇人良方·卷三》）

一妇人年将七十，素有肝脾之症，每作（指吐血，编者注）则饮食不进，或胸膈不利，或中脘作痛，或大便作泻，或小便不利，余用逍遥散加山栀、茯神、远志、木香而愈。后忧女孀居，不时吐紫血，每作先倦怠烦热，以前药加炒黑黄连三分，吴茱二分，顿愈。复因怒，吐赤血甚多，躁渴垂死。此血脱也，法当补气，乃用人参一两，苓、术、当归各三钱，陈皮、炮黑干姜各二钱，炙草、木香各一钱，一剂顿止。信药有回生之功，不可委于天命也。(《女科撮要·卷上》)

一男子胸膈痞闷，专服破气之药。曰：此血虚病也。血生于脾土，若服前药，脾气弱而血愈虚矣。不信，又用内伤之药反吐血。余曰：此阳络伤也。后果然。(《内科摘要·卷下》)

【注】《薛案辨疏》：用药之法，其攻补寒热，前后当不甚相远，如前服温补之剂而相安者，后断不可骤改寒凉攻伐之品，盖相安即相投也，而况用之得渐愈者乎？惟前用平常无力量之品，其病虽觉相安，然久而不见其渐愈，此病情未得，自当改用。攻补寒热之所宜大剂重量，以期必中。肯綮是为独出手眼，以探病情之隐匿，未有如是案，既用壮火补土之大剂，已非平常无力量之品，不特相安，而且渐愈矣。何以遂改用攻积之剂，以至不可救，此自取速功，而求速死也。

一女子饱食负重而吐血，用前汤（指四生丸，编者注）及青饼子而愈。(《校注妇人良方·卷七》)

一女子怀抱素郁，胸满食少，吐血面赤，用六味丸及归脾加山栀、贝母、芍药而愈。(《校注妇人良方·卷七》)

一男子咳嗽吐血，热渴痰盛，盗汗遗精，用地黄丸料加麦门、五味，治之而愈。后因劳怒，忽吐紫血块，先用花蕊石散，又用独参汤渐愈。后劳则咳嗽吐血一二口，脾肺肾三脉皆洪数，用补

中益气、六味地黄而痊愈。(《内科摘要·卷下》)

【注】《薛案辨疏》：立斋先生，凡遇此案之症，未尝不以补中、六味或兼生脉以兼脾肺肾之法治之。而此案何以只用六味合生脉以补肺肾而独遗脾也？是必阴分独虚，而且燥热者，然而何以知之？盖无肢体劳倦，饮食少思等症故也。至劳怒后忽吐紫血块，则脾气已虚矣。然瘀血不可不消，故先用花蕊石散消之，而后继以独参汤补元气。此因劳怒则元气既伤，消瘀则元气复伤，故进独参汤直补元气，若兼他药，功不专一而且缓矣，及后劳则咳嗽吐血三口，而见脾肺肾三脉皆洪数，是肺肾既已素亏，而脾亦因劳怒后同虚矣。故即以补中、六味常法进之也。然洪数之脉，未尝无火，独见于肾，犹曰阴虚火旺也。尚可用六味滋阴而火自退，若兼见于脾肺，未有不曰气分有火，若用参、芪，则肺热还伤肺矣。不知从劳怒后吐血，脉见洪数，正是脾肺气虚极处，土被火销，金被火烁，非急补土金，元气何以退销烁之火乎？

一妇人尿血，久用寒凉止血药，面色萎黄，肢体倦怠，饮食不甘，晡热作渴三年矣。此前药复伤脾胃，元气下陷而不能摄血也。盖病久郁结伤脾，用补中益气以补元气，用归脾汤以解脾郁，使血归经，更用加味逍遥以调养肝血，不月诸症渐愈，三月而痊。(《女科撮要·卷上》)

一妇人尿血，因怒气寒热，或头痛，或胁胀，用加味逍遥，诸症稍愈。惟头痛，此阳气虚，用补中益气加蔓荆子而痊。(《女科撮要·卷上》)

一妇人尿血，用加味逍遥治愈……后郁怒，小腹内痛，次日尿血热甚，仍用前散加龙胆草并归脾汤，将愈，因饮食所伤，血仍作，彻夜不寐，心忡不宁，此脾血尚虚，用前汤而痊。(《女科撮要·卷上》)

一妇人小便出血，服四物、蒲黄之类，更加发热吐痰，加芩、连之类又饮食少思，虚症蜂起，肝脉弦而数，脾脉弦而缓。此因肝经风热，为沉阴之剂，脾伤不能统摄其血，发生诸脏而然也。予用补中益气汤、六味地黄丸而痊。（《校注妇人良方·卷八》）

一男子，尿血，阴茎作痛，服清心莲子饮不应，服八正散愈盛。予以发灰，醋汤调服，少愈，更以斑龙丸而平。（《外科心法·卷五》）

光禄张淑人，下血烦躁，作渴，大便重坠，后去稍缓，用三黄汤加大黄至四两方应。后用三黄汤，又二十余剂而愈。此等元气，百中一二。（《校注妇人良方·卷八》）

韩地官之内，脾胃素弱，因饮食停滞，服克伐之剂，自汗身冷，气短喘急，腹痛便血，或用诸补剂，皆不应。余用人参、炮附子各五钱，二剂稍应。却用六君子，每剂加炮附子三钱，四剂渐安。又用前汤每加附子一钱，数剂乃瘥。（《校注妇人良方·卷八》）

刑部德弘，便血数年，舌下筋紫，午后唇下赤，胃肺脉洪。予谓大肠之脉散舌下，大肠有热，故舌下筋紫又便血。盖胃脉环口绕承浆，唇下即成浆也，午后阴火旺，故承浆发赤。盖胃为本，肺为标，乃标本有热也。遂以防风通圣散为丸，治之而愈。后每睡忽惊跳而起，不自知其故，如是者岁余。脑发一毒，焮痛，左尺脉数。此膀胱经积热而然，以黄连消毒散，数剂少愈。次以金银花、瓜蒌、甘草节、当归，服月余而平。（《外科心法·卷五》）

一妇人但怒便血，寒热口苦，或胸胁胀痛，或小腹痞闷。此木乘土，用六君加柴胡、山栀而愈，用补中益气、加味逍遥二药而不复作。（《女科撮要·卷下》）

一妇人粪后下血，面色萎黄，耳鸣嗜卧，饮食不甘，服凉血药愈甚。诊之右关脉浮而弱，以加味四君子汤加升麻、柴胡，数剂脾气已醒，兼进黄连丸，数剂而愈。大凡下血，服凉血药不应，必因中气虚不能摄血，非补中升阳之药不能愈，切忌寒凉之剂。亦有伤湿热之食，成肠澼而下脓血者，宜苦寒之剂以内疏之。脉弦绝涩者难治，滑大柔和者易治。（《外科发挥·卷七》）

一妇人久下血在粪前，属脾胃虚寒，元气下陷，用补中益气加连炒吴茱一钱，数剂稍缓；乃加生吴茱五分，数剂而愈。（《女科撮要·卷下》）

一妇人下血不已，面色萎黄，四肢畏冷。此中气下陷，用补中益气汤送四神丸，数服而愈。（《校注妇人良方·卷八》）

一妇人因怒胸痞，饮食少思，服消导利气之药，痰喘胸满，大便下血。余用补中益气加茯苓、半夏、炮姜四剂，诸症顿愈，又用八珍加柴胡、炒栀全愈。（《校注妇人良方·卷八》）

一男子便血，过劳益甚，饮食无味，以六君子汤加黄芪、地黄、地榆治之而愈。（《外科发挥·卷七》）

一男子便血，每春间尤甚，兼腹痛，以除湿和血汤治之而愈。（《外科发挥·卷七》）

一男子粪后下血，久而不愈，中气不足，以补中益气汤数剂，更以黄连丸数服血止；又服前汤，月余不再作。（《外科发挥·卷七》）

一男子粪后下血，诸药久不愈，甚危。诊之乃湿热，用黄连丸二服顿止，数剂而痊。（《外科发挥·卷七》）

一男子素有湿热便血，以槐花散治之而愈。（《外科发挥·卷七》）

一儒者素勤苦，因饮食失节，大便下血，或赤或黯，差半载之后，非便血则盗汗，非恶寒则发热，血汗二药用之无效，六脉浮大，心脾则涩。此思伤心脾，不能摄血归源。然血即汗，汗即血。其色赤黯，便血盗汗，皆火之升降微甚耳；恶寒发热，气血俱虚也。乃午前用补中益气以补脾肺之源，举下陷之气，午后用归脾加麦门、五味以补心脾之血，收耗散之液，不两月而诸症悉愈。(《内科摘要·卷上》)

【注】《薛案辨疏》：此案既曰儒者，且曰素勤苦，又曰因饮食失节，则其心脾之虚可知，心主血，脾统血，虚则血不能固，因而大便下血，此宜直补心脾兼提下陷无疑也。而况脉之心脾则涩者乎？其中变现诸症，皆属于虚。故凡病症之变现进出者皆虚，无主持之故，一从于补而已，无论其似寒似热似实似虚也。

一儒者素善饮，不时便血，或在粪前，或在粪后，食少体倦，面色萎黄。此脾气弱虚，而不能统血。以补中益气汤加吴茱萸、黄连，三十余剂而再不发。(《外科枢要·卷三》)

一小儿之母，怀抱郁结，又兼便血。用加味归脾汤、加味逍遥散与子兼服，其子亦愈（指夜间咬牙，或盗汗，或便血。编者注）。(《保婴撮要·卷五》)

一男子，痔疮肿痛，便血尤甚，脉洪且涩。经云：因而饱食，筋脉横解，肠澼为痔。盖风气通于肝，肝生风，风生热，风客则淫气伤精，而成斯疾。遂与黄连、当归、黄芪、生地黄、防风、枳壳、白芷、柴胡、槐花、地榆、甘草，治之渐愈。次以黄连丸而瘥。又姜生，便血数年，百药不应，面色萎黄，眼花头眩，亦以黄连丸治之而平。(《外科心法·卷五》)

一男子所患同前（指郁结伤脾，发热作渴，胸膈不利，饮食少思。编者注），不信余言，服大黄等药泄泻便血，遍身黑黯，复求治。余视之曰：此阴阳二络俱伤也。经曰：阳络伤则血外溢，阴络伤则血内溢。辞不治，后果殁。(《内科摘要·卷下》)

【注】《薛案辨疏》：此案以如是之症，如是之脉，而论其为心脾郁结，气血两伤之症，用加味归脾治之无容疑矣。独诸症渐退，后大便尚涩，两颧赤色，诚属肝肾虚火，似用六味丸为当，而又曰内伤阴血，投八珍汤者，岂以脉涩，终属血少而非水亏乎？六味丸但能补水而不能补血乎？要当知涩脉之不可用泥滞之药，血虚之宜兼用补气之方也。至于后案阴阳二脉俱伤者，但见便血不见吐血，何以见血外溢乎？不知遍身黑黯，即是血之外溢，非必吐血便血，始谓阴阳俱伤也。

一男子每怒必便血，或吐血，即服犀角地黄汤之类。余曰：此脾虚不能摄血，恐不宜用此寒凉之药。彼不信，仍服之，日加倦怠，面色痿黄。更用四物、芩、连、丹皮之剂，饮食少思，心烦渴热，吐血如涌，竟至不起。若用四君、芎、归、补中益气汤，多有得生者。(《外科枢要・卷三》)

嘉靖乙未，绍患肝木克脾，面赤生风，大肠燥结，炎火冲上，久之遂致脏毒下血，肠鸣溏泄，腹胀喘急，驯到绝谷，濒于殆矣。诸医方以黄连、枳实之剂投之，展转增剧，乃求治于立斋先生。先生曰：尔病脾肾两虚，内真寒而外虚热，法当温补。遂以参、术为君，山药、黄芪、肉果、姜、附为臣，茱萸、骨脂、五味、归、苓为佐，治十剂，俾以次服之。诸医皆曰：此火病也，以火济火可乎？绍雅信先生不为动，服之浃旬，尽剂而血止，诸病遄已。先是三年前，先生过绍，谓曰：尔面部赤风，脾胃病也，不治将深，予心忧之，而怠缓以须，疾发又惑于众论，几至不救，微先生吾其土矣。呜呼！先生之术亦神矣哉！绍无以报盛德，敬述梗概，求附案末，以为四方抱患者告。庶用垂惠于无穷云。长州朱绍。(《内科摘要・卷上》)

【注】《薛案辨疏》：此案虽曰脾肾两亏，究竟脾虚为重。始曰

肝木克脾，终曰面部赤风，脾胃病也。而所用之药，又温补脾胃为主。独是以面赤生风，大便燥结，炎火行上，脏毒下血，肠鸣喘急等症。皆属内热无疑，而先生独曰：内真寒而外虚热也。是从何处而见耶！岂以脉象得之乎？抑以枳实、黄连反之乎？余细详书法，在久之遂致四字。夫初病之面赤生风，是为肝经自动之风，风夹火上，故而为之赤，此症先生亦明言脾胃病矣。盖肝火自生风，火势必凌侮脾胃之土故也。未几而大肠燥结，脾胃之阴已为风火所耗，未已而炎火冲上，阴已愈耗，而风火愈旺矣。斯时脾肾未至两虚，亦未至内真寒，而外虚热也。所用枳实、黄连，虽未的中，然无大害，但久之而枳实、黄连辈，服之既多，遂致实变为虚，热化为寒。于是脏毒下血等症发，皆脾肾虚寒之故。是枳实、黄连投之已久，并投于遂致之后，故曰：辗转增剧也。此先生遂定为脾肾两虚，内真寒而外虚热也。

通府薛允頫下血，服犀角地黄汤等药，其血愈多，形体消瘦，发热少食，里急后重。此脾气下陷，余用补中益气加炮姜，一剂而愈。（《内科摘要·卷上》）

一男子脏毒下血，服凉血败毒药，不惟血不能止，且饮食少思，肢体愈倦，脉数，按之则涩。先以补中益气汤，数剂稍止；更以六君子汤加升麻、炮姜，四剂而止；乃去炮姜，加芎、归，月余脾胃亦愈。尝治积热，或风热下血者，先以败毒散散之；胃寒气弱者，用四君子汤或参苓白术散，补之即效。（《外科发挥·卷七》）

一男子脏毒下血，脾气素弱，用六君子汤加芎、归、枳壳、地榆、槐花治之而愈。后因谋事血复下，诸药不应，予意思虑伤脾所致，投归脾汤四剂而痊。大抵此症所致之由不一，当究其因而治之。丹溪云：芎归汤一剂，又调血之上品，热加茯苓、槐花，冷加白茯苓、木香，此则自根自本之论也。虽然精气血出于谷气，惟大肠下血，以胃药收功，以四君子汤、参苓白术散，以枳壳散、小乌沉汤和之，胃气一回，血自循经络矣。肠风者，邪气外入，随感随见。脏毒者，蕴积毒久而始见。又云：人惟坐卧风湿，醉饱房劳，生冷停寒，酒面积热，以致荣血失道，渗入大肠，此肠风脏毒之所作也。挟热下血，清而色鲜，腹中有痛；挟冷下血，浊而色暗，腹内略痛。清则为肠风，浊则为脏毒。有先便而后血者，其来也远；有先血而后便者，其来也近。世俗粪前粪后之说，非也！治法大要：先当解散肠胃风邪，热则败毒散，冷则不换金正气散加川芎、当归，后随其冷热治之。

河间云：起居不节，用力过度，则络脉伤。阳络伤则血外溢，血外溢则衄血；阴络伤则血内溢，血内溢则便血。肠胃之络伤，则血溢。肠外有寒，汁沫与血相搏，则并合凝聚，不得散而成积矣。又《内经》云：肠澼下脓血，脉弦绝者死，滑大者生。血溢身热者死，身凉者生。诸方皆谓风热侵于大肠而然，若饮食有节，起居有时，肠胃不虚，邪气从何而入。(《外科发挥·卷七》)

一妇人素勤苦，冬初患咳嗽发热，久而吐血盗汗，经水两三月一至，遍身作痛。或用化痰降火，口噤筋挛，谓余曰：何也？余曰：此血虚而药益损耳。遂用加减八味丸及补中益气加麦门、五味、山药治之，年余而痊。(《女科撮要·卷上》)

一妇人为哭母，吐血咳嗽，发热盗汗，经水不行。此悲伤肺，思伤脾。朝服补中益气加桔梗、贝母、知母，夕用归脾汤送六味丸而愈。(《校注妇人良方·卷七》)

一妇人，素沉静，晡热内热，月经不调，后每一二月，或齿缝或舌下或咽间出血碗许，如此年余，服清热凉血调理之药益甚，问治于余。余谓肝脾气郁，血热上行。先用加味归脾汤，后

用加味逍遥散，摄血归源而经自调，前症顿愈。（《明医杂著·卷之三》）

一妇人经素不调，因怒衄血。此肝火炽盛，用加味小柴胡加红花，二剂血止，又用加味逍遥散、八珍汤兼服三十余剂，经行如期。（《校注妇人良方·卷七》）

一妇人月经不利，忽妄行呕血，察其形脉如常，用四生丸即安。（《校注妇人良方·卷七》）

一妇人年逾六十，带下黄白，因怒胸膈不利，饮食少思。服消导利气之药，反痰喘胸满，大便下血。余曰：此脾气亏损，不能摄血归源也。用补中益气加茯苓、半夏、炮姜，四剂，诸症顿愈，又用八珍加柴胡、炒栀而安。（《女科撮要·卷上》）

◆痰饮

大尹陈克明，导痰后痰益多，大便不实，喜极热饮食，手足逆冷。余谓命门火衰而脾肺虚寒，不能摄涎归源。用八味丸而寻愈。（《明医杂著·卷之四》）

二守陈子忠，饮食少思，吐痰，口干，常服二陈、枳实、黄连之类，脾胃受伤，乃问于余。余述东垣先生曰脾胃之症，实则枳实、黄连泻之，虚则白术、陈皮补之。彼遂以二味等分为丸常服。由是多食而不伤，过时而不饥。（《明医杂著·卷之四》）

【注】《薛案辨疏》：脾胃之气多虚而少实，实则何病之有？惟虚也。故凡病之生，未有非食少不食者焉！即伤食停食其中，有物之病，亦因脾胃气虚而不能运，不得已，而暂用消导。当即继之以调补，且有不可消导？只调补而气自能运，则伤者停者自去，或未能自去，亦当于调补之中，少加消导，此洁古老人制枳术丸，以白术为君，枳实为佐者，即此意也。此案云饮食少思，是脾胃

之气虚也。绝非伤食停食之症，补之犹恐不能复元，况敢用寒凉消导乎？即其吐痰也，因气虚而津液凝结也。口干也，因气虚而津液不生也。补其气，气足则津液自生，而不凝结矣。此是纯虚症，故不可用枳术丸，而用白术、陈皮纯补之品以治之。或疑陈皮非补剂，不知脾胃之气喜运，故以白术大补之，而以陈皮从而运之，适合脾胃之性，惟其运也。故由是多食而不伤，过时而不饥，不观夫六君、补中、养荣等方，陈皮无不与焉。

阁老梁厚斋气短有痰，小便赤涩，足跟作痛，尺脉浮大，按之则涩。此肾虚而痰饮也，用四物送六味丸不月而康。仲景先生云：气虚有饮，用肾气丸补而逐之。诚开后学之蒙瞶，济无穷之夭枉。（《内科摘要·卷下》）

【注】《薛案辨疏》：此案脉症其为肾虚也固矣。肾虚而用六味也是矣。而何以兼进四物耶？四物属血剂而非水剂，属肝剂而非肾剂，而用之者，其必有肝血同亏之症耶。曰：然盖脉之浮大，是肾水虚，按之而涩，是肝血虚也。虽只见于尺部而已，为肝肾同亏之症矣。此所以用四物、六味也。至于引仲景先生云气虚有饮，用肾气丸补而逐之者。要知气虚二字，非脾肺之阳气虚，乃肝肾之阴气虚也。若脾肺之阳气虚者，必当用四君、补中之类，而何以用肾气丸耶？盖痰饮属水，肾脏主之，肾水之所以成痰饮者，以肾气不化之故也。故曰肾气虚。今并不曰肾气虚而曰气虚者，以肾为气之本，然必脉症见有肾虚者，宜然耳。

秋官张碧崖，面赤作渴，痰盛，头晕。此肾虚水泛为痰，用地黄丸而愈。（《明医杂著·卷之四》）

【注】《薛案辨疏》：面赤作渴，痰盛头晕者，阳明火盛亦有之。然脉必洪实，若肾虚者，脉必洪空或枯劲也。余尝谓水泛为痰之说，有水泛水沸二种。盖水泛者，肾中之火虚，水无所附而泛于

上耳，其痰多清淡如涎，滚滚不竭者是也。法当用八味丸以补之。水沸者，肾中之水虚，火炽于下而沸于上耳。其痰多稠浊如沫，口口相逐者是也。法当用六味丸以摄之。总之皆属肾虚，但分有火无火为要。不可不详察也。

儒者杨文魁，素唾痰，诸药不应，服牛黄清心丸吐痰甚多，或头晕，或热从胁起。左脉洪大有力，右脉浮大而无力。余曰：此足三阴亏损，虚火不能归源。用补中益气加麦门、五味及加减八味丸，补其化源而愈。(《明医杂著·卷之四》)

【注】《薛案辨疏》：昔人谓热从足底起，为肾经火，当用七味八味引之益之。若从腹起为脾经火，从胁起为肝火，当另作处治也。不知肝脾肾同为三阴，热起处，皆属阴火。脱根上炎而七味八味皆可主也。然余谓阴火既上炎，似不可用升提之品，今乃先用补中益气，虽有麦冬、五味以制之要，亦右脉浮大无力，为可用耳。余又谓左脉洪大有力，似不可用温热之品，今乃继用加减八味，虽有丹皮、泽泻以清之，要亦右脉浮大无力为可用耳。盖右脉浮大无力，统三部而言也。在于寸关则脾肺之气已虚矣，故可用升提；在于尺中则命门之火已衰矣，故可用温热。夫先天之火，后天之气，既已虚矣。则左脉之洪大有力，岂实火而然乎？正阴虚之故耳。

太守朱阳山之内素善怒，胸膈不利，吐痰甚多，吞酸嗳腐，饮食少思，手足发热十余年矣。所服非芩、连、枳实，必槟、苏、厚朴。左关弦洪，右关弦数。此属肝火血燥，木乘土位，朝用六味地黄丸以滋养肝木，夕用六君加当归、芍药以调补脾土，不月而愈。(《内科摘要·卷上》)

先兄体貌丰伟，唾痰甚多，脉洪有力，殊不耐劳，遇风头晕欲仆，口舌破裂，或至赤烂，误食姜蒜少许，口疮益甚，服八味

丸及补中益气加附子钱许即愈。停服月余，诸症仍作。此命门虚火不归源也。(《内科摘要·卷下》)

【注】《薛案辨疏》：此案用八味是矣。何以复进补中益气乎？且症皆有上炎之势，能不更助其上炎乎？岂以吐痰不耐劳，遇风头晕等症，属中气虚弱，故必兼用之乎？余细观之而知其法矣。先用八味，其口舌破裂赤烂，口疮等症已愈。而吐痰不耐劳，遇风头晕等症，不与之同愈。故改补中以升补其元气，然犹恐命门无根，不任升提，故仍用附子以镇之也。噫！医至于此神矣！化矣！试思症，现口舌破裂，或至赤烂，误食姜蒜少许，口疮益甚，而脉又现洪有力者，敢用八味丸大温大热之剂乎？试思症，现体貌丰伟，吐痰甚多，遇风头晕，而又以火势上炎，脉又现洪有力者，其敢用补中益气加附子，大升大补、大温热之剂乎？虽前言往行载于典籍者不乏其法，而敢用之者，代不过数人而已。至于今日医道中绝闻之者未有不讶然失笑也。

一妇人，素郁结，胸膈不宽，吐痰如胶。用加味归脾汤乃瘥。(《明医杂著·卷之二》)

一妇人，吐痰，头晕，带下青黄。用四七汤送白丸子，小柴胡加白术、茯苓治之而安。(《明医杂著·卷之二》)

一妇人，元气素弱，痰气时作，或咽间不利，或胸痞等症。余以为郁结伤脾，用加味归脾汤治之而愈……后遇恚怒，前症（指咽间不利，胸痞等。编者注）仍作，惑于众言，以为痰饮，妄用祛痰之剂，吐泻数次，变诸异症，口噤不醒。余以为脾胃复伤，日用六君子一剂，米饮浓煎，常服匙许，至四日渐进粥食，乃服前药，间以归脾汤，喜其善调养，两月余诸症悉愈。(《明医杂著·卷之二》)

一妇人……因怒吐痰，自服清气化痰丸，饮食不进，吐痰甚

多，胸胁胀满，余用六君子倍加参、术，少加木香，数剂而安。（《校注妇人良方·卷三》）

一妇人……因饮食停滞，口吐痰涎，此脾气虚，不能摄涎归经也，用六君子二十余剂而安。（《校注妇人良方·卷三》）

一男子，素肾虚而咳痰，亦用导痰之法，虚症悉具，痰涎上涌，小便频数。余谓足三阴虚而复损也。朝用补养脾气汤，培养脾肺之气；夕用六味丸加五味子，收敛耗散之精而愈。（《明医杂著·卷之四》）

一男子，素吐痰，遇怒其痰益甚，胸膈痞满。此肝木制脾土也。用六君加木香治之而痊。（《明医杂著·卷之二》）

一男子，吐痰，胸膈不利，饮食少思，服海石、瓜蒌之类，不应。余曰：此脾气虚弱，不能消导而为痰，当健脾为主。彼不信，又服驱逐之剂，其痰如涌，四肢浮肿，小腹肿胀，小便涩滞。余曰：此复损脾肾所致也。先用金匮加减肾气丸、补中益气汤治之，诸症渐减，又用八味丸兼前汤而愈。（《明医杂著·卷之二》）

一男子侵晨或五更吐痰，或有酸味，此是脾气虚弱，用六君送四神丸而愈。若脾气郁滞，用二陈加桔梗、山栀送香连丸。若郁结伤脾，用归脾汤送香连丸。若胸膈不舒，归脾加柴胡、山栀送左金丸。若胃气虚，津液不能运化，用补中益气送左金丸。（《内科摘要·卷上》）

【注】《薛案辨疏》：此案必有遗文，其侵晨或五更吐痰，不特吐痰而已。当必有泄泻一症在内，何也？盖此案既例在泄泻门中，而四神丸、香连丸非治痰之药，实治泄之方也。而四神丸又属侵晨五更泄泻之的方故耳。至于酸味，实为肝木之味，此皆肝木郁土中之明验，故下文详及左金丸也。

一男子素厚味，胸满痰盛，余曰：膏粱之人，内多积热，与

法制精气化痰丸而愈。彼为有验，修合馈送，脾胃虚者，无不受害。(《内科摘要·卷下》)

【注】《薛案辨疏》：此案以素厚味而知其膏粱积热，故用此药见效。若脾胃虚者，何以堪之？嗟乎！素厚味者几人乎！而可以修合馈送耶？一医云验方治病，不可尽信，用于外科庶或宜之，然亦有虚火实火之分，在阴在阳之别，宜攻宜补，或表或里，又有气血之衰旺，时令之寒暄，运气胜复，何可概以一方治之耶？况大方证治，变化无穷，微妙莫测者乎？王节斋清气化痰丸，用于膏粱禀壮之人，酒客顽痰之症，原为神品，但不可概施耳。

一男子愈后（指麻风病，编者注），每早吐痰碗许，形体倦怠。此中气虚而不能克化饮食，以参、芪、白术、陈皮、半夏曲为丸，临卧服，早间服补中益气汤，不月而愈。盖胃为五谷之海，脾为消化之器，若脾气健旺，运行不息，痰自无矣。(《疠疡机要·上卷》)

一儒者，脾肾素虚而有痰，或用导痰之法，痰甚，作渴，头晕，烦热。余谓中气虚弱而变症，用补中益气汤而愈……后又劳神，畏见风寒，四肢逆冷，口沃痰涎。余以为脾气虚寒之真病，以六君子加炮姜、肉桂而愈。(《明医杂著·卷之四》)

一儒者虽盛暑喜燃火，四肢常欲沸汤渍之，面赤吐痰，一似实火，吐甚宿食亦出，惟食椒、姜之物方快。余谓食入反出，乃脾胃虚寒，用八味丸及十全大补加炮姜渐愈，不月平复。(《内科摘要·卷上》)

【注】《薛案辨疏》：盛暑燃火，四肢渍沸，望而知其为脾胃虚寒，而况食椒、姜物方快乎。独面赤吐痰，吐甚宿食亦出之症，此亦有阳明火亢者，亦有肝脾火郁者，似难概以虚寒论，且前症亦有火极似水之假象，火郁喜辛之暂开者乎，虽然必有可据者也。

盖阳明火亢者，所吐之物必臭秽，或声厉，或发渴，脉必洪长而数。肝脾火郁者，所吐之物，必酸苦，或胸闷，或吐后反快，脉必细数而涩。今此案大都所吐之物，不臭秽，不酸苦，其声低而不渴，其气怯而不快，其脉必浮大而微或迟细而虚，是可辨也。非独以食入反出，即断为脾胃虚寒耳。然即以脾胃虚寒论，似亦当先用补中益气加姜、桂，而后或继以八味丸。何以此案即用八味丸耶？盖虚寒之症，而至面赤吐痰者，似有火衰戴阳之意，似有龙雷上窜之意，此皆不当升提而当用导引者也。故虽曰：脾胃虚寒而即用八味，然脾胃之虚寒，未能同愈，又用十全大补加炮姜双补脾肾，非法之纯，而无弊者乎。

进士张禹功，饮食停滞，胸满唾痰，或用药导之，痰涎上涌，眩晕，热渴，大便秘结，喜冷饮食，手足发热。余谓肾水虚弱，津液难降，败液为痰，用六味丸而愈。(《明医杂著·卷之四》)

大参李北泉时吐痰涎，内热作渴，肢体倦怠，劳而足热，用清气化痰益甚。余曰：此肾水泛而为痰，法当补肾，不信，另进滚痰丸一服，吐泻不止，饮食不入，头晕眼闭，始信。余用六君子汤数剂，胃气渐复，却用六味丸月余，诸症悉愈。(《内科摘要·卷上》)

考功杨朴庵，呕吐痰涎，胸腹膨胀，饮食少思，左关脉弦长，按之无力；右关脉弦长，按之微弱。此木克土也。用六君子加柴胡、山栀、木香而愈。

疏曰：此案似当用六君加升、柴，今仅加柴胡而不加升麻者，以呕吐不宜过升，加山栀者，所以止呕吐；加木香者，所以运膨胀耳。此脾虚中有肝火抑郁者也。(《薛案辨疏·卷下》)

一上舍呕吐痰涎，发热作渴，胸膈痞满，或用清气化痰降火，前症益甚，痰涎自出。余曰：呕吐痰涎，胃气虚寒；发热作渴，胃不生津；胸膈痞满，脾气虚弱，须用参、芪、归、术之类，温补脾胃，生发阳气，诸病自退。彼不信，仍服前药，虚症悉至，复请治。余曰：饮食不入，吃逆不绝，泄泻腹痛，手足逆冷，是谓五虚；烦热作渴，虚阳越于外也；脉洪大，脉欲绝也，死期迫矣。或曰若然，须于日乎？夜乎？余曰：脉洪大当殒于昼，果然。（《内科摘要·卷上》）

旧僚钱可久素善饮，面赤痰盛，大便不实，此肠胃湿痰壅滞，用二陈、芩、连、山栀、枳实、干葛、泽泻、升麻一剂，吐痰甚多，大便始实。此后日以黄连三钱泡汤饮之而安。但如此禀厚者不多耳。（《内科摘要·卷上》）

【注】《薛案辨疏》：此案亦属阳明湿热，其大便不实，固属阳明；而面赤者，亦属阳明。昔人云：阳明病则面赤是也。湿热甚而生痰，此痰不滞于他处而壅滞于肠胃，非阳明乎？故以二陈及干姜、升麻、枳实、泽泻，祛阳明之湿。以芩、连、山栀祛阳明之热，至吐痰大便实者，痰祛则湿热化，而大便实矣。痰出于胃，而便实于大肠。岂非手足阳明之气，一以贯之乎？若只是湿痰而已，则芩、连、山栀，何为用之哉？此后，日以黄连三钱，泡汤饮之而安，其热必壮，其脉必实。故治法如此，莫谓立斋先生但能治虚。观此症，岂偏于温补者乎？总在临症察病用剂耳。

一妇人头晕唾痰，胸满气喘，得食稍缓，苦于白带二十余年矣，诸药不应。余曰：此气虚而痰饮也，饮愈而带始愈。遂用六味地黄丸，不月而验。（《女科撮要·卷上》）

◆消渴

州同韩用之年四十有六，时仲夏，色欲过度，烦热作渴，饮水不绝，小便淋沥，大便秘结，唾痰如涌，面目俱赤，满舌生刺，两唇燥裂，遍身发热，或时如芒刺而无定处，两足心如烙，以冰折之作痛，脉洪而无伦。此肾阴虚，阳无所附而发于外，非火也。盖大热而甚，寒之不寒，是无水也。当峻补其阴，遂以加减八味丸一斤，内肉桂一两，以水顿煎六碗，冰冷与饮，半晌已用大半，睡觉而食温粥一碗，复睡至晚，乃以前药温饮一碗，乃睡至晓，食热粥二碗，诸症悉退。翌日畏寒，足冷至膝，诸症仍至，或以为伤寒。余曰：非也，大寒而甚，热之不热，是无火也。阳气亦虚矣，急以八味丸一剂服之稍缓，四剂诸症复退。大便至十三日不通，以猪胆导之，诸症复作，急用十全大补汤数剂方应。（《内科摘要·卷上》）

【注】《薛案辨疏》：此云作渴饮水不绝，是渴也。甚于干也，饮水也甚于凉茶也。不绝也，甚于少解也，以此而论，岂非水虚之验乎？况大便秘结者，又属水虚也无疑。水虚而阳无所附，只宜引火归源而已，不必补火也。故用肉桂不用附子，只宜补肾壮水而已，不必补气也。故用加减八味而不用十全大补。故知辨症之法，只在毫厘之间也，而壮水引火之后，翌日复现无火症。一人一病，何顷刻变易若是乎？要知无水与无火，截然两途。而虚火游行与阳无所附，其理原同一致。如无水者，内外皆热症也，法当壮水；无火者，内外皆寒症也，法当益火。若虚火游行与阳无所附者，皆是肾经水火两虚，外热内寒症也。法当引火归源，非偏于补水，偏于补火者也。然外热内寒症，即内外皆寒症，故引火之后，外热虽除，内寒未后，所以诸症仍至，不得不用益火之剂。由是而知，引火之法，即益火之法，皆从八味加减而已。但有轻重之分，在用附子不用附子之间，初无异方也，至于大便十三日不通，可以通矣。今通之，只用外法，又在大补水火之后，似无他虑，其如一通之后，诸症复作，甚矣！大便之不可轻导也，

大便通后而诸症复作者，是后天之气血益虚矣，故不得不复用两补气血之剂，由是而知，水与火恒相倚，先后天恒相关也。而审症用药，恒相顾也，此案凡三变然一则。曰诸症仍至，再则曰诸症复作，是病变而症不变也。用药之法，初则壮水，因大便秘结，再则益水火，因足冷过膝也。终则气血两补，因大便强通也，然则水火同补之意，始终不变也。

驾部林汝玉冬不衣绵。作渴饮冷，每自喜壮实，哂余衣绵。诊其脉，数大无力。余曰：至火令当求余也。三月间，果背热，便秘，脉沉，用四物加芩、连、山栀数剂，大便稍和；却去芩、连，加参、术、茯苓，二十余剂，及前丸半斤许，渴减六七，背热亦退。至夏背发一疽，纯用托里之剂而敛。(《外科枢要·卷一》)

一人作渴欲发疽，与此丸治之，不惟渴止，而气血亦壮。大抵此症皆由膏粱厚味，或房劳太过，丹石补药所致。其发于指，微赤而痛，可治。治之不愈，急斩去之，庶可保，否则不治。色紫黑，或发于脚背，亦不治。或先发而后渴，或先渴而后发，色紫赤而不痛，此精气已竭，决不可治。(《外科心法·卷五》)

表弟妇咳嗽发热，呕吐痰涎，日夜约五六碗，喘咳不宁，胸躁渴，饮食不进，崩血如涌，此命门火衰，脾土虚寒，用八味丸及附子理中汤加减治之而愈。(《内科摘要·卷上》)

【注】《薛案辨疏》：此案无一症不似热极，而先生独断为火衰土寒者，其必有色脉可凭耳。非臆度也。然以其中二症论之，其呕吐痰涎，若属热症，其声必亮，其味必苦，其形必浊，而其出也，必艰涩而不多。今曰日夜五六碗，非艰涩可知，固宜温补以摄之者也。又崩血，若属热症，其小腹必痛，其色必紫黑，其来必有块，而其出也，必淋漓而不断。今曰如涌，非淋漓可知，当温补之者也。故见如是症不必色脉为据，即应留意在虚寒一路，

更何论咳嗽发热，胸满躁渴等症，疑为不可温补也。

◆虚劳

大尹沈用之不时发热，日饮冰水数碗，寒药二剂，热渴益甚，形体日瘦，尺脉洪大而数，时或无力。王太仆曰：热之不热，责其无火；寒之不寒，责其无水。又云：倏热往来，是无火也；时作时止，是无水也。法当补肾，用加减八味丸，不月而愈。（《内科摘要·卷上》）

【注】《薛案辨疏》：倏热往来，是无时而作也。时作时止，是有时而作也。此案不时发热，即倏热往来也，正是无火之症当用八味丸益火之源以消阴翳者也。而日饮冰水二碗，寒药二剂，热渴益甚，此即寒之不寒，责其无水之症，当用六味丸壮水之主以制阳光者也。是一人之身，既属无火，而又属无水矣。而熟知其不然也。试观先生用药，不曰补火，不曰补水，而曰补肾；不曰用八味丸，不曰用六味丸，而曰用加减八味丸。是非无火无水之症，而实肾虚，火不归经之症也。夫肾虚而火不归经者，以言乎无火，则火但不归经耳。未尝是绝然无火之寒症。以言乎无水，则水但不能制其上越之热，未尝是绝然无水之热症。故用加减八味丸以引火归源而已。盖龙雷之火飞越上升，时隐时现，故为之不时发热也，销烁肺胃，故为之日饮冰水也。尺脉洪大而数，火未尝无也，时或无力，火未尝有也，或有或无，正火之不归经。处而后知先生察脉审症处方之妙，不越乎古人之模范，亦有不囿乎古人之模范者也。

东洞庭马志卿疟后，形体骨立，发热恶寒，食少体倦，用补中益气，内参、芪、归、术各加三钱，甘草一钱五分，炮姜二钱，一剂而寒热止，数剂而元气复。（《内科摘要·卷上》）

光禄邝子泾面白神劳，食少难化，所服皆二陈、山栀、枳实之类，形体日瘦，饮食日减。余谓此脾土虚寒之症，法当补土之母。彼不信，乃径补土，以致不起。（《内科摘要·卷上》）

【注】《薛案辨疏》：土虚者，补土；火虚者，补火；此一定之法。若土虚而必欲补火以生之，则补土之法，可以不设矣。要知土虚而脉见右关独虚弱，只补其土，而若兼见右尺无根者，自当补土之母，竟补其土无益也。然土母有二，心与命门也，盖胃土虚寒，当补心火以生之，归脾汤是也。脾土虚寒，当补命门以生之，八味是也。不能食者为胃寒，不能化者为脾气寒。故此案云食少难化，则脾胃皆虚寒，可用归脾汤与八味丸间服。然命门火衰，不能生脾土，致食少难化，或大便溏泄者，用八味、七味不效，盖熟地、山萸肉凝滞之品，与食少便泄，症多不合宜，所谓生柴湿炭，不能发火反使窒塞釜底，而釜中终不温热，水谷终不成熟，则火且不得燃，安望其有生土之功乎？故有十补丸、四神丸、二神丸、菟丝丸，近传进上萃仙丸等方皆无熟地。若用煎剂，如补骨脂、枸杞、沙苑、蒺藜、菟丝、山药、北五味、杜仲、续断等皆温补肾气之药，空松透发，如干柴燥炭，火必旺而土自生矣。且无碍于食少便泄也。

其弟云霄年十五（指薛己外甥凌云汉之弟凌云霄，编者注），壬寅夏，见其面赤唇燥，形体消瘦。余曰：子病将进矣。癸卯冬，复见之曰：子病愈深矣。至甲辰夏，胃经部分有青色，此木乘土也，始求治。先以六君加柴胡、芍药、山栀、芜荑、炒黑黄连数剂，及四味肥儿、六味地黄二丸，及参、芪、白术、归、芍、山栀、麦门、五味、炙草三十余剂，肝火渐退，更加胆草、柴胡三十余剂，乃去芍加肉桂三十余剂，及加减八味丸，元气渐复而愈。（《内科摘要·卷下》）

【注】《薛案辨疏》：此案先见面赤唇燥，形体消瘦，肾虚也，故有六味丸之用。继见胃经部分有青色，脾气虚也，故有六君子汤之用，次及六味，脾急于肾也。其加柴胡、白芍、山栀、黄连、胆草等药，皆为肝火而设，亦法之当也。独用肥儿丸及芜荑者，小儿疳积方也。何以用乎？不知凡十六岁以前有劳弱症者，悉作疳积，治之，此实千古秘法，而立斋先生已先得之矣。至前用寒凉，后用温热，此又识见所不能逮者也。

一小儿十五岁，手足痿软，齿不能嚼坚物，内热晡热，小便涩滞如淋。服分利之剂，小便如淋；服滋阴之剂，内热益甚；服燥湿之剂，大便重坠。余谓：此察肾气不足，早犯色欲所致。故精血篇云：男子精未满而御女以通其精，五脏有不满之处，异日有难状之疾。老人阴已痿，而思色以降其精，则精不出而内败，小便涩痛如淋。若阴已耗而复竭之，则大小便牵痛，愈痛则愈便，愈便则愈痛，正谓此也。遂朝用补中益气汤，夕用六味丸加五味子煎服，各三十余剂，诸症渐愈。（《保婴撮要·卷三》）

余素性爱坐观念书，久则倦怠，必服补中益气加麦门、五味、酒炒黑黄柏少许，方觉精神清妥，否则夜间少寐，足内酸热，若再良久不寐，腿内亦然，且兼腿内筋似有抽缩意，致两腿左右频移，展转不安，必至倦极方寐，此劳伤元气，阴火乘虚下注。（《内科摘要·卷上》）

张甫，北京人，年逾三十，素怯弱，不能食冷，臂患一毒，脉虚弱。予以托里药治之而消，但饮食少思，或作闷，或吞酸，日渐羸瘦，参、苓等药不应，右尺脉弱。此命门火衰，不能生土。遂以八味丸补土之原，饮食渐进而愈。（《外科心法·卷六》）

阁老李序庵，有门生馈坎离丸，喜而服之。余曰：前丸乃黄柏、知母，恐非所宜服者。《内经》有云：壮火食气，少火生气。

今公之肝、肾二脉数而无力，宜滋其化源，不宜泻火伤气也。不信，服将两月，脾气渐弱，发热愈甚，小便涩滞，两拗肿痛，公以为疮毒。余曰：此肝、肾二经亏损，虚火所致耳！当滋补二经为善。遂朝用补中益气汤，夕用六味地黄丸，诸症悉愈。余见脾胃素弱，肝肾阴虚而发热者，悉服十味固本丸与黄柏、知母之类，反泄真阳，令人无子，可不慎哉！（《明医杂著·卷之一》）

一男子发热便血精滑；一男子尿血发热；一男子发热，遗精，或小便不禁，俱属肾经亏损。用地黄丸、益气汤以滋化源，并皆得愈。（《内科摘要·卷下》）

【注】《薛案辨疏》：此三案自属肾经无疑，其用地黄丸当矣。何必兼用益气耶？盖便血遗精及小便不禁诸症，其为元气下陷者居多，虽曰阴虚火旺，总不宜专用补阴降火之剂，何也？补阴降火，则火迫于下，而遗滑等症更甚矣。故当兼用升补之品。此地黄丸、益气汤所以兼用而并得愈也。虽然此亦虚症论耳，即此三案尽多少阳、阳明实火湿热所致，又当以色脉及兼症细详之。

一妇人因劳役，发热，倦怠，唾痰，欲呕，或以为火症，用清热化痰等药，反大便不实，无气以动。余以寒凉复伤中气，形病俱虚，用前方加附子治之而痊。后复劳，经水数日不止，众以为附子之热所致，用四物、芩、连、槐花之类，凉而止之。前症愈甚，更加胸膈痞满，饮食日少。余仍用前方，去门冬，更加茯苓、半夏、炮姜，数剂渐愈，又用当归芍药汤而经止。但四肢逆冷，饮食难化，不时大热，此命门真火衰，脾土虚寒之假热也。用八味丸半载而痊，又服六味丸，三载而生子。（《明医杂著·卷之一》）

一男子鳏居数年，素勤苦，劳则吐血，发热烦躁，服犀角地黄汤，气高而喘，前病益盛，更遗精白浊，形体倦怠，饮食少思，

脉洪大，举按有力。服十全大补加麦门、五味、山茱、山药而愈。（《内科摘要·卷下》）

【注】《薛案辨疏》：此案脉洪大，举按有力，宜作实火治。况鳏居数年者乎？不知其人素勤苦而病，又劳则发之，又服寒凉而增病，且体倦食少，则此脉自当作不足假象论，而非实火也，明矣。夫吐血以下诸症血虚也，气高已下诸症气虚也，实火也，明矣。故十全加麦冬、五味者，为气高而喘也；加茱萸、山药者，为遗精白浊也。

一男子因劳，而患怠惰发热，脉洪大，按之无力，予谓须服补中益气汤。彼不信，辄服攻伐之剂，吐泻不止，亦死。大抵此证原属虚损，若不审虚实，而犯病禁经禁，鲜有不误。常治先以调经解郁，更以隔蒜灸之，多自消。如不消，即以琥珀膏贴之；俟有脓，即针之，否则变生他处。设若兼痰兼阴虚等证，只宜加兼证之剂，不可干扰余经。若气血已复而核不消，却服散坚之剂。至月许不应，气血亦不觉损，方进必效散，或遇仙无比丸，其毒一下，即止二药，更服益气养荣汤数剂以调理。若疮口不敛，宜用豆豉饼灸之，用琥珀膏贴之。气血俱虚，或不慎饮食起居七情者，俱不治。然而此证以气血为主，气血壮实，不用追蚀之剂，彼亦能自腐，但取去，便易于收敛；若气血虚，不先用补剂，而数用追蚀之药，不惟徒治，适足以败矣；若发寒热，眼内有赤脉贯瞳人者，亦不治。一脉者一年死，二脉者二年死。（《外科发挥·卷五》）

仆年二十有六（指吴江沈察。编者注），所奈虚弱，兼之劳心，癸巳春发热吐痰，甲午冬为甚，其热时起于小腹，吐痰而无定时。治者谓脾经湿痰郁火，用芩、连、枳实、二陈；或专主心火，用三黄丸之类。至乙未冬，其热多起足心，亦无定时，吐痰不绝，或遍身如芒刺然。治者又以为阴火生痰，用四物、二陈、黄柏、知母之类，俱无验。丙申夏痰热愈甚，盗汗作渴，果属痰火耶？虚阴耶？乞高明裁示云云。余曰：此症乃肾经亏损，火不归经，当壮水之主，以镇阳光。乃就诊于余，果尺脉洪大，余却虚浮，遂用补中益气及六味地黄而愈。后不守禁，其脉复作。余谓火令可忧，当补调摄，会试且缓，但彼忽略，至戊戌夏果殁于京。(《内科摘要·卷上》)

通安桥顾大有父年七十有九，仲冬将出，小妾入房，致头痛发热，眩晕喘急，痰涎壅盛，小便频数，口干引饮，遍舌生刺，缩敛如荔枝然，下唇黑裂，面目俱赤，烦躁不寐，或时喉间如烟火上冲，急饮凉茶少解，已滨于死。脉洪大而无伦，且有力，扪其身烙手。此肾经虚火游行其外，投以十全大补加山茱、泽泻、丹皮、山药、麦门、五味、附子一钟，熟寐良久，脉症各减三四。再与八味丸服之，诸症悉退，后畏冷物而痊。(《内科摘要·卷上》)

【注】《薛案辨疏》：此案宛似伤寒传里实邪症。合其时考之，又伤寒也。以其脉考之，又伤寒也，而孰知其为肾经虚火游行于外之症乎？故凡病势忽然暴烈，脉气异于寻常，即当求本而治。若果系伤寒传里，当必从太阳、阳明、少阳，诸表症尽而后传变入来。今不言诸表症，而但云将出少妾入房所致。岂非病在肾经虚火游行乎？然以肾经虚火游行而论，当即以七味丸引火归源之法，治之何以先用十全大补加味耶？独不虑火未归源，而参、芪、术、甘补住上焦游行之火，致痰涎壅在于肺，以成窒逆之患，而愈增喘急乎？不知年登七十九岁，气已虚矣，入房即病，阳已脱矣。则阴阳气血无不虚脱，故用此汤齐补之侯。脉症稍减三四，使阴阳气血已定，后用八味丸以治其本源。其不用七味及加减八

味者，以七十九之老人入房，即病暴脱，真火已衰，不特火不归经而已。

孙都宪形体丰厚，劳神善怒，面带阳色，口渴吐痰，或头目眩晕，或热从腹起，左三脉洪而有力，右三脉洪而无力，余谓足三阴亏损，用补中益气加麦门、五味及加减八味丸而愈。若人少有老态，不耐寒暑，不胜劳役，四时迭病，皆因少时血气方长，而劳心亏损；或精血未满，而御女过伤，故其见症，难以悉状。此精气不足，但滋化源，其病自痊。又若饮食劳役，七情失宜，以致诸症，亦当治以前法。设或六淫所侵而致诸症，亦因真气内虚而外邪乘袭，尤当固胃气为主。益胃为五脏之根本，故黄柏、知母不宜轻用，恐复伤胃气也。大凡杂症属内因，乃形气病气俱不足，当补，不当泻。伤寒虽属外因，亦宜分其表里虚实，治当审之。(《内科摘要·卷下》)

【注】《薛案辨疏》：此案大概观之，鲜不为有余之痰火也。即以左右三脉，亦鲜不以右之无力为虚，左之有力为实也。而不知脉之无力固为虚脉之有力，尤非实也，而无力之虚易见，而有力之虚难知。而况加之以洪，人孰知之？此先生独得之玄机，故补中益气因右手之无力而设，加减八味因左手之有力而设也。然未免有疑焉者。左手脉洪而有力，乃属水虚，六味丸是其的方，何以用肉桂之补火乎？要知肉桂与附子同用，则为补火之品，若单用肉桂乃引火，而非补火也。今观其症，皆水虚火越之象，非引火，何以治之？至余曰以后详论，乃立斋先生生平肺腑之学，和盘托出，谆谆苦语，千古不磨之法也。

一男子，元气素弱，或头目眩晕，或肢体倦热，仲夏因劳役，饮食不时，两手麻木，肢体倦怠。余以为暑热伤元气，用人参益气汤而愈。(《明医杂著·卷之四》)

一小儿十五岁，盗汗面赤，睡中咬牙，自服清胃散，前症益甚，更遗精晡热，口干倦怠。余用六味地黄丸、补中益气汤而痊。（《保婴撮要·卷五》）

秀才刘贯卿劳役失宜，饮食失节，肢体倦怠，发热作渴，头痛恶寒，误用人参败毒散，痰喘昏愦，扬手掷足，胸间发瘢，如蚊所呐。余用补中益气加姜、桂、麦门、五味，补之而愈。（《内科摘要·卷上》）

【注】《薛案辨疏》：此案因误服发散之药，以致痰喘昏愦，扬手掷足。其精神气血涣散无余，斯时宜大补气血加以收敛精神为是，奈何用升、柴升散之剂？大都斯症初起，发热头痛恶寒，原有外感，但内伤重而外感轻耳，及至服败毒散之后，不言汗出亡阳，则其外感之微邪尚未清也，所以不忌升、柴而复用姜、桂以温之，麦冬、五味以敛之，虽升散亦不害矣。独见痰喘昏愦时，其虚气虚火已冒昧于上，复加姜、桂之热于升补之中，未免难用，虽然胸前发斑如蚊所呐，已验其胃气之寒，不得不用。且加麦冬、五味以清敛之，兼收其涣散，此驾御之法也。据痰喘昏愦，理宜八味，然扬手掷足，则神气已散，非参、芪不可，若复进八味，则元气更陷脱矣。

一妇人素血虚，因大劳两足发热，晡热，月经过期。或用四物、芩、连，饮食少思，胸痞吐痰；用二陈、枳实、黄连，大便不实，吐痰无度，足跟作痛。余曰：足热，晡热，月经过期，肝脾血虚也；胸痞吐痰，饮食少思，脾胃气虚也。盖胃为五脏之根本，胃气一虚，诸病悉至。先用补中益气加茯苓、半夏，脾胃渐健，乃佐以六味丸补脾肾，不两月而痊。（《校注妇人良方·卷二十四》）

一妇人，晡热，肢体瘦倦，食少无味，月经不行，或鼻衄，或血崩，半载矣。或用顺气、清热、止血等剂，不应，更加寒热，且时欲作呕。余以为郁怒亏损脾胃，虚火错经妄行而然耳。遂朝用补中益气汤，夕用六味地黄丸，各数剂，半载而痊。（《明医杂著·卷之三》）

一妇人患前症（盗汗自汗，遍身酸疼，五心发热。编者注），食少倦怠，肌肉消瘦，日晡发热，至夜益甚，月水过期，渐至不通，时发渴躁，误用通经之剂，热倦愈重，饮食愈少。余用八珍汤加升麻、丹皮、山栀、柴胡治之，热渐退，又用八珍、丹皮、软柴胡调理而愈。（《校注妇人良方·卷五》）

一妇人因劳，耳鸣头痛体倦，此元气不足，用补中益气加麦门、五味而痊。三年后得子。因饮食劳倦，前症益甚，月经不行，晡热内热，自汗盗汗，用六味地黄丸、补中益气汤顿愈。前症若因血虚有火，用四物加山栀、柴胡，不应，八珍加前药。若气虚弱，用四君子。若怒耳便聋或鸣者，实也，小柴胡加芎、归、山栀；虚用补中益气加山栀。若午前甚作火治，用小柴胡加炒连、炒栀，气虚用补中益气。午后甚作血虚，用四物加白术、茯苓。若阴虚火动，或兼痰甚作渴，必用地黄丸以壮水之主。经云：头痛耳鸣，九窍不利，肠胃之所生也；脾胃一虚，耳目九窍皆为之病。（《女科撮要·卷上》）

一妇人发热口干，月经不调，肢体无力，腿痛体倦，二膝浮肿，余作足三阴经血虚，用六味丸、逍遥散，兼服两月，形体渐健，饮食渐进，肢体渐消而痊。（《校注妇人良方·卷五》）

一妇人日晡热甚，月水不调，饮食少思，大便不实，胸膈痞满，头目不清，肢体倦怠，发热烦躁，余谓七情肝脾亏损之症，用济生归脾汤、加味消遥散、补中益气汤调治，元气渐复而愈。（《校注妇人良方·卷五》）

一妇人肢体作痛，面色萎黄，时或赤白，发热恶寒，吐泻食少，腹痛胁胀，月经不时，或如崩漏，或痰盛喘嗽，头目眩痛，或五心烦热，口渴饮汤，或健忘惊悸，盗汗无寐等症，卧床年许。悉属肝脾亏损，气血不足所致，用十全大补、加味归脾，兼服月余，诸症悉痊。（《校注妇人良方·卷四》）

一妇人自汗盗汗，发热晡热，体倦少食，月经不调，吐痰甚多二年矣，遍身作痛，天阴风雨益甚。用小续命汤而痛止，用补中益气、加味归脾二汤，三十余剂而愈。自汗等症，皆郁结伤损脾气，不能输养诸脏所致，故用前二汤专主脾胃。若用寒凉降火，理气化痰，复伤生气，多致不起。（《女科撮要·卷上》）

一妇人气血素虚，经行不调，饮食少思，日晡热甚，用十全大补加山茱、山药、丹皮、麦门、五味而愈。次年秋患寒热，或用清脾饮，而元气愈弱，余仍以前药而愈。（《女科撮要·卷上》）

一妇人经行后，寒热晡热，两腿作痛，此肝经血虚也，加味逍遥散加山栀治之而愈。后因劳，日晡内热，或用四物、黄柏、知母之类，前症益甚，更加食少作泻。余以为元气下陷，前药复伤，后用六君子汤加补骨脂二剂，调补脾胃，而泻止食进，又用补中益气汤升举元气而痊。（《校注妇人良方·卷四》）

一女子十五岁，面青善怒，体瘦作渴，天癸未至，不时寒热，口舌生疮，后患阴疮湿痒，无寐善惊。此禀肝脾虚羸之变症也，当先救脾气。遂朝用补中益气汤，夕用加味归脾汤，诸症渐愈，却佐以九味芦荟丸而痊。（《保婴撮要·卷十四》）

◆汗证

一产妇因劳两臂不能屈，服苏合香丸，肢体痿软，汗出如水。余谓前药辛香，耗散真气，腠理虚而津液妄泄也。先用十全大补汤加五味子，补实腠理，收敛真气，汗顿止。又佐以四君子，调补元气渐愈，用逍遥散、大补汤调理而痊。（《校注妇人良方·卷十九》）

一妇人患前症（指产后唇青肉冷汗出，目眩神昏。编者注），或用诸补剂，四肢逆冷，自汗泄泻，肠鸣腹痛。余以阳气虚寒，用六君子、姜、附，各加至五钱。不应，以参、附各一两始应。良久不服，仍肠鸣腹痛，后灸关元穴百余壮，及服十全大补汤方效。（《校注妇人良方·卷十九》）

一妇人素清苦，勤于女工，因感风邪，自用表散之剂，反朝寒暮热，自汗盗汗，形气虚甚，其脉或浮洪，或微细，其面或青白，或萎黄。此邪去而气血愈虚也，用十全大补汤，三十余剂渐愈。又用加味逍遥散，兼治半载而痊。（《校注妇人良方·卷五》）

一妇人……因丧母哀伤，患盗汗便血，用加味归脾汤，数剂而止，仍用前二药补中益气（指补中益气汤、八珍汤，编者注），又五十余剂，寻愈，月经两月而至。适因怒去血过多，发热作渴，肢体酸倦，头目晕痛，用逍遥散、加味归脾汤二药调补而痊。（《校注妇人良方·卷五》）

一妇人肌体倦瘦，口干内热，盗汗如洗，日晡热甚，用参、芪、归、术、茯神、远志、枣仁、麦门、五味、丹皮、龙眼肉、炙草、柴胡、升麻治之获痊。（《校注妇人良方·卷五》）

一男子，不慎起居，盗汗晡热，口干唾痰，体倦懒言，用补中益气汤、加减八味丸而愈。（《外科枢要·卷二》）

一男子秋间发疙瘩，治愈……后不慎房欲复作，盗汗晡热，口干吐痰，体倦懒言，用补中益气汤、加减八味丸顿愈。（《疠疡机要·上卷》）

一妇人盗汗自汗，遍身酸疼，五心发热，夜间益甚，或咳嗽咽干，或盗汗自汗，月经两三月一至，用加味逍遥散、六味地黄丸兼服，临卧又服陈术丸（陈皮白术为丸，编者注），三月余，诸症悉愈，其经乃两月一至，又服两月而痊。（《校注妇人良方·卷五》）

◆痹证

顾泰至，患瘰疬，寒热焮痛。治以人参败毒散，翌日遍身作痛，不能转侧。彼云素有此疾，服药不应，每发痛至月余自止。陈良甫云：妇人体虚受气，邪之气随血而行，或淫溢皮肤，卒然掣痛，游走无常，故名走注痛。即历节风也，以四生丸治之而愈。（《外科心法·卷五》）

锦衣杨永兴形体丰厚，筋骨软痛，痰盛作渴，喜饮冷水，或用愈风汤、天麻丸等药，痰热益甚，服牛黄清心丸，更加肢体麻痹。余以为脾肾俱虚，用补益中气汤、加减八味丸，三月余而痊。已后连生七子，寿逾七旬。《外科精要》云：凡人久服加减八味丸，必肥健而多子。信哉！（《内科摘要·卷上》）

【注】《薛案辨疏》：夫喜饮冷水者，阳明胃经实热症也。若果实热则筋骨软痛者，当是阳明主筋骨。因实热在阳明，不能约束筋骨而利机关故也。痰盛口渴者，当是阳明主津液，因实热在阳明，不生津液而多凝结故也者。然亦当用清阳明实热之药，而何须愈风？天麻、牛黄清心之类服之而痰热益盛，风能耗血并耗其肾也。肢体痹，寒能损胃并损其脾也。无论非阳明之实热，即果热也。而耗损之下，能不脾肾俱虚乎？由此而论，即前之饮冷水，原属脾肾两虚症。脾虚则津液不生，肾虚则虚火上升，故口为之渴而喜饮冷水耳。要知喜饮者，特喜之耳究未尝饮也，试使饮之，亦到口而不欲入腹，而反不安也。不然，曷不曰渴饮冷水乎，况

乎决无可用肉桂者，之能饮冷水也。至于所云久服加减八味丸，必肥健多子者，亦以其肾火素虚者言也。若胃火旺者，未可信也。

上舍俞鲁用……因患腿痛，亦用一丸（指活络丹，编者注），不惟腿患有效。(《外科发挥·卷三》)

先母七十有五，遍身作痛，筋骨尤甚，不能伸屈，口干目赤，头晕痰壅，胸膈不利，小便短赤，夜间殊甚，遍身作痒如虫行，用六味地黄丸料加山栀、柴胡治之，诸症悉愈。(《内科摘要·卷上》)

【注】《薛案辨疏》：此案以用药而论，知为肾水不足而肝火有余也。以现症而论，又属肝血枯槁，而肝火郁遏也。若然，当用加味逍遥散，而何以即用地黄丸乎？曰：有是说也。夫年逾七十有五，其肾阴之虚也，可知无论有余之肝火不可徒清，即郁遏之肝火，亦不可徒散。是以不从加味逍遥散而从地黄六味也。然余又进而论之，前症之属于肝火郁固然，即属于肾水不足，而肝火有余亦然。是必有脉症可辨，若郁遏之火，脉必左手细数而沉涩，症必身发寒热而口呕酸苦；若有余之火，必左手弦动而洪数。今虽不言脉之如何，而并无寒热酸苦之症，明是肾水不足，肝火有余也。故当以六味补肾水，柴栀清肝火。然即使肾水不足而肝火郁遏者，此方亦未尝不可用，是逍遥、六味同服、间服意。

徐工部宜人，先两膝后至遍身筋骨皆痛，脉迟缓。投以羌活胜湿汤，及荆防败毒散加渗湿之药，治之不应。次以附子八物汤，一剂悉退，再服而愈。若脉洪数而痛者，宜服人参败毒散。有毒自手足起，至遍身作痛，或至颈项结疬如贯珠者，此为风湿流气之证，宜以加减小续命汤，及独活寄生汤治之。又有小儿宿痰失道，痈肿见于颈项或臂膊胸背，是为冷证，宜用四生散敷贴，内服前药，及隔蒜灸之。(《外科心法·卷五》)

叶巡检，两腿作痛，每痛即以湿布拓之，少愈。月余反盛，夜痛尤剧。丹溪云：血受热已自腾沸，或涉冷，或受湿取凉，热血得寒，污浊凝涩，所以作痛。夜痛甚，行于阴也。苟痛以冷折之，即前所谓取凉之证也。以五积散二剂，顿愈。更以四物汤加黄柏、苍术、牛膝、木瓜，三十余剂而消。夫湿痰浊血，注于僻道。若非行经流湿，推陈致新，不能瘳也。如药蒸罨，或用凉药敷贴，或用凉药降火，又成败证矣。(《外科心法·卷五）

一妇人，臂痛筋挛，不能伸屈，遇寒则剧，脉紧细。正陈良甫所谓肝气虚，为风寒流于血脉、经络，搏于筋。筋不荣，则干急而为痛。先以舒筋汤，更为四物汤加牡丹皮、泽兰、白术，治之而痊。亦有臂痛不能举，或转左右作痛，由中脘伏痰，脾气滞而不行。宜茯苓丸，或控涎丹治之。(《外科心法·卷五》)

一妇人……又患痢后，两膝肿痛，寒热往来，用十全大补汤为主，佐以大防风汤而仍消。(《校注妇人良方·卷二十四》)

一妇人患腿痛，不能伸屈，遇风寒痛益甚，诸药不应，甚苦。先以活络丹，一丸顿退，又服而瘳。次年复痛，仍服一丸，亦退大半；更以加味败毒散，四剂而愈。(《外科发挥·卷三》)

一妇人患腿痛，兼足胫挛痛，服发散药愈甚，脉弦紧。此肾肝虚弱风湿内侵也，以独活寄生汤，治之痛止；更以神应养真丹，而弗挛矣。(《外科发挥·卷三》)

一妇人脚胫肿痛，发寒热，脉浮数。此三阳经湿热下注为患，尚在表。用加味败毒散治之，不应，乃瘀血凝结，药不能及也。于患处砭去瘀血，乃用前药，二剂顿退。以当归拈痛汤，四剂而愈。杨大受云：脚气是为壅疾，治法宜宣通之，使气不能成壅也。壅既成而甚者，砭去恶血，而去其重势。经云：畜则肿热，砭射之后，以药治之。(《外科发挥·卷三》)

一妇人历节作痛，发热作渴，饮食少思，月经过期，诸药不

应，脉洪大，按之微细，用附子八物四剂而痛止，用加味逍遥而元气复，六味丸而月经调。（《女科撮要·卷上》）

一妇人两踝作痛，上行膝髀肩肘，痛如锤锻，至夜尤剧，六脉皆紧，一剂（指小续命汤，编者注）而愈。（《校注妇人良方·卷四》）

一妇人两腿痛，脉涩而数。此血虚兼湿热，先以苍术、黄柏、知母、龙胆草、茯苓、防风、防己、羌活，数剂肿痛渐愈；又以四物汤加二术、黄柏、牛膝、木瓜，月余而愈。（《外科发挥·卷三》）

一妇人两腿痛，遇寒则筋挛，脉弦而紧，此寒邪之证。以五积散对四物汤，数剂痛止；更以四物汤加木瓜、牛膝、枳壳，月余而愈。（《外科发挥·卷三》）

一妇人两腿作痛，不能伸展，脉弦紧，按之则涩。先以五积散，二剂痛少止；又一剂而止；更以神应养真，而能伸屈。（《外科发挥·卷三》）

一妇人膝肿痛，遇寒痛益甚，月余不愈，诸药不应，脉弦紧。此寒邪深伏于内也，用大防风汤及火龙膏，治之而消。大抵此证，虽云肿有浅深，感有轻重，其所受皆因真气虚弱，邪气得以深袭。若真气壮实，邪气焉能为患邪！故附骨痈疽，及鹤膝风证，肾虚者多患之。前人用附子者，以温补肾气，而又能行药势，散寒邪也。亦有体虚之人，秋夏露卧，为冷气所袭，寒热伏结，多成此证，不能转动，乍寒乍热而无汗，按之痛应骨者是也。若经久不消，极阴生阳，寒化为热而溃也。若被贼风所伤，患处不甚热，而洒淅恶寒，不时汗出，熨之痛少止，须大防风汤及火龙膏治之。若失治为弯曲偏枯，有坚硬如石，谓之石疽。若热缓，积日不溃，肉色亦紫，皮肉俱烂，名缓疽。其始末皆宜服前汤，欲其驱散寒

邪，以补虚托里也。(《外科发挥·卷三》)

一妇人饮食少思，畏见风寒，患痛风，呕吐寒热，脉弦紧。用附子八物，四肢痛愈。用独活寄生腰痛亦痊。惟两膝肿痛，用大防风而消，用加味归脾、逍遥而元气复。(《女科撮要·卷上》)

一妇人肢节肿痛，胫足尤甚，时或自汗，或头痛。此太阳经湿热所致，用麻黄左经汤，二剂而愈。(《外科发挥·卷三》)

一妇人肢节作痛，不能转侧，恶见风寒，自汗盗汗，小便短少，虽夏亦不去衣，其脉浮紧，此风寒客于太阳经。用甘草附子汤，一剂而瘥。(《校注妇人良方·卷三》)

一老人素善饮，腿常肿痛，脉洪而缓，先以当归拈痛汤，候湿热少退；后用六君子汤加苍术、黄柏、泽泻，治之而痊。(《外科发挥·卷三》)

一男子，患痛筋挛，遍身酸软。一道人与痰药，及托里药，期三日可痊，皆不应。请予治。予谓非疮毒。大筋软短，小筋弛长，此湿热为患也。以人参败毒散加苍术、黄柏、槟榔、木瓜、治之少愈。更为清燥汤二十帖而痊。夫内有湿热，外有风寒，当泄不当补。反以甘温之剂，必不效矣。(《外科心法·卷五》)

一男子脚软肿痛，发热饮冷，大小便秘，右关脉数，乃足阳明经湿热流注也，以大黄左经汤，治之而愈。(《外科发挥·卷三》)

一男子臁胫兼踝脚皆焮痛，治以加味败毒散而愈。(《外科发挥·卷三》)

一男子两腿痛，脉滑而迟。此湿痰所致，以二陈汤加二术、黄柏、羌活、泽泻，治之而消。(《外科发挥·卷三》)

一男子两腿肿痛，脉滑而迟。此湿痰所致也，先以五苓散加苍术、黄柏，二剂少愈；更以二陈、二术、槟榔、紫苏、羌活、

独活、牛膝、黄柏而瘥。夫湿痰之证，必先以行气利湿健中为主，若中气和，则痰自消，而湿亦无所容矣。(《外科发挥·卷三》)

一男子素有腿痛，饮食过伤，痛益甚，倦怠脉弱，以六君子汤加山楂、神曲、苍术、当归、升麻、柴胡而愈。(《外科发挥·卷三》)

一男子腿痛，兼筋挛骨痛，脉弦紧。以大防风汤二剂，挛少愈，又二剂而肿消。但内一处，尚作痛，脉不弦紧，此寒邪已去，乃所滞瘀浊之物欲作脓，故痛不止也。用托里药数剂，肿发起，脉滑数，乃脓已成矣，针之。用十全大补汤，月余而安。(《外科发挥·卷三》)

一男子腿痛，每痛则痰盛，或作嘈杂，脉滑而数，以二陈汤加升麻、二术、泽泻、羌活、南星，治之而安。(《外科发挥·卷三》)

一男子先腿痛，后四肢皆痛，游走不定，至夜益甚，服除湿败毒之剂，不应。诊其脉滑而涩，此湿痰瘀血为患，以二陈汤加苍术、羌活、桃仁、红花、牛膝、草乌，治之而愈。凡湿痰湿热，或死血流注关节，非辛温之剂，开发腠理，流通隧道，使气行血和，焉能得愈？(《外科发挥·卷三》)

一男子右腿赤肿焮痛，脉沉数，用当归拈痛汤，四肢反痛。乃湿毒壅遏，又况下部，药难达，非药不对症。遂砭患处，去毒血，仍用前药，一剂顿减，又四剂而消。(《外科发挥·卷三》)

一男子肢节肿痛，脉迟而数。此湿热之证，以荆防败毒散加麻黄，二剂痛减半；以槟榔败毒散，四剂肿亦消；更以四物汤加二术、牛膝、木瓜，数剂而愈。(《外科发挥·卷三》)

余举人弟，年及二十，腿膝肿痛，不能伸屈，服托里药反盛。予以人参败毒散，加槟榔、木瓜、柴胡、紫苏、苍术、黄柏而愈。

（《外科心法·卷五》）

通府刘国威，先筋挛骨痛，右膝漫肿。用化痰消毒之剂，肿痛益甚，食少体倦；加祛风消毒等药，寒热作呕，大便不实；用二陈除湿之类，肿起色赤，内痛如锥。余诊其脉，滑数而无力。此脓已成，元气虚而不能溃也。用十全大补汤四剂，佐以大防风汤，一剂而溃，又百余剂而得痊。（《外科枢要·卷二》）

一妇人患前症（指两膝疼痛，或腿脚牵痛，或肢体筋挛，膝大腿细。编者注），两拗中腿股筋牵作痛，内热寒热。此肝火气滞之症，先用加味小柴胡汤四剂，后以加味逍遥散为主，佐以大防风汤而消。（《校注妇人良方·卷二十四》）

一妇人患前症（指两膝疼痛，或腿脚牵痛，或肢体筋挛，膝大腿细。编者注），肿痛寒热，先用大防风汤一剂，又用加味逍遥散四剂，月余肿痛渐退。惑于速效，另服祛风败毒，虚症蜂起。仍大防风为主，佐以十全大补而消。又服大补汤，两月余而痊。（《校注妇人良方·卷二十四》）

一男子，左膝肿大，三月不溃。予谓体虚之人，风邪袭于骨节，使气滞而不行，故膝愈大，而腿愈小，名曰鹤膝风。遂以大防风汤，三十余剂而消。（《外科心法·卷五》）

一男子患腿痛，膝微肿，轻诊则浮，按之弦紧。此鹤膝风也，与大防风汤，二剂已退二三。彼谓附子有毒，乃服败毒药，日渐消瘦，复求治。余谓：今饮食不为肌肤，水谷不能运化精微，灌溉脏腑，周身百脉，神将何依然。故气短而促，真气损也；怠惰嗜卧，脾气衰也；小便不禁，膀胱不藏也；时有躁热，心下虚痞，胃气不能上荣也；恍惚健忘，神明乱也。不治，后果然。此证多患于不足之人，故以加减小续命、大防风二汤有效。若用攻毒药必误。（《外科发挥·卷三》）

一儒者，腿筋弛长，月余两膝肿痛。此阴虚湿热所乘也，用六味丸为主，佐以八珍汤加牛膝、杜仲，间以补中益气汤，三月余而消。（《外科枢要·卷二》）

张上舍亦患此（鹤膝风，编者注），伏枕半载，流脓三月。彼云初服大防风汤去附子，将溃，服十宣散，今用十全大补汤而去肉桂，俱不应。视脉证甚弱。予以十全大补汤，每帖加热熟附子一钱。服三十余剂少愈，乃去附子五分。服至三十余剂将愈，却去附子，更以三十余剂而痊。夫立方之义，各有所宜。体气虚弱，邪入骨界，遏绝隧道。若非用附、桂辛温之药，开散关节腠理之寒邪，通畅隧道经络之气血，决不能愈。且本草云，附子治寒湿，痿躄拘挛，膝痛不能行步。以白术佐之，为寒湿之圣药。又云，桂通血脉，消瘀血，坚骨节，治风痹骨挛脚软，宣导诸药。十全大补汤以治前证，不但不可去桂，亦不可不加附子。无此二味，何以行参、芪之功，健芎、归之性，而补助血气，使之宣通经络，伏大虚之证，以收必捷之效哉！况前证在骨节之间，关键之地，治之不速，使血气循环，至此郁而为脓，从此而泄，气血沥尽，无可生之理矣。亦有秋夏露卧，为寒折之，煿热内作，遂成附骨疽。有贼风搏于肢节，痛彻于骨，遇寒尤甚，以热熨之少减，尤当以大防风汤治之。更以蒜捣烂，摊患处，用艾铺蒜上烧之，蒜坏易之，皮肤倘破无妨。若经久不消，极阴生阳，溃而出水，必致偏枯，或为漏症。宜服内寒散，及附子灸之。或脉大，或发渴不治，以其真气虚而邪气实也。（《外科心法·卷五》）

州守张天泽，左膝肿痛，胸膈痞满，饮食少思，时欲作呕，头晕痰壅，日晡益倦。此脾肺气虚，用葱熨法，乃六君加炮姜，诸症顿退，饮食少进；用补中益气加蔓荆子，头目清爽；间与大防风汤十余剂；又用补中益气，三十余剂而消。（《外科枢要·卷

二》）

知州韩廷仪，先患风症，用疏风、化痰、养血之药而痊。其腿膝骨内发热作痛，服十味固本丸、天麻丸益甚，两尺脉数而无力。余以为肾水虚不能生肝木，虚火内动而作，非风邪所致也。不信，又服羌活愈风丹之类，四肢痿软，遍身麻木，痰涎上涌，神思不清。余曰：皆脾气亏损，不能营养周身，又不能摄涎归源。先用六君子加芎、归、木香数剂，壮其脾气以摄涎归源；又以八珍汤数剂，以助五脏生化之气，以荣养周身，而诸证渐愈。乃朝以补中益气汤培养脾肺，夕以六味地黄丸滋补肝肾，如此三月余而安。（《明医杂著·卷之四》）

【注】《薛案辨疏》：此案脉症显然易知其为肾经虚火。盖腿膝骨属肾经。发热作痛，属虚火。两尺属肾经，数而无力属虚火，奈何不治其本，更以羌活愈风汤复伤脾气，以致变生诸症，皆脾经气血两虚。而独言脾气者，因气虚甚于血虚也。先以六君壮其脾气也。脾气壮，则自能摄涎归源矣。初无摄涎之品也，加芎、归者，不忘乎血虚也；加木香，鼓动其气也；惟鼓动，故能摄也。继之以八珍助五脏生化之气也，助其生化，则自荣养周身矣。初无荣养之品也，八珍气血两补之方也，补气血而云助五脏，五脏皆气血所养故也。气血得补，即为助生化之气，而周身得以荣养也。末又一升一降之法，调补之。斯又所谓滋其生化之源也。且补中所以治羌活愈风汤以后之症，六味所以治羌活愈风汤以前之症也。

一男子，腿痛膝肿，脉浮，按之弦紧。此肝肾虚弱也，用大防风汤，二剂已退。彼惑于附子有毒，乃服治疮之药，日渐消瘦，虚症渐至，复求治。余曰：倦怠消瘦，脾胃衰而不能营运也；小便不禁，膀胱虚而不能约制也；燥热虚痞，胃气弱而不能化也；

恍惚健忘，精神失而愦乱也。恶症蜂集，余辞之。后果殁。(《外科枢要·卷二》)

留都机房纪姓者，背疮，胃气虚，用温补药而饮食进，大补药而腐疮愈。后患腿痛，余用养血化痰之剂，少止。彼嫌功缓，他医以为湿热，服麻黄左经汤，一剂，汗出不止。余曰：必发痉而死。已而果然。(《外科心法·卷三》)

一男子腿内作痛，用渗湿化痰药，痛连臀肉，面赤吐痰，脚跟发热。余曰：乃肾虚阴火上炎，当滋化源。不信，服黄柏、知母之类而殁。(《内科摘要·卷下》)

一孀妇两腿作痛，或用除湿化痰等药，遍身作痛而无定处。余曰：此血症也。不信，乃服流气饮之类而殁。(《校注妇人良方·卷一》)

一老人筋挛骨痛，两腿无力，不能步履，以《局方》换腿丸治之。(《外科发挥·卷三》)

西蜀彭黄门大安人，臂痛数年，二丸（指大活络丹，编者注）而瘥。(《外科发挥·卷三》)

赵大用，两臂肿痛，服托里药日盛。予谓肿属湿，痛属火。此湿热流注经络也，以人参败毒散加威灵仙、酒炒黄芩、南星，数剂渐愈。更以四物汤加苍术、黄柏、桔梗，二十余剂而消。(《外科心法·卷五》)

一妇人两臁赤痛，寒热口苦，呕吐懒食，面色青黄或赤，此肝木乘脾土，用小柴胡汤加山栀、升麻、茯苓，二剂顿愈。又用六君子汤加柴胡、山栀全愈。(《校注妇人良方·卷四》)

一妇人两腿作痛，时或走痛，气短自汗，诸药不应。诊之尺脉弦缓，此寒湿流注于肾经也，以附子六物汤，治之而愈。但人谓附子有毒多不肯服，若用童便炮制，何毒之有？况不常服，何

足为虑？予中气不足，以补中益气汤加附子，服之三年，何见其毒也！经云：有是病，用是药。（《外科发挥·卷三》）

一妇人饮食劳役，两膝兼腿疼痛，或时寒热，余以为脾虚湿热下陷，用补中益气汤加山栀、茯苓、半夏，治之而痊。后复作，用六君子汤加柴胡、山栀全愈。（《校注妇人良方·卷四》）

一妇人劳则足跟热痛，余以为三阴虚，用八珍汤而痊。（《外科枢要·卷三》）

一妇人劳则足跟热痛，余作阴血虚，用八珍而痊。（《校注妇人良方·卷二十四》）

一儒者因累婚，脚腿软痛，面黑，食减，恶寒，足肿，小腹胀痛，上气痰喘。余以为少阴亏损，阳气虚寒之症。用八味丸料煎服，诸症顿除。又服丸剂半载，元气渐充，形体如故。（《明医杂著·卷之一》）

一妇人足跟患肿，两腿酸软，或赤或白，或痛或痒，后或如无皮，或如皱裂，日晡至夜胀痛焮热。此属足三阴虚损，用加减八味丸及逍遥散加熟地、川芎，百余剂而愈。（《校注妇人良方·卷二十四》）

杨司天，骨已入骱，患处仍痛，服药不应，肝脉洪大而急。余曰：此肝火盛而作痛也。用小柴胡汤加山栀、黄连，二剂痛止，用四物、山栀、黄柏、知母，调理而康。（《正体类要·上卷》）

一妇人因闪肭肩患肿，遍身痛，遂以黑丸子二服而痛止，以方脉流气饮二剂而肿消，更以二陈对四物，加香附、枳壳、桔梗而痊愈。（《女科撮要·卷上》）

一男子焮痛，寒热便秘，脉数有力，以防风通圣散一剂稍愈；更以荆防败毒散加黄芩、山栀，四剂而愈。（《外科发挥·卷八》）

一男子焮痛发热，脉浮数，以人参败毒散四剂稍愈，更以当

归饮子数剂而愈。(《外科发挥·卷八》)

一儒者因劳而患焮痛寒热，体倦头疼，小便赤涩，用补中益气汤加车前、牛膝、山栀而愈。(《外科枢要·卷三》)

一妇人发热口干，月经不调，两腿无力，服祛风渗湿之剂，腿痛体倦，二膝浮肿，经事不通。余作肝脾肾三经血虚火燥症，名鹤膝风，用六味、八味二丸兼服，满月形体渐健，饮食渐进，膝肿渐消，不半载而痊。前症若脾肾虚寒，腿足软痛，或足膝枯细，用八味丸。若饮食过多，腿足或臂内酸胀，或浮肿作痛，用补中益气加茯苓、半夏主之。(《女科撮要·卷上》)

◆痉证

一产妇勤于女工，忽仆地，牙关紧急，痰喘气粗，四肢不遂，此气血虚而发痉。朝用补中益气汤加茯苓、半夏，夕用八珍汤加半夏，各三十余剂，不应。此气血之未复，药之未及也。仍用前二汤，又五十余剂寻愈。(《校注妇人良方·卷三》)

一病妇因劳兼怒，四肢挛屈，烦痛自汗，小便短少，畏见风寒，脉浮弦缓。此气血虚而风寒湿热相搏也，先用东垣清燥汤渐愈，再用加味逍遥散，乃八珍汤加牡丹皮而痊。(《外科枢要·卷三》)

一女子十五岁，伤手指出血，口噤如痉，脉浮数，肝脾为甚，先用加味归脾汤四剂稍缓，又数剂渐苏；却佐以加味逍遥散，月余而苏；却用归脾汤为主，八珍汤为佐而愈。此等症候，用祛风化痰之药而死者，不可枚举。(《保婴撮要·卷十六》)

一儒者，元气素弱，余补其气血，出脓而愈。后因劳役，疮痕作痒，乃别服败毒药一剂，以致口噤舌强，手足搐搦，痰涎上涌，自汗不止。此气血伤而发痉也，用十全大补，加附子一钱，

灌服而苏。（《外科枢要·卷一》）

有一患者（指跌打损伤，编者注），内溃针出脓三五碗。遂用大补之剂，翌日热甚汗出，足冷口噤，腰背反张。众欲投发散之剂，余曰：此气血虚极而变痉也，若认作风治则误矣。用十全大补等药而愈。此症多因伤寒汗下过度，与产妇溃疡气血亏损所致，但当调补气血为善。若服克伐之剂，多致不救。（《正体类要·上卷》）

◆痿证

举人于尚之，素肾虚积劳，足痿不能步履，后舌瘖不能言，面色黧黑。余谓肾气虚寒，不能运及所发，用地黄饮子治之而愈。后不慎调摄而复作，或用牛黄清心丸之类，发热痰甚，诚似中风，用祛风化痰之类，小便秘涩，口舌干燥，仍用前饮及加减八味丸渐愈，又用补中益气汤而痊。（《明医杂著·卷之四》）

吾师佥高如斋自大同回，谓余曰：吾成风疾矣。两腿逸则痿软而无力，劳则作痛如针刺，脉洪数而有力。余告之曰：此肝肾阴虚火盛而致痿软无力，真病之形，作痛如锥，邪火之象也。用壮水益肾之剂而愈。先生曰：向寓宦邸，皆以为风，恨无医药。若服风剂，岂其然哉？乃吾之幸也。窃谓前症，往往以为风疾，辄用发散，而促其危者多矣。（《内科摘要·卷上》）

【注】《薛案辨疏》：自腰以下皆属于阴，而此症则在两腿，故知其属于肝肾也，然其机在劳逸之分，盖逸则火静，故但见阴虚症，劳则火动，故又见火盛症。合而言之阴虚火盛也，明矣。至于脉之洪数有力，知其火非虚火，故曰火盛，曰邪火，观其用药，则曰壮水益肾。夫壮水乃即是益肾，而又曰益肾者，必有祛火之品，如所谓滋肾之知、柏同用者也。

一妇人腿足无力，劳则倦怠。余曰：四肢者土也，此属脾虚，当用补中益气及还少丹主之。俱不从余言，各执搜风、天麻二丸并愈风丹而殒。（《内科摘要·卷上》）

一妇人元气素虚，劳则体麻发热，痰气上攻，或用乌药顺气散、祛风化痰丸之类，肢体痿软，痰涎自出，面色萎黄，形体倦怠，而脾肺二脉虚甚，此气虚而类风。朝用补中益气汤，夕用十全大补汤渐愈。又用加味归脾汤调理，寻愈。（《校注妇人良方·卷三》）

一疬妇四肢倦怠类痿证，以养血气健脾胃药而愈。（《外科发挥·卷五》）

一男子足痿软，日晡热。余曰：此足三阴虚，当用六味、滋肾二丸补之。（《内科摘要·卷上》）

【注】《薛案辨疏》：足痿软者多湿淫于下，日晡热者，多肾水亏于内。故用六味直补其肾水，滋肾以祛其湿热，诚对症之方也。然知柏固能祛湿热，而肉桂宁不反助湿热乎？不知湿热，当以气化。而出肉桂之温行，是能气化者也。不然则寒滞而不能祛。此法也机也，古人立方之妙旨也。但此方合用，当必察其果。系阴虚湿热，两尺脉必沉数阔大者是也。

有人年逾五十，筋骨痿软，卧床五年，遍身瘙痒，午后尤甚。予以生血药治之，痒渐愈，痿少可。更以加味四斤丸治之，调治谨守，年余而痊。河间云：热淫于内，而用温补药何也？盖阴血衰弱，不能养筋，筋缓不能自持，燥热淫于内，宜养阳滋阴，阴实则水升火降矣。（《外科心法·卷五》）

◆腰痛

大宗伯沈立斋孟冬闪腰作痛，胸间痰气不利，以枳壳、青皮、柴胡、升麻、木香、茴香、当归、川芎、赤芍、神曲、红花，四剂而缓。但饮食不甘，微有潮热，以参、芪、白术、陈皮、白芍各一钱，归身二钱，川芎八分，软柴胡、地骨、炙草各五分，十余剂而康。（《正体类要·上卷》）

刘尚宝体肥臂闪作痛，服透骨丹，反致肢节俱痛，下体益甚。以二陈、南星、羌活、防风、牛膝、木瓜、苍术、黄芩、黄柏治之，身痛遂安。以前药加归尾、赤芍、桔梗，治之而痊。（《正体类要·上卷》）

儒者王清之跌腰作痛，用定痛等药不愈，气血日衰，面目黧色。余曰：腰为肾之府，虽曰闪伤，实肾经虚弱所致。遂用杜仲、补骨脂、五味、山茱、苁蓉、山药，空心服；又以六君、当归、白术、神曲各二钱，食远服。不月而瘥。（《正体类要·上卷》）

一妇人患前症（指腰胯腿疼痛，编者注），寒热头痛，殊类伤寒。此寒邪之症，用槟苏败毒散而安，又用补中益气调补而愈。（《校注妇人良方·卷四》）

一妇人患前症（指腰胯腿疼痛，编者注）时，或腿膝作痛，脉浮数，按之迟缓。此元气虚而风湿所乘，用独活寄生汤顿愈，又用八珍汤而安。（《校注妇人良方·卷四》）

一妇人患腰痛脚弱，弛长不能动履，以人参败毒散加苍术、黄柏、泽泻而愈。（《外科发挥·卷三》）

一妇人苦腰痛，数年不愈，余用白术一味，大剂服，不三月而痊。乃胃气虚闭之症，故用白术也。（《校注妇人良方·卷四》）

一妇人先腰胯作痛，后两腿亦痛。余以为足三阴虚寒，外邪所伤，用小续命汤及独活寄生汤，或作或止，所用饮食极热，腹中方快。余曰：邪气去而元气虚寒也。诊其脉果沉细，用养肾散渐愈，又用十补丸而痊。（《校注妇人良方·卷四》）

一妇人腰痛三年矣，每痛必面青，头晕目紧，余以为肝脾气虚，用补肝散而愈。（《校注妇人良方·卷四》）

一男子，年四十余，患腰痛，服流气饮、寄生汤不应，以热手熨之少可。盖脉沉弦，肾虚所致，以补肾丸愈之。（《外科心法·卷三》）

有一患者，愈后（指患跌打损伤愈后，编者注）口苦，腰胁胀痛，服补肾行气等药不愈。余按其肝脉浮而无力，此属肝胆气血虚而然耳。用参、芪、归身、地黄、白术、麦门、五味，治之而愈。（《正体类要·上卷》）

又一男子，年二十，遍身微痛，腰间作肿痛甚，以前药（指补中益气汤，编者注）加茯苓、半夏，并愈。（《外科心法·卷三》）

◆麻木

大尹刘孟春，素有痰，两臂作麻，两目流泪，服祛风化痰药，痰愈甚，臂反痛不能伸，手指俱挛。余曰：麻属气虚，因前药而复伤肝，火盛而筋挛耳。况风自火出，当补脾肺，滋肾火，则风自息，热自退，痰自清。遂用六味地黄丸、补中益气汤，不三月而痊。（《内科摘要·卷上》）

【注】《薛案辨疏》：臂麻目泪，未始不是风痰所为，特服祛风化痰药而病反甚，故知其为虚耳。夫祛风化痰，大能伤精血耗津液，则火独盛而成燥矣。火则痰易生，燥则精枯脉劲，有不至痰更甚而臂痛不伸，手指俱挛者乎？无论此症之非风即谓之风，亦属肝火自动之风，然不生于润泽之木，而生于枯槁之木。盖枯槁之木，而后有火，火盛而后生风，治之者但能制之以水，则风自息，所以先用六味，后用补中益气，有先后之序焉。

一男子饮食劳倦而发寒热，右手麻木，或误以为疔毒，敷服皆寒凉败毒，肿胀重坠，面色痿黄，肢体倦怠，六脉浮大，按之如无。此脾胃之气虚也。询之果是销银匠，因热手入水梅银寒凝隧道，前药益伤元气故耳。遂用补中益气汤及温和之药煎汤，渍手而愈。(《内科摘要·卷上》)

【注】《薛案辨疏》：饮食劳倦而发寒热，是不宜寒凉。右手麻木而无肿痛处，是不宜败毒，此或者亦何所见，而以之敷服乎？至于六脉浮大，按之如无，左右手皆然矣。右手得此脉，脾胃之气虚固然，而左手得此脉，则肝肾之阴亦虚然。当气血两补，先生独补脾胃之气，岂以现症皆在脾胃，而无肝肾故耶？

一孀妇……因怒，饮食日少，肢体时麻。此乃肝火侮土，用补中益气加山栀、茯苓、半夏而痊。(《校注妇人良方·卷七》)

佐云：向因失足，划然有声，坐立久则左足麻木，虽夏月足寒如冰。嘉靖己亥夏月，因醉睡觉而饮水复睡，遂觉右腹痞结，以手摩之，腹间沥漉有声，热摩则气泄而止，每每加剧，饮食稍多则作痛泻，求治于医，令服枳术丸，固守无效。甲辰岁求治于立斋先生，诊之喟然叹曰：此非脾胃病，乃命门火衰不能生土，虚寒使之然也。若专主脾胃误矣，可服八味丸则愈。予亦敬服，果验。盖八味丸有附子，医家罔敢轻用。夫附子斩关夺旗，回生起死，非良将莫能用，立斋先生今之武侯也。家贫不能报德，姑序此以记治验。嘉靖甲辰十二月望后二日，杉墩介庵朱佐顿首书。(《内科摘要·卷上》)

【注】《薛案辨疏》：左足麻木，夏月如冰，虽似命门火衰，然得之失足而起。而麻木又只在一足，未始非因失足而至，气滞血凝，故为之寒如冰也。若必系命门火衰，则当两足皆然，何独止于左足乎？至于饮水而右腹为之痞结，以及饮食稍多，则作痛泻

等症，皆作脾胃气虚之故，即寒也。亦属脾胃虚寒也，何以见其必属命门火衰耶？要知麻木只在左足，而寒如冰，则两足所同，故曰左足麻木，又曰足寒如冰，不然当曰其寒如冰矣。若夫饮水而右腹痞结，余曾谓肝火从左命门，火从右，故左半身有火症者，责之肝火居多；右半身有火症者，责之命门火居多。则右半身有火虚寒症者，以例而推，未始非命门火衰之故。今饮水而右腹痞结，是水伤其火，火衰而水不能运也。况饮食即睡，睡则气归于肾，肾并水亦引归于肾，肾中之命门，火能不为水寒所伤，延及六年之久，而至于衰乎？合而观之，用八味丸无疑。若果系脾胃病，则当洞泻绝食，反不能历六年之久矣。

◆四肢不收

一妇人五月患痢，治愈……至七月终，怠惰嗜卧，四肢不收，体重节痛，口舌干燥，饮食无味，大便不实，小便频数，洒淅恶寒，凄惨不乐，此肺之脾胃虚，而阳气寒不伸也，用升阳益胃汤而痊。(《女科撮要·卷下》)

◆脚气

一产妇患前症（指患脚气。编者注），或用独活寄生汤而痊。后复作，服之其汗如水，更加口噤吐痰。余用十全大补汤，培养血气，渐愈。后饮食日少，肌体日瘦，吐痰如涌，此命门火衰，脾土虚寒，用八味丸及加味归脾汤，诸症渐退，肌肉渐生。(《校注妇人良方·卷十九》)

一妇人患脚气，或时腿筋挛，腹作痛，诸药不应，渐危笃。诸书云：八味丸，治足少阴，脚气入腹，疼痛，上气喘促欲死。遂投一服顿退，又服而愈。肾经虚寒之人，多有此患，乃肾乘心，

水克火，死不旋踵，宜急服。（《外科发挥·卷三》）

一男子素有脚气，又患附骨痈作痛，服活络丹一丸，二证并瘥。（《外科发挥·卷三》）

一男子素有脚气，胁下作痛，发热头晕，呕吐，腿痹不仁，服消毒护心等药，不应。左关脉紧，右关脉弦。此亦脚气也，以半夏左经汤，治之而愈。（《外科发挥·卷三》）

◆疟病

一产妇患疟久不愈，百病蜂起，其脉或洪大，或微细，或弦紧，或沉伏，难以名状。用六君加炮姜二十余剂，脉症稍得；又用参术煎膏，佐以归脾汤，百余剂而瘥。（《女科撮要·卷下》）

一妇人疟久不愈。发后口干倦甚，用七味白术散加麦门、五味作大剂，煎与恣饮。再发稍可，乃用补中益气加茯苓、半夏，十余剂而愈。凡截疟余常以参、术各一两，生姜四两，煨熟，煎服即止，或以大剂补中益气加煨姜尤效，生姜一味亦效。（《内科摘要·卷上》）

一妇人因怒发疟，举发无期，久而不已，胸腹不利，饮食少思，吞酸吐痰。用六君子加柴胡、山栀，二十余剂寻愈。但晡热少食，又用四君子加柴胡、升麻为主，佐以逍遥散而瘥。（《校注妇人良方·卷十三》）

一妇人饮食后，因怒，患疟呕吐，用藿香正气散二剂而愈。（《内科摘要·卷上》）

一妇为劳役停食，患疟，或用消导止截，饮食不思，体瘦腹胀。余以补中益气倍用参、芪、归、术、甘草，加茯苓、半夏各一钱五分，炮姜五钱，一剂顿安。又以前药炮姜用一钱，不数剂元气复而瘥愈。（《内科摘要·卷上》）

大尹曹时用患疟寒热，用止截之剂，反发热恶寒，饮食少思，神思甚倦，其脉或浮洪或微细。此阳气虚寒，余用补中益气，内参、芪、归、术各加三钱，甘草一钱五分，加炮姜、附子各一钱，一剂而寒热止，数剂而元气复。(《内科摘要·卷上》)

洞庭马志卿母，疟后形体骨立，发热恶寒，自汗盗汗，胸膈痞满，日饮米饮盏许，服参、术药益胀，卧床半年矣。余以为阳气虚寒，用大剂补中益气加附子一钱，二剂诸症渐退，饮食渐进，又二剂痊愈。(《明医杂著·卷之二》)

大平王职坊子，患疟疾，恪用化痰之剂，虚症悉至，殊类惊风，谓余曰何也？余曰：小便频数，肝经阴虚也；两目连眨，肝经风热也；作呕懒食，胃气虚弱也；泄泻后重，脾气虚弱也。用补中益气汤、六味地黄丸而痊。(《明医杂著·卷之五》)

一妇人久患疟，疟作则经不行，形虚脉大，头痛懒食，大便泄泻，小便淋漓，口干唇裂，内热腹膨。皆元气下陷，相火合病，用补中益气汤治之寻愈。惟不时头痛，乃加蔓荆子而痛止。又兼用六味地黄丸而经行。(《女科撮要·卷上》)

一妇人久患疟，形体怯弱，内热晡热，自汗盗汗，饮食少思，月事不行，服通经丸，虚症悉具。此因虚而致疟疾，因疟而致经闭，用补中益气及六味地黄丸，各百余剂，疟愈而经自行。(《女科撮要·卷上》)

◆**交肠**

一妇人病愈后，小便出屎。此阴阳失于传送，名大小肠交也。先用五苓散二剂而愈，又用补中益气而安。(《校注妇人良方·卷八》)

◆大小便道牵痛

一小儿，十五岁而御女，大小便道牵痛，服五苓散之类，虚症蜂起，与死为邻。余用补中益气汤、加减八味丸而愈。(《明医杂著·卷之五》)

妇科医案

◆月经先期

一妇人，怀抱不舒，腹胀，少寐，饮食素少，痰涎上涌，月经频来。余曰：脾统血而主涎，此郁闷伤脾，不能摄血制涎归源。用补中益气、济生归脾二汤而愈。(《明医杂著·卷之四》)

一妇人……后因怒恼，寒热谵语，胸胁胀痛，小便频数，月经先期，此是肝火血热妄行，用加味逍遥加生地而愈。(《女科撮要·卷上》)

一妇人月经先期，素有痛症，每劳必作，用众手重按，痛稍止。此气血虚而有火，用十全大补加独活治之而痛痊。用六味丸（即六味地黄丸，编者注）、逍遥散而经调。(《女科撮要·卷上》)

一妇人月事未期而至，发热自汗，服清热止汗之剂，反作渴头痛，手掉身麻。此因肝经风热，用柴胡、炒芩连、炒山栀、归、芍、生地、丹皮各一钱，参、芪、苓、术各一钱五分，川芎七分，甘草五分，二剂其汗全止，更以补中益气而愈。凡发热久者，阳气亦自病，须调补之。(《女科撮要·卷上》)

一女子十六岁，面色萎黄，素沉静，喜笑不休，月经先期，用柴胡栀子散、加味逍遥散而愈。次年出嫁，不时复作，但作时面赤勇力，发后面黄体倦，朝用补中益气汤，夕用加味逍遥散而愈。后每发，悉用前药即愈。(《保婴撮要·卷十》)

一女子十五岁，寒热，月经先期，两寸脉弦出鱼际。此肝经血盛之症，用小柴胡汤加生地黄、乌梅治之而愈。(《保婴撮

要·卷六》）

◆月经后期

一妇人，素经水过期，因劳怒四肢不能屈曲，名曰瘈症，此血虚而风热所乘。先用八珍汤加钩藤、柴胡，渐愈，更佐以加味逍遥散调理而痊。（《明医杂著·卷之四》）

一妇人经候不调，发热晡热，胸膈不利，饮食少思。服清热宽中消导之剂，前症益甚，更兼肢体酸痛；服除湿化痰等药，经候两三月一至；服通经降火之剂，足跟足指作痛，其热如炙。余以为足三阴亏损，用补中益气、六味地黄，两月诸症渐退。又用前汤并八珍汤，两月而康。（《校注妇人良方·卷二十四》）

一妇人年三十余，忽不进饮食，日饮清茶三五碗，并少用水果，三年余矣。经行每次过期而少，余以为脾气郁结，用归脾加吴茱，不数剂而饮食如常。若人脾肾虚而不饮食，当以四神丸治之。（《内科摘要·卷上》）

【注】《薛案辨疏》：余曾见少年妇数人患此症。数年后，多不药而愈，大抵皆脾气郁结之故。惟郁结之气抑塞脾胃，故不饥。无他症，故能延至数年之久而无恙。及遇得意时，则郁结自开而愈矣。此案经行过期而少，则脾经之血已亏，不得不用归脾补脾经之气血而开其郁结。然加吴茱之热何也？盖吴茱能温散厥阴经之郁结，今郁结虽在于脾，而肝气亦从之郁结矣。况经水又属肝经血海，今过期而少，血海亦滞，故用吴茱以温行，实两得之也。余闻郁结者，必有火，故有加味归脾汤之柴胡、山栀，以清散其火之法。此案虽未见有火，亦不见有寒，何可遽用此热药也？岂以经行不及期而多者为有火，过期而少者为有寒耶？然过期而少，正血虚之故，血虚则火必盛，亦何可遽用此热药耶？亦当必有寒

色可验，寒脉可征，故特用耳。不然，未可浪投也。至于脾肾虚而不进饮食，当用四神丸者，亦因肾之元阳火虚而不能生脾土之症，则宜之然。余谓肾火虚，不能生脾土者，当饮食不进，亦不能延至数年之久，治者审之。

一妇人素有头晕，不时而作，月经迟而少。余以为中气虚，不能上升而头晕，不能下化而经少，用补中益气汤而愈。（《女科撮要·卷上》）

一妇人性善怒，常自汗，月经先期。余以为肝火血热。不信，乃泛用降火之剂，反致月经过期。复因劳怒，口噤呻吟，肢体不遂，六脉洪大，面目赤色。用八珍、麦门、五味、山栀、丹皮，数剂渐愈，兼用逍遥散、六味丸各三十余剂全愈。（《校注妇人良方·卷三》）

一疬妇少寐，经水两月余一至，误服通经丸，展转无寐，午前恶寒，午后发热。余以为思虑亏损脾血，用归脾汤作丸，午前以六君送下，午后以逍遥散送下，两月余得寐，半载经行如期，年余而疮愈。（《校注妇人良方·卷一》）

一女子十五岁……后寒热消瘦，又经过期。乃肝脾二经血气虚弱也，朝用补中益气汤，夕用六味地黄丸而愈。（《保婴撮要·卷六》）

一妇人经水不调，两月一至，或三月一至，四肢微肿，饮食少思，日晡发热。予曰：此脾胃气血皆虚也，须先用壮脾胃、养气血之剂，饮食进则浮肿自消，气血充则经自调矣。彼以为缓，乃用峻剂，先通月经，果腹痛泻不止，致遍身浮肿，饮食愈少，殁于木旺之月。褚氏云：月水不调，久则血结于内生块，变为血瘕，亦作血癥。血水相并，壅塞不通，脾胃虚弱，变为水肿。所以然者，脾候身之肌肉，象于土，土主克于水，水血既并，脾气

衰弱不能克消，致水气流溢，浸渍肌肉，故肿满也。观此，岂宜用克伐之剂？（《外科发挥·卷五》）

一少妇耳下患肿，素勤苦，发热口干，月水每过期而至且少。一老媪以为经闭，用水蛭之类通之，以致愈虚而毙。夫月水之为物，乃手少阳、手太阴二经主之。此二经相为表里，主上为乳汁，下为月水，为经络之余气。苟外无六淫所侵，内无七情所伤，脾胃之气壮，则冲任之气盛，故为月水适时而至。然而面色痿黄，四肢消瘦，发热口干，月水过期且少，乃阴血不足也，非有余瘀闭之证。宜以滋养血气之剂，徐而培之，则经气盛，而经水自依时而下。（《外科发挥·卷五》）

一妇人经候过期，发热倦怠，或用四物、黄连之类，反两月一度，且少而成块。又用峻药通之，两目如有所蔽。余曰：脾为诸阴之首，目为血脉之宗，此脾伤五脏，皆为失所，不能归于目矣。遂用补中益气、济生归脾二汤，专主脾胃，年余寻愈。（《女科撮要·卷上》）

一妇人年五十，内热晡热，经水两三月一来。此血虚而有热，用逍遥散加山茱治之而愈。若兼有痰作渴，或小便不调，或头晕白带，宜用肾气丸。（《女科撮要·卷上》）

◆月经先后无定期

一妇人性善怒，发热，经水非过期则不及，肢体倦怠，饮食少思而颤振。余以为脾气不足，肝经血少而火盛也。午前以调中益气汤加茯苓、贝母送六味丸，午后以逍遥散送六味丸，两月余而愈。（《校注妇人良方·卷三》）

◆月经过多

一妇人因经水多，服涩药止之，致腹作痛，以失笑散二服而瘳。（《女科撮要·卷下》）

一妇人因怒，月经去多，发热作渴，左目紧小，头项动掉，四肢抽搐，遍身疼痛。此怒动肝火，肝血虚而内生风，用加味逍遥加钩藤数剂，诸症渐愈。又用八珍汤，调理而痊。（《女科撮要·卷上》）

◆经期延长

一妇人……因怒兼两胁痞闷，头目不清，月经旬余未竭，用加味逍遥散加钩藤治之，复瘥。（《校注妇人良方·卷七》）

一妇人因夫经商久不归，发寒热，月经旬日方止。服降火凉血，反潮热内热，自汗盗汗，月经频数。余曰：热汗，气血虚也；经频，肝脾虚也。用归脾汤、六味丸而愈。常治兼症，既愈而寒热，当仍用本症药。（《女科撮要·卷上》）

一妇人因怒，经事淋沥，半月方竭，遇怒其经即至，甚则口噤筋挛，鼻衄头痛，痰痉搐搦，瞳子上视。此肝火炽甚，以小柴胡汤加熟地黄、山栀、钩藤治之，后不复发。（《校注妇人良方·卷三》）

◆经行诸证

一妇人因怒发热，每经行两耳出脓，两太阳作痛，胸胁乳房胀痛，或寒热往来，或小便频数，或小腹胀闷，皆属肝火血虚。先用栀子清肝散二剂，又用加味逍遥散数剂，诸症悉退，乃以补中益气加五味而痊。（《校注妇人良方·卷二十四》）

一妇人经行，口眼歪斜，痰涎壅盛，此血虚而肝火动，用加味逍遥散加牡丹皮治之寻愈。(《校注妇人良方·卷三》)

一女子月经先期，或经行上身先发赤晕，微肿作痒，若遇气恼，赤痒益甚。服祛风之药，患处更肿。砭，出紫血甚多，其痒愈作。余谓肝火血燥，风药复伤血而为患也。先用加味逍遥散清肝火益肝血，赤痒少止，用地黄丸滋肾水生肝木，各五十余帖而痊。后因恼怒，经水不止，发热作渴，患处赤痒。先用加味小柴胡汤二剂，诸症顿止。又用加味逍遥散而安。(《疠疡机要·中卷》)

◆**闭经**

一病妇月经不调，小便短少，或用清热分利之剂，小便不利，三月余身面浮肿，月经不通。余曰：此水分也。遂朝用葶苈丸，夕用归脾汤渐愈。乃用人参丸间服而愈。(《女科撮要·卷上》)

一妇人经闭八月，肚腹渐大，面色或青或黄，用胎症之药不应。余诊视之曰：面青脉涩，寒热往来，肝经血病也。面黄腹大，少食体倦，脾经血病也。此郁怒伤脾肝之症，非胎也。不信，乃用治胎散之类，不验。余用加味归脾、逍遥二药各二十余剂，诸症稍愈。彼欲速效，别服通经丸，一服下血昏愦，自汗恶寒，手足俱冷，呕吐不食。余用人参、炮姜，二剂渐愈。又用十全大补汤，五十余剂而安。(《校注妇人良方·卷十三》)

一妇人素清苦，四肢患之（指血风疮，编者注），误服败毒寒凉，晡热内热，自汗盗汗，月经不行，口干咽燥。余谓四肢者，脾之所主，当调养脾血，其病自愈，遂用归脾汤数剂而愈。(《校注妇人良方·卷二十四》)

一妇人素清苦，因郁怒，患前症（指便痈，编者注）。或用败毒寒凉之药，反晡热内热，自汗盗汗，月经不行，口干咽燥。余谓此郁气伤脾，因药复损，先以当归汤数剂，后兼逍遥散，各五十余剂而诸证皆愈。(《外科枢要·卷三》)

一妇人素有胃火，服清胃散而安。后因劳役，躁渴内热，肌肉消瘦，月经不行，此胃火消烁阴血，用逍遥散加丹皮、炒栀以清胃热，用八珍汤加茯苓、远志以养脾血，而经自行矣。(《女科撮要·卷上》)

一妇人性沉多虑，月经不行，胸满少食，或作胀，或吞酸。余以为中气虚寒，用补中益气加砂仁、香附、煨姜二剂，胸膈和而饮食进。更以六君加芎、归、贝母、桔梗、生姜、大枣数剂，脾胃健而经自调矣。(《女科撮要·卷上》)

一妇人月经不调，晡热内热，饮食少思，肌体消瘦，小便频数。服济阴丸，月经不行，四肢浮肿，小便不通。余曰：此血分也。朝用椒仁丸，夕用归脾汤，渐愈。乃以人参丸代椒仁丸，两月余将愈。专用归脾汤，五十余剂而痊。(《女科撮要·卷上》)

一室女年十七，患瘰疬久不愈，月水尚未通，发热咳嗽，饮食少思。有老媪欲用巴豆、肉桂之类，先通其经。予谓：此证潮热，经候不调者不治。但喜脉不涩，且不潮热，尚可治。须养气血，益津液，其经自行。彼惑于速效之说，仍用之。予曰：非其治也，此类乃剽悍之剂，大助阳火，阴血得之则妄行，脾胃得之则愈虚。经果通而不止，饮食愈少，更加潮热，遂致不救。经云：女子七岁肾气盛，齿更发长；二七天癸至，任脉通，太冲脉盛，月事以时下。然过期而不至是为失常，必有所因。夫人之生，以血气为本，人之病未有不先伤其气血者。妇女得之，多患于七情。寇宗奭曰：夫人之生以血气为本，人之病未有不先伤其气血者。世有室女童男，积想在心，思虑过当，多致劳损，男子则神色先散，女子则月水先闭。何以致然？盖愁忧思虑则伤心，心伤则血逆竭，血逆竭则神色先散而月水先闭也。火既受病，不能荣养其子，故不嗜食。脾既虚则金气亏，故发嗽；嗽既作，水气绝，故四肢干；木气不充，故多怒，鬓发焦，筋骨痿。俟五脏传遍，故卒不能死者，然终死矣！此一种于劳中最难治。盖病起于五脏之中，无有已期，药力不可及也。若或自能改易心志，用药扶接，如此则可得九死一生。举此为例，其余诸方，可按脉与证而治之。张氏云：室女月水久不行，切不可用青蒿等凉剂。医家多以为室女血热，故以凉药解之。殊不知血得热则行，冷则凝，《养生必用方》言之甚详，此说大有理，不可不知。若经候微少，渐渐不通，手足骨肉烦疼，日渐减瘦，渐生潮热，其脉微数，此由阴虚血弱，阳往乘之，小水不能灭盛火，火逼水涸，亡津液。当养血益阴，慎毋以毒药通之，宜柏子仁丸、泽兰丸。（《外科发挥·卷五》）

◆痛经

罗安人每经行，脐腹痛甚，以桃仁桂枝汤，一剂而瘥。（《校注妇人良方·卷七》）

一妇人经行腹痛，食则呕吐，肢体倦怠，发热作渴。此乃素禀气血不足，用八珍汤二十余剂而愈。后生子，二年而经不行，前症仍作，服八珍汤、逍遥散百余剂方愈。（《校注妇人良方·卷一》）

◆崩漏

一产妇月经年余不通，内热晡热，服分气丸，经行不止，恶寒作渴，食少倦怠，胸满气壅。朝用加味逍遥散，夕用四君子汤，月许诸症稍愈，佐以八珍汤，兼服两月而愈。（《校注妇人良

方·卷二十二》）

一妇人经水来比常度过多不止，遂服涩药止之，致腹作痛。此乃气血凝滞也，用失笑散二服而愈。（《校注妇人良方·卷二十》）

一妇人素郁结……后因劳役怒气，经行不止，服凉血之剂，其血如崩。余以为此因脾气复伤下陷，而血从之，朝用补中益气汤，夕用加味归脾汤而愈。（《校注妇人良方·卷二十四》）

一妇人性急善怒……后因大怒，月经如涌，眼赤出泪，用四物汤加山栀、柴胡、连、芩数剂而愈。（《疠疡机要·中卷》）

一女子素血虚惊悸……后因劳怒，适经行不止，前症复作，先用加味逍遥散，热退经止，又用养心汤而痊。（《保婴撮要·卷十》）

一孀妇……饮食失调，兼有怒气，肢体麻甚，月经如注，脉浮洪而数。此脾受肝伤，不能统血而致崩，肝气亏损阴血而脉大。继用六君加芎、归、炮姜而血崩止，又用补中益气加炮姜、茯苓、半夏而元气复，更用归脾汤、逍遥散调理而康。（《校注妇人良方·卷七》）

西宾钱思习子室年三十，尚无嗣，月经淋沥无期，夫妇异处者几年矣。思习欲为娶妾，以谋诸余。余曰：此郁怒伤肝，脾虚火动，而血不归经，乃肝不能藏，脾不能摄也。当清肝火，补脾气。遂与加味归脾、逍遥二药四剂，送至其家，仍告其姑曰：服此病自愈，而当受胎，妾可无娶也。果病愈，次年生子。（《女科撮要·卷上》）

一妇人多怒，经行或数日，或半月即止，三年后淋沥无期，肌体倦瘦，口干内热，盗汗如洗，日晡热甚。余用参、芪、归、术、茯神、远志、枣仁、麦门、五味、丹皮、龙眼肉、炙草、柴胡、升麻治之获痊。此症先因怒动肝火，血热妄行，后乃脾气下陷，不能摄血归源，故用前药。若胃热亡津液，而经不行，宜清胃；若心火亢甚者，宜清心；若服燥药过多者，宜养血；若病久气血衰，宜健脾胃。（《女科撮要·卷上》）

一妇人怀抱素郁，因怒耳作肿痛，经行不止，寒热发热，面色青赤，肝脉弦数。余以为久郁伤脾，暴怒伤肝，先用加味小柴胡汤，随用加味逍遥散而痊。（《校注妇人良方·卷二十四》）

一妇人性急，每怒非太阳、耳、项、喉、齿、胸、乳作痛，则胸满吞酸，吐泻少食，经行不止。此皆肝火之症，肝自病则外症见，土受克则内症作。若自病见，用四物加白术、茯苓、柴胡、炒栀、炒龙胆；若内症作，用四君加柴胡、芍药、神曲、吴茱、炒过黄连，诸症渐愈。惟月经不止，是血分有热，脾气尚虚，以逍遥散倍用白术、茯苓、陈皮，又以补中益气加酒炒芍药，兼服而调。（《女科撮要·卷上》）

一妇人……后月经至如崩，前症复作（指因劳晡热，体倦懒食，小腹痞坠，小便涩滞。编者注），此脾气伤而不能统血，血虚而阴火动也，仍用补中益气而痊。（《校注妇人良方·卷二十四》）

一妇人……因劳而仆，月经如涌，此劳伤火动，用前汤（指补中益气汤，编者注）加五味子一剂，服之即愈。（《女科撮要·卷上》）

表弟方健甫内，五十岁，辛丑患血崩，诸药罔效。壬寅八月，身热体痛，头晕涕出，吐痰少食，众作火治，展转发热，绝粒数日。余诊之曰：脾胃久虚，过服寒药，中病未已，寒病复起。遂用八味丸料一服，翌早遂索粥数匙。再服食倍，热减痛止，乃服八味丸而愈。癸卯秋，因劳役忧怒，甲辰夏病复作，胸饱发热，脊痛腰疼，神气怫郁。或作内伤，或作中暑。崩血便血，烦渴引饮，粒米不进，昏愦时作，脉洪大，按之微弱。此无根之火，内虚寒而外假热也。以十全大补加附子一剂，遂食粥三四匙，崩血渐减。日服八味丸，始得全愈。（《校注妇人良方·卷一》）

大尹王大成之内，久患崩，自服四物、凉血之剂，或作或辍。因怒发热，其血不止，服前药不应，乃主降火，更加胁腹大痛，手足俱冷。余曰：此脾胃虚寒所致。先用附子理中汤，体热痛止。又用济生归脾、补中益气二汤，崩血顿愈。若泥痛无补法，则误矣。（《校注妇人良方·卷一》）

文学归云桥内，月事不及期，忽崩血昏愦，发热不寐。或谓血热妄行，投以寒剂，益甚。或谓胎成受伤，投以止血，亦不效。余曰：此脾气虚弱，无以统摄故耳，法当补脾而血自止。用补中益气加炮姜，不数剂而效。惟终夜少寐惊悸，别服八物汤，不效。余曰：杂矣。乃与归脾汤加炮姜以补心脾，遂如初。（《校注妇人良方·卷三》）

一妇人，饮食后因怒忽患血崩，四肢逆冷，抽搐，口噤，如发痉然，吐痰如涌。灌以二陈、柴胡、山栀、枳壳，吐出酸味，神思稍醒，药止。次日进薄粥少许，但乳胁胀痛，寒热，欲呕，四肢倦怠。余以为悉属肝火炽盛，致脾气不能运化。先用六君、柴胡、山栀、钩藤钩，诸症顿退，惟四肢不遂，血崩如初。或又以为肝火未息，欲投清肝凉血之剂。余以为肝脾气血俱弱，先用补中益气汤培其脾土，而血气归经，又用四物、参、术、柴胡养肝筋，而四肢便利。（《明医杂著·卷之三》）

一妇人……劳怒，口复苦，经水顿至，此属内火动，血得热而妄行，用四物加炒芩、炒栀、胆草，一剂而血止，更以加味逍遥散而元气复。（《校注妇人良方·卷二十四》）

一妇人久患血崩，肢体消瘦，饮食到口但闻腥臊，口出津液，强食少许，腹中作胀。此血枯之症，肺肝脾胃亏损之患，用八珍汤、乌贼鱼骨圆，兼服两月而经行，百余剂而康宁如旧矣。(《女科撮要·卷上》)

一妇人面黄或赤，时觉腰间或脐下作痛，四肢困倦，烦热不安，其经若行，先发寒热，两肋如束，其血如崩。此脾胃亏损，元气下陷，与相火湿热所致，用补中益气加防风、芍药、炒黑黄柏，间以归脾汤调补化源，血自归经矣。(《女科撮要·卷上》)

一妇人善怒……又劳役怒气，饮食失节，发热喘渴，体倦不食，下血如崩，唇肿炽甚。此肝经有火，不能藏血，脾经气虚，不能摄血，用补中益气加炒黑山栀、芍药、丹皮而愈。(《口齿类要·茧唇》)

一妇人血崩兼心痛三年矣，诸药不应，每痛甚，虚症悉具，面色萎黄。余曰：心主血，盖由去血过多，心无所养，以致作痛。宜用十全大补汤，参、术倍之。三十余剂稍愈，百余剂全愈。(《校注妇人良方·卷一》)

一妇人因怒崩血，久不已，面青黄而或赤。此肝木制脾土，而血虚也，用小柴胡合四物以清肝火生肝血，又用归脾、补中二汤以益脾气生肝血而瘥。此症若因肝经有风热，而血不宁者，用防风一味为丸，以兼症之药煎送；或肝经火动而血不宁者，用条芩炒为丸，以兼症之药煎送，无有不效。(《女科撮要·卷上》)

一女子……后因怒发热，经行如崩，遍身色赤，四肢抽搐，难以诊脉，视其面色如赭。此肝心二经木火相搏，而血妄行耳。先用柴胡栀子散，再加味逍遥散，诸症顿退，又用八珍汤而痊。(《保婴撮要·卷十二》)

一女子十九岁……后因怒气劳役，前症（指噫气，编者注）复作，血崩不止，先用柴胡栀子散一剂，随用补中益气汤加山栀

而痊。(《保婴撮要·卷十》)

一女子……出嫁孀居，前症（指噫气，编者注）复发，服清气化痰丸，发热痰甚。服芩、连等药，经行如崩，发热作渴，四肢抽搐，唇口自动。此因肝盛脾虚，不能统血归经，虚火动而类风也。用加味逍遥散，内归、术各用五钱，加钩藤二钱治之，诸症顿愈。又用加味归脾汤，久服而愈。(《保婴撮要·卷十》)

一女子因怒捶胸，腹痛，经行如崩，作呕不食，面色青赤，两关脉大而虚。此肝经火动，脾经血伤也，用加味逍遥散，二剂血止。次用异功散加柴胡、升麻而愈。后因复怒，腹痛作泻，面青。此肝木乘脾也，用六君、柴胡、升麻而痊。(《保婴撮要·卷十六》)

锦衣杨永兴之内，患前症（指崩漏，编者注），过服寒凉之剂，其症益甚，更加肚腹痞闷，饮食不入，发热烦躁，脉洪大而虚。余曰：此脾经气血虚而发躁也，当急用八珍汤加炮姜以温补之，缓则不救。彼不信，乃服止血降火之剂，虚症蜂起，始信余言，缓不及治矣。(《校注妇人良方·卷一》)

一产妇月经不调，内热燥渴，服寒凉之剂，其血如崩，腹胀寒热，作呕少食。用六君子二十余剂，诸病悉愈，以加味逍遥散，调理而安。(《校注妇人良方·卷二十二》)

一妇人因怒，寒热头痛，谵言妄语，日晡至夜益甚，而经暴至。盖肝藏血，此怒动火，而血妄行。用加味逍遥散加生地治之，神思顿清，但食少体倦，月经未已。盖脾统血，此脾气虚不能摄，用补中益气治之，月经渐止。(《女科撮要·卷上》)

◆热入血室

一妇人怀抱素郁，感冒经行谵语，服发散之剂，不应。用寒凉降火，前症益甚，更加月经不止，肝腹作痛，呕吐不食，痰涎自出。此脾胃虚寒，用香砂六君，脾胃渐健，诸症渐退，又用归脾汤而痊愈。（《女科撮要·卷上》）

一妇人……后饮食失节，劳役兼怒气，发热血崩，夜间热甚，谵语不绝。此热入血室，用加味小柴胡二剂而热退，用补中益气而血止，用逍遥散、归脾汤调理而康。（《女科撮要·卷下》）

一妇人经行，感冒风寒，日间安静，至夜谵语，用小柴胡加生地治之顿安。但内热头晕，用补中益气加蔓荆子而愈。（《女科撮要·卷上》）

◆带下病

一妇人带下，四肢无力，劳则倦怠。余曰：四肢者，土也，此属脾胃虚弱，湿痰下注。遂以补中益气、济生归脾二药治之而愈。（《女科撮要·卷上》）

一妇人吞酸胸满，食少便泄，月经不调，服法制清气化痰丸，两膝渐肿，寒热往来，带下黄白，面黄体倦。余以为脾胃虚，湿热下注，用补中益气，倍用参、术，加茯苓、半夏、炮姜而愈。若因怒，发热少食，或两腿赤肿，或指缝常湿，用六君加柴胡、升麻及补中益气。（《女科撮要·卷上》）

一妇人小腹痞胀，小便时下，白带，小水淋沥。此肝经湿热下注，用龙胆泻肝汤而愈。（《校注妇人良方·卷七》）

◆恶阻

一妊妇呕吐酸水，胸满不食。此脾土虚而肝木所侮，用六君子加芍药而愈，又用四君子加枳壳、桔梗而安。（《校注妇人良方·卷十二》）

一妊妇呕吐胁胀，或寒热往来，面色青黄。此木旺而克脾土，用六君子加柴胡、桔梗、枳壳而安。(《校注妇人良方·卷十二》)

一妊妇停食腹满，呕吐吞酸，作泻不食。余以为饮食停滞，兼肝木伤脾土，用六君子汤以健脾胃，加苍术、厚朴以消饮食，吴茱萸所制黄连以清肝火，诸症悉愈。又以六君加砂仁调理，而脾土乃安。(《校注妇人良方·卷十二》)

一妊妇胸腹膨胀，吐痰不食。此脾胃虚而饮食为痰，用半夏茯苓汤渐愈。又用六君子加枳壳、苏梗、桔梗，而饮食如常。(《校注妇人良方·卷十二》)

一妊娠将三月，呕吐恶食，体倦嗜卧。此恶阻之症，用人参橘皮汤，二剂渐愈。又用六君加紫苏，二剂而安。(《女科撮要·卷下》)

一妊娠吞酸恶心，欲作呕吐。此饮食停滞，用六君加曲糵、炒黑子芩、枳壳、香附治之而愈。(《女科撮要·卷下》)

一妊娠饮食后恼怒，寒热呕吐，头痛恶寒，胸腹胀痛，大便不实而或青，小便频数而有血。余曰：当清肝健脾为主。不信，乃主安胎止血，益甚。问余曰：何也？余曰：大便不实而色青，此是伤脾土而兼木侮；小便频数而有血，此是肝火，血流于胞而兼挺痿也。用六君子加枳壳、紫苏、山栀二剂，脾胃顿醒。又用加味逍遥加紫苏、枳壳二剂，小便顿清，更节饮食，调理而安。(《女科撮要·卷下》)

◆妊娠腹痛

一妊娠每三四月，胎便作痛，余用地黄当归汤治之，不日而愈。(《女科撮要·卷下》)

◆激经

一妊娠三月，其经月来三五次，但不多，饮食、精神如故。此血盛有余，儿大能饮，自不来矣，果然。（《女科撮要·卷下》）

◆胎漏

吾妻尝胎漏，忽日血大崩，遂晕去。服童便而醒，少顷复晕，急煎服荆芥，随醒随晕，服止血止晕之药不效。忽然呕吐，予以童便药汁，满于胸膈也，即以手探吐之，少间吐出米饭及齑菜碗许。询问其由，适方午饭后着恼，故即崩而不止。予悟曰：因方饱食，胃气不行，故崩甚。血既大崩，胃气益虚而不能运化，宜乎服药而无效也。急宜调理脾胃，遂用白术五钱，陈皮、麦芽各二钱，煎服之。服未半而晕止，再服而崩止。遂专理脾胃，服十数剂，胃气始还。然后加血药服之而安。若不审知食滞，而专用血崩血晕之药，岂不误哉？愚按：人以脾胃为本，纳五谷，化精液。其清者入荣，浊者入胃，阴阳得此，是谓之橐籥，故阳则发于四肢，阴则行于五脏。土旺于四时，善载乎万物，人得土以养百骸，身失土以枯四肢。东垣以饮食自伤，医多妄下，清气下陷，浊气不降，乃生胀，所以胃脘之阳不能升举，其气陷入中焦，当用补中益气，使浊气得降，不治自安。窃谓饱食致崩者，因伤脾气，下陷于肾，与相火协合，多湿热下迫而致，宜用甘温之剂调补脾气，则血自归经而止矣。若误用寒凉，复损胃气，则血无所羁，而欲其止，不亦难哉？大凡脾胃虚弱而不能摄血，宜调补脾气为主。（《明医杂著·卷之一》）

一妊妇下血，发热作渴，食少体倦。属脾气虚而肝火所侮，用四君子加柴胡、山栀血止。因怒复作，用六君加柴胡、山栀、

升麻而安。(《校注妇人良方·卷十二》)

一妊妇下血，服凉血之药，下血益甚，食少体倦。此脾气虚而不能摄血，余用补中益气汤而愈。后因怒而寒热，其血仍下，此肝火旺而血沸腾，用加味逍遥散血止，用补中益气汤而安。(《校注妇人良方·卷十二》)

一妊娠六月，体倦食少，劳役见血，用六君加当归、熟地、升麻、柴胡而愈。(《女科撮要·卷下》)

一妇人每怒，发热胁胀，小便淋涩，每月经行，旬余未已。已受胎三月，因怒前症复作，朝用加味逍遥散，夕用安胎饮，各二剂而安。五月又怒，复作，下血如经行，四日未止，仍用前药而愈。(《女科撮要·卷下》)

◆胎动不安

鸿胪张淑人，痢疾后胎动，心神不安，肢体殊倦，用八珍散二十余剂渐愈。因劳，加烦热头痛，以大剂补中益气汤加蔓荆子治之，热痛顿止。仍用前散，又五十余剂而安。其后生产甚易。(《校注妇人良方·卷十三》)

一妇八月胎下坠或动，面黄体倦，饮食少思。此脾气虚弱，用补中益气汤倍白术，加苏梗，三十余剂而安。(《校注妇人良方·卷十八》)

一妊妇霍乱已止，但不进饮食，口内味酸，泛行消导宽中。余曰：此胃气伤而虚热也，当用四君子汤。彼不信，乃服人参养胃汤，呕吐酸水，其胎不安，是药复伤也。仍与四君子汤，俾煎熟，令患者先嗅药气，不作呕则呷少许，恐复呕则胎为钧动也。如是旬余而愈。(《校注妇人良方·卷十三》)

一妊妇每因恚，其胎上逼，左关脉弦洪。乃肝火内动。用小

柴胡加茯苓、枳壳、山栀而愈。但体倦不食，用六君子汤调养脾土，加柴胡、枳壳调和肝气乃瘥。（《校注妇人良方·卷十二》）

一妊妇内热晡热，或兼寒热，饮食少思，其胎或下坠或上攻。此肝经血虚而火动耳。先用加味逍遥散数剂，次用六君子加柴胡、枳壳，各数剂而愈。（《校注妇人良方·卷十二》）

一妊妇胎上逼，胸满嗳气，饮食少思。此脾气郁滞，用紫苏饮顿安，又用四君子加枳壳、柴胡、山栀而瘥。（《校注妇人良方·卷十二》）

一妊妇小腹作痛，其胎不安，气攻左右，或时逆上，小便不利。用小柴胡汤加青皮、山栀清肝火而愈。后因怒，小腹胀满，小便不利，水道重坠，胎仍不安。此亦肝木炽盛所致，用龙胆泻肝汤一剂，诸症顿愈。乃以四君子加柴胡、升麻以培脾土而安。（《校注妇人良方·卷十二》）

一妊娠因停食，服枳术丸，胸腹不利，饮食益少。更服消导宽中之剂，其胎下坠。余谓此脾气虚而不能承载也。用补中益气及六君子汤，中气渐健，其胎渐安。又用八珍汤加柴胡、升麻调理而痊。（《校注妇人良方·卷十五》）

一妊娠八月，胎欲坠如产，卧久少安，日晡益甚。此气血虚弱，朝用补中益气汤加茯苓、半夏随愈，更以八珍汤调理而安。（《校注妇人良方·卷十三》）

◆胎萎不长

一妊妇胎六月，体倦懒食，面黄晡热，而胎不长，因劳欲坠。此脾气不足也，用八珍汤倍加参、术、茯苓，三十余剂，脾胃渐健而长矣。（《校注妇人良方·卷十三》）

一妊妇因怒，寒热往来，内热晡热，胁痛呕吐，胎至八月而

不长。此因肝脾郁怒所致，用六君加柴胡、山栀、枳壳、紫苏、桔梗，病愈而胎亦长矣。(《校注妇人良方·卷十三》)

◆堕胎

一妊妇堕胎昏愦，不时吐痰，自用养血化痰之剂，昏愦不省，自汗发搐，痰涎涌出。彼以为中风，欲用祛风化痰。予曰：此属脾气虚寒所致。用十全大补汤加炮姜，二十余剂寻愈。(《校注妇人良方·卷十三》)

一妊娠五月，服剪红丸而堕，腹中胀痛，服破血之剂益甚，以手按之益痛。余曰：此峻药重伤，脾胃受患。用八珍倍人参、黄芪、半夏、乳香、没药，二剂而痛止，数剂而痊愈。(《女科撮要·卷下》)

大儿妇张氏……继复患疟且堕胎，又投理气行血之药，病去，元气转脱，再投参芪补剂不应矣，六脉如丝欲绝。思非附子不能救，非立翁（指薛己，编者注）莫能投。迎翁至，诊云：皆理气之剂，损真之误也。连投参、芪、归、术、附子、姜、桂六剂，间用八味丸。五日眠食渐甘，六脉全复。翁云：心脾疼痛时，即当服此等药，疟亦不作矣。姑妇皆翁再造，敢述奇功，附于此门之尾，以为初知药性者之戒。制生陈逊稽颡谨识。(《女科撮要·卷下》)

上舍孙履学长子室，素怯弱……患疟且堕胎，又投理气行血之药，病虽去，元气转脱，再投参芪补剂，不应矣，六脉如丝欲绝。迎予至，诊之曰：形虽实而脉虚极，反用理气之剂损其真气故也。连投参、芪、归、术、附子、姜、桂二剂，间用八味丸，五日寝食渐安，六脉全复。(《校注妇人良方·卷七》)

◆胎死不下

一妇人胎死，服朴硝而下秽水，肢体倦怠，气息奄奄，用四君为主，佐以四物、姜、桂，调补而愈。(《女科撮要·卷下》)

一稳婆之女，勤苦负重，妊娠腹中阴冷重坠，口中甚秽。余意其胎必死，令视其舌果青黑，与朴硝半两许服之，随下秽水而安。(《女科撮要·卷下》)

◆子痫

一妊妇因怒，忽仆地，良久而苏，吐痰发搐，口噤项强。用羚羊角散渐愈，更用钩藤散始痊，又用归脾汤而安。(《校注妇人良方·卷十三》)

一妊妇出汗口噤，腰背反张，时作时止。此怒动肝火也。用加味逍遥散渐愈，又用钩藤散而止，更以四君加钩藤、山栀、柴胡而安。(《校注妇人良方·卷十三》)

◆子嗽

一妊妇……后内热咳嗽，小便自遗，用补中益气加麦门、山栀，以补肺气滋肾水而痊。(《校注妇人良方·卷十三》)

一妊妇咳嗽，其痰上涌，日五六碗许，诸药不应。予以为此水泛为痰，用六味丸料及四君子汤各一剂稍愈，数剂而安。(《校注妇人良方·卷十三》)

◆子悬

一妊妇饮食停滞，心腹胀满，或用人参养胃汤加青皮、山楂、枳壳，其胀益甚，其胎上攻，恶心不食，右关脉浮大，按之则弦。

此脾土不足，肝木所侮。余用六君子加柴胡、升麻而愈。后小腹痞闷，用补中益气汤升举脾气乃瘥。(《校注妇人良方·卷十二》)

一妇人孕七月，上冲腹痛，面不赤，舌不青，乃子悬也，亦用前饮（指紫苏饮，编者注）而胎母俱安。(《校注妇人良方·卷十二》)

◆子肿

一妊娠每至五月，肢体倦怠，饮食无味，先两足肿，渐至遍身，后及头面。此是脾肺气虚，朝用补中益气，夕用六君子加苏梗而愈。凡治妊娠，毋泥其月数，但见某经症，便用某药为善。(《女科撮要·卷下》)

◆子烦

一妊妇烦热，兼咽间作痛，用知母散加山栀以清肺经而愈。(《校注妇人良方·卷十三》)

一妊妇烦热，吐痰恶食，恶心头晕。此乃脾虚风寒为患，用半夏白术天麻汤以补元气，祛风邪，数剂渐愈。惟头晕未痊，乃用补中益气汤加蔓荆子以升补阳气而愈。(《校注妇人良方·卷十三》)

一妊妇悲哀烦躁，其夫询之，云：我无故，但自欲悲耳。用淡竹茹汤为主，佐以八珍汤而安。(《校注妇人良方·卷十五》)

一妊妇无故自悲，用大枣汤二剂而愈。后复患，又用前汤，佐以四君子加山栀而安。(《校注妇人良方·卷十五》)

◆妊娠发热

一妊妇发热作渴，遍身疼痛，用活命饮二剂，诸症稍愈，形气甚倦，用紫草木香散，痘出少许，用白术散，贯脓而愈。(《保

婴撮要·卷二十》）

一妊妇患疟已愈，但寒热少食，头痛，晡热内热。此脾虚血弱也，用补中益气汤加蔓荆子，头痛顿止，又用六君子汤加芎、归，饮食顿进，再用逍遥散加参、术而寒热愈。（《校注妇人良方·卷十三》）

一妊妇因怒寒热，胸胁胀痛，呕吐不食，状如伤寒。此怒动肝火，脾气受伤也，用六君子加柴胡、山栀、枳壳、牡丹皮而愈。但内热口干，用四君子加芎、归、升麻、柴胡而安。（《校注妇人良方·卷十二》）

◆妊娠喘证

一妊娠气喘痰甚，诸药不应，问治于余。询之云，素有带下，始于目下浮两月余，其面亦然。此气虚有痰饮也，用六味丸料，数剂而愈。（《女科撮要·卷下》）

◆妊娠心腹痛

一妊妇心腹作痛，胸胁作胀，吞酸不食。此肝脾气滞，用二陈、山楂、山栀、青皮、木香而愈。又因怒仍痛，胎动不食，面色青黄，肝脉弦紧，脾脉弦长。此肝乘其土，用六君子汤加升麻、柴胡、木香而愈。（《校注妇人良方·卷十二》）

一妊妇心腹作痛，吐痰恶心，胎气上攻，饮食少思。此脾虚气滞而为痰，用六君子加柴胡、枳壳，诸症渐退，饮食渐进，又用四君子加枳壳、山栀、桔梗而安。后因怒，两胁气胀，中脘作痛，恶寒呕吐，用六君加柴胡、升麻、木香，一剂而愈。（《校注妇人良方·卷十二》）

一妊妇心痛，烦热作渴，用白术散即愈。后因停食，其痛仍作，胸腹膨满，按之则痛。此因饮食停滞，用人参养胃汤。按之不痛，乃脾胃受伤，以六君子补之而愈。（《校注妇人良方·卷十二》）

◆妊娠泄泻

边太常侧室，妊娠泄泻，自用枳、术、黄连之类，腹闷吐痰，发热恶寒，饮食到口即欲作呕，强匙许，即吞酸不快，欲用祛痰理气。余曰：此因脾胃伤而痰滞中脘，若治痰气，复伤脾胃矣。遂以参、术、炮姜为末，丸如黍粒，不时含咽三五丸，渐加。至三日后，日进六君子汤而寻愈。（《校注妇人良方·卷十三》）

进士王缴征之内，怀妊泄泻，恶食作呕。余曰：脾气伤也。其君忧之，强进米饮。余谓：饮亦能伤胃，且不必强，候脾胃醒，宿滞自化，饮食自进。不信，别用人参养胃汤饮之，吐水酸苦，又欲投降火寒药。余曰：若然，则胃气益伤也。经云：损其脾胃者，调其饮食，适其寒温。后不药果愈。（《校注妇人良方·卷十三》）

◆妊娠项强

一妊妇颈项强直，腰背作痛。此膀胱经风邪所致，用《拔萃》羌活汤，一剂而愈。又用独活寄生汤及八珍汤，以祛邪固本而痊。（《校注妇人良方·卷十二》）

◆妊娠瘛疭

一妊妇四肢不能伸，服祛风燥血之剂，遗屎痰甚，四肢抽搐。余谓肝火血燥，用八珍汤加炒黑黄芩为主，佐以钩藤汤而安。后因怒，前症复作，小便下血，寒热少寐，饮食少思。用钩藤散加山栀、柴胡而血止。用加味逍遥散，寒热退而得寐。用六君子汤

加芍药、钩藤，饮食进而渐安。(《校注妇人良方·卷十三》)

一妊妇因怒寒热，颈项动掉，四肢抽搐，此肝火血虚风热，用加味逍遥加钩藤钩，数剂而痊。(《校注妇人良方·卷三》)

一妇人素口苦，月经不调，或寒热。妊娠五月，两臂或拘急，或缓纵，此肝火伤血所致也。用四物加柴胡、山栀、丹皮、钩藤钩治之而愈。(《校注妇人良方·卷三》)

◆妊娠小便不通

儒者王文远室，患此（指妊娠小便不通，编者注）小腹肿胀，几至于殆。用八味丸一服，小便滴沥。再以前丸之料加车前子，一剂即利，肚腹顿宛而安。(《校注妇人良方·卷十五》)

司徒李杏冈仲子室，孕五月，小便不利，诸药不应。余曰：非八味丸不能救。不信，别用分利之药，肚腹肿胀，以致不起。(《校注妇人良方·卷十五》)

◆妊娠遗尿

一妊娠遗尿内热，肝脉洪数，按之微弱，或两太阳作痛，胁肋作胀。余以为肝火血虚，用加味逍遥散、六味地黄丸寻愈。后又寒热，或发热，或恚怒，前症仍作，用八珍汤、逍遥散兼服，以清肝火、养肝血而痊。(《校注妇人良方·卷十五》)

一妊妇嗽则便自出。此肺气不足，肾气亏损，不能司摄。用补中益气汤以培土金，六味丸加五味以生肾气而愈。(《校注妇人良方·卷十三》)

◆妊娠二便不利

亚卿李浦汀侧室，妊娠大小便不利，或用降火理气之剂，元气反虚，肝脉弦急，脾脉迟滞。见其面色青黄不泽。余曰：此郁怒所致也。用加味归脾汤为主，佐以加味逍遥散而安。（《校注妇人良方·卷十五》）

主政王天成之内，妊娠疾愈后，二便不通。其家世医，自用清热之剂，未效。余诊其脉，浮大而涩，此气血虚也。朝用八珍汤加桃仁、杏仁，夕用加味逍遥散加车前子而瘥。（《校注妇人良方·卷十五》）

◆妊娠吐血

一妊娠因怒吐血块，四日不止，两胁胀痛，小便淋涩。此怒而血蓄于上部，火炎而随出也。胁胀腹痛，小便淋涩，肝经本病也。用小柴胡合四物，四剂而止。却用六君子、安胎饮，调理而安。（《女科撮要·卷下》）

◆妊娠尿血

一妊妇因怒尿血，内热作渴，寒热往来，胸乳间作胀，饮食少思，肝脉弦弱。此肝经血虚而热也，用加味逍遥散、六味地黄丸兼服渐愈。又用八珍汤加柴胡、丹皮、山栀而痊。（《校注妇人良方·卷十五》）

一妊娠六月，每怒气便见血，甚至寒热头痛，胁胀腹痛，作呕少食。余谓寒热头痛，肝火上冲也；胁胀腹痛，肝气不行也；作呕少食，肝侮脾胃也；小便见血，肝火血热也。用小柴胡加芍药、茯苓、白术而愈。（《女科撮要·卷下》）

◆妊娠疟病

一妊娠疟久不已，嗳气下气，胸腹膨胀，食少欲呕，便血少

寐。此属肝脾郁怒，用归脾汤加柴胡、山栀渐愈，又用六君子汤加柴胡、山栀、升麻而愈。(《校注妇人良方·卷十三》)

一妊娠三月，饮食后因怒患疟，连吐余，其面亦然，此气虚有痰饮也。连吐三次，用藿香正气散二剂，随用安胎饮一剂而愈。后因怒，痰甚狂言，发热胸胀，手按少得。此肝脾气滞，用加味逍遥散加川芎，二剂顿退，四剂而安。(《女科撮要·卷下》)

◆难产

地官李孟卿，娶三十五岁稚女为继室，妊娠虑其难产，与加味芎归汤四剂备用，果产门不开，服之顿然分娩。(《女科撮要·卷下》)

荆妇孟冬分娩艰难，产子已死，元气劳伤，用油纸捻烧断脐带，取其阳气以补之。俄间儿啼作声，即鹄儿也。若以刀物如常断之，其母亦难保生。此儿嗣后一二岁间，并无伤食作泻之症，可见前法之功。其稳婆又喜平日常施少惠，得其用心，能安熨母怀，故无虞耳。此稳婆云：止有一女，分娩时，适当巡街侍御行牌取我，视其室分娩，女为此惊吓，未产而死。后见侍御，更以威颜分付。追视产母，胎虽顺，而头偏在一边，若以手入推正，可保顺生。因畏其威，不敢施手。但回禀云，此是天生天化，非人力所能立。俟其母子俱死。(《女科撮要·卷下》)

西宾费怀德之室，下血甚多，产门不开，两日未生，服前药（指加味芎归汤，编者注）一剂，即时而产。已后育胎，并无此症。怀德传与服者，无有不效。(《女科撮要·卷下》)

一妇人分娩最易，至四十妊娠，下血甚多，产门不开，亦与前汤（指加味芎归汤，编者注）一剂，又用无忧散斤许一剂，煎熟时时饮之，以助其血而产。(《女科撮要·卷下》)

一孕妇累日不产，催药不验，此坐草太早，心怀畏惧，气结而血不行也。用前饮（指紫苏饮，编者注）一服便产。(《校注妇人良方·卷十二》)

◆胞衣不下

家人妇胎衣不出，胸腹胀痛，手不敢近。此瘀血为患，用热酒下失笑散一剂，恶露、胎衣即并下。(《女科撮要·卷下》)

一产妇胎衣不出，腹不胀痛，手按之，痛稍缓。此是气虚而不能送出，用无忧散而下。前症余询诸稳婆，云：宜服益母草丸，或就以产妇头发入口作呕，胎衣自出，其不出者必死。授与前法甚效。(《女科撮要·卷下》)

◆产后血晕

一产妇月余矣，因怒两胁胀痛，忽吐血甚多，发热恶寒，胸腹胀满。用八珍加柴胡、丹皮、炮姜而安。却用十全大补，仍加炮姜而愈。前症因脾肺气血亏损而胸腹虚痞，虽投大补，若非姜桂辛温助其脾肺以行药势，亦无以施其功，而反助其胀耳。(《女科撮要·卷下》)

一妇……产后眩晕，胸满咳嗽，用四物加茯苓、半夏、桔梗而愈。(《校注妇人良方·卷十八》)

一妊妇因产饮酒，恶露甚多，患血晕，口出酒气。此血得酒热而妄行，虚而作晕也。以佛手散加煨甘葛二钱，一剂而痊。(《校注妇人良方·卷十八》)

◆产后血崩

一产妇血崩，小腹胀痛，用破气行血之剂，其崩如涌，四肢

不收，恶寒呕吐，大便频泻。余用六君加炮黑姜，四剂稍愈。又十全大补，三十余剂而痊。（《校注妇人良方·卷二十二》）

一产妇血崩，因怒，其血如涌，仆地口噤目斜，手足抽搐。此肝经血耗生风，余用六味丸料一剂，诸症悉退。但食少晡热，佐以四君、柴胡、牡丹皮而愈。（《校注妇人良方·卷二十二》）

◆产后恶露不下

一产妇患前症（指产后恶露不下，编者注），服峻厉之剂，恶露随下，久而昏愦，以手护其腹。余曰：此脾气复伤作痛，故用手护也。以人参理中汤加肉桂二剂，补之而愈。（《校注妇人良方·卷二十》）

◆产后恶露不绝

一产妇恶露淋沥，体倦面黄，食少恶寒，昼夜不寐，惊悸汗出。此脾经虚热，用加味归脾汤而痊。后因怒，胁胀作呕，少食，用六君加柴胡治之而痊。（《校注妇人良方·卷二十》）

一妇人产后，恶血不止，小腹作痛，服瓜子仁汤，下瘀血而痊。凡瘀血停滞，宜急治之，缓则腐化为脓，最为难治。若流注关节，则为败症。（《外科枢要·卷二》）

◆产后发热

大尹俞君之内，产后发热晡热，吐血便血，兼盗汗，小便频数，胸胁胀痛，肚腹痞闷。余曰：此诸脏虚损也，症当固本为善。自恃知医，用降火之剂，更加泻利，肠鸣呕吐，不食腹痛，足冷，始信余言。诊其脉，或浮洪，或沉细，或如无。其面或青黄，或赤白，此虚寒假热之状。时虽仲夏，当舍时从症。先用六君子加

炮姜、肉桂，数剂胃气渐复，诸症渐退。更佐以十全大补汤，半载全愈。(《校注妇人良方·卷二十》)

儒者杨敬之内人，所患同前（指产后虚烦发热，编者注），但唾痰涎，或用温补化痰之剂，不应。面色黧黑，两尺浮大，按之微细。此因命门火虚不能生脾土，脾土不能生诸脏而为患也，用八味丸补土之母而痊。(《校注妇人良方·卷二十》)

一产妇恶寒发热，用十全大补加炮姜治之而愈。但饮食不甘，肢体倦怠，用补中益气而安。(《女科撮要·卷下》)

一产妇恶寒发热，余以为气血俱虚。不信，反用小柴胡汤，致汗出谵语，烦热作渴，肢体抽搐。余用十全大补二剂，益甚，脉洪大，重按如无。此药力不能及，乃加附子，四剂稍缓，数剂而安。(《校注妇人良方·卷二十一》)

一产妇恶寒发热，余以为血气虚寒，用十全大补加炮姜而寒热愈，用补中益气而肢体安。又食后犯怒，恶寒发热，抽搐咬牙，面色青中隐黄，此肝木侮脾土，饮食停滞，用六君子加木香，一剂而安。(《校注妇人良方·卷二十一》)

一产妇朝吐痰，夜发热，兼之无寐，泥用清痰降火，肌体日瘦，饮食日少，前症愈甚。余曰：早间吐痰，脾气虚也；夜间发热，肝血虚也；昼夜无寐，脾血耗也。遂用六君子汤、加味逍遥散、加味归脾汤以次调补，不月而痊。(《女科撮要·卷下》)

◆产后腹痛

家人妇产后，小腹作痛，忽牙关紧急，灌以失笑散良久而苏，又用四物加炮姜、白术、陈皮而愈。(《女科撮要·卷下》)

汪中翰侧室，产后小腹作痛，诸药不应，其脉滑数。此瘀血内溃为脓也。以瓜子仁汤痛止，更以太乙膏而愈。今人产后多有

此病，纵非痈患，用之更效。有人脐出脓水，久而不愈，亦以前膏及蜡矾丸治之亦愈。(《外科心法·卷四》)

一产妇腹痛发热，气口脉大。余以为饮食停滞，不信，乃破血补虚，反寒热头痛，呕吐涎沫。又用降火化痰理气，四肢逆冷，泄泻下坠，始信。谓余曰：何也？余曰：此脾胃虚之变症也，法当温补。遂用六君加炮姜二钱，肉桂、木香一钱，四剂诸症悉退。再用补中益气之剂，元气悉复。(《女科撮要·卷下》)。

一产妇患前症（指产后腹痛，编者注），或用驱逐之剂，昏愦口噤，手足发搐。此血气虚极之变症也，用八珍汤加炮姜二钱，四剂未应。又以十全大补汤加炮姜一钱，二剂而苏。(《校注妇人良方·卷二十》)

一产妇患前症（指产后腹痛，编者注），或作呕，或昏愦，此脾气虚寒，用人参理中汤渐愈，又以补中益气汤加茯苓、半夏全愈。后复作痛而兼喘，仍用补中益气汤培补脾肺而瘥。(《校注妇人良方·卷二十》)

一产妇小腹疼痛，小便不利，用薏苡仁汤，二剂痛止。更以四物加桃仁、红花，下瘀血而愈。大抵此症，皆因荣卫不调，或瘀血停滞所致。若脉洪数，已有脓；脉但数，微有脓；脉迟紧，乃瘀血，下之即愈。若腹胀大，转侧作水声，或脓从脐出，或从大便出，宜用蜡矾丸、太乙膏及托里药。(《女科撮要·卷下》)

一产妇小腹作痛，服行气破血之药不效，其脉洪数。此瘀血内溃为脓也，以瓜子仁汤二剂痛止，更以太乙膏下脓而愈。产后多有此病，纵非痈患，用之更效。(《女科撮要·卷下》)

一产妇小腹作痛，小便不利，内热晡热，形体倦怠。余用加味逍遥散以清肝火、生肝血，用补中益气汤补脾胃、升阳气而痊。(《校注妇人良方·卷二十》)

一产妇小腹作痛有块，脉芤而涩，以上物（指四物汤，编者注）加玄胡索、红花、桃仁、牛膝、木香治之而愈。（《女科撮要·卷下》）

一妇人产后，小腹患痛，服瓜子仁汤，下瘀血而痊。凡瘀血停滞，宜急治之，缓则腐化为脓，最难治疗。若流注关节，则患骨疽，失治多为败症。（《女科撮要·卷下》）

一产妇患前症（指产后腹胀呕吐，编者注）或用抵当汤，败血已下，前症益甚，小腹重坠，似欲去后。余谓此脾气虚而下陷，用补中益气汤加炮姜温补脾气，重坠如失。又用六君子汤而安。（《校注妇人良方·卷二十一》）

◆产后咳嗽

一产妇咳嗽，见风则喘急恶寒，头痛自汗，口噤痰盛。余为脾肺气虚，腠理不密，用补中益气加肉桂，数剂而安。（《校注妇人良方·卷二十二》）

一产妇咳而腹满不食，涕唾，面肿气逆。此病在胃，关于肺，用异功散而愈。（《女科撮要·卷下》）

一产妇咳嗽声重，鼻塞流涕。此风寒所感，用参苏饮一钟，顿愈六七。乃与补中益气加桔梗、茯苓、半夏，一剂而痊。又与六君加黄芪以实其腠理而安。（《女科撮要·卷下》）

一产妇咳嗽痰盛，面赤口干，内热晡热，彻作无时。此阴火上炎，当补脾肾，遂用补中益气汤、六味地黄丸而愈。（《女科撮要·卷下》）

◆产后喘证

吴江库友史万湖仲子室，年二十余，疫疾堕胎，时咳，服清肺解表，喘急不寐，请治。余以为脾土虚不能生肺金，药损益甚，先与补中益气加茯苓、半夏、五味、炮姜，四剂渐愈。往视之，又与八珍加五味及十全大补汤痊愈。（《女科撮要·卷下》）

◆产后心悸

一产妇患前症（指心神惊悸恐惧，口不能言等。编者注）二度，服琥珀地黄丸、《局方》妙香散，随效。再患服之，其症益甚，而脉浮大，按之如无，发热恶寒，此血气俱虚。余用十全大补、加味归脾二汤，各百余剂而愈。后遇惊恐劳怒复作，仍复前药而安。（《校注妇人良方·卷十九》）

◆产后烦躁

一产妇患前症（指产后心神烦躁，编者注），或用调经散，愈而复作，仍复前散，益甚，痰涎上涌，朝寒暮热。余朝用八珍散，夕用加味归脾汤，各五十余剂而愈。（《校注妇人良方·卷十九》）

◆产后心痛

一产妇患前症（指产后恶露上攻心痛，编者注），手不敢近腹，用失笑散一服，下瘀血而愈。次日复痛，亦用前药而安。（《校注妇人良方·卷二十》）

一产妇患前症（指产后恶露上攻心痛，编者注），用大黄等药。其血虽下，复患头痛，发热恶寒。次日昏愦，自以两手坚护其腹，不得诊脉。视其面色青白，余为脾气虚寒而痛也，用六君子汤加姜、桂而痛止，又用八珍汤加姜、桂调理而安。（《校注妇人良方·卷二十》）

一产妇患前症（指产后恶露上攻心痛，编者注），昏愦口噤，冷汗不止，手足厥逆，用六君子加附子一钱，以回其阳，二剂顿苏。又以十全大补汤，养其血气而安。(《校注妇人良方·卷二十》)

◆产后呕吐

一产妇停食霍乱，用藿香正气散之类已愈。后胸腹膨胀，饮食稍过即呕吐，或作泄泻。余谓此脾胃俱虚，用六君子汤加木香治之渐愈。(《校注妇人良方·卷二十一》)

◆产后大便难

一产妇大便八日不通，用通利之药，中脘作痛，饮食甚少。或云通则不痛，痛则不通，乃用蜜导之，大便不禁，吃逆不食。余曰：此脾肾复伤，用六君加吴茱、肉果、骨脂、五味数剂。喜其年壮，不然多至不起。(《女科撮要·卷下》)

一产妇大便不通七日矣，饮食如常，腹中如故。余曰：饮食所入，虽倍常数，腹不满胀。用八珍加桃杏二仁，至二十一日腹满欲去。用猪胆汁润之，先去干粪五七块，后皆常粪而安。(《女科撮要·卷下》)

一产妇大便秘结，小腹胀痛，用大黄等药，致吐泻不食，腹痛胸痞，余用六君子加木香、炮姜治之而愈。(《校注妇人良方·卷二十三》)

一产妇大小便不通，诸药不应，将危矣。令饮牛乳，一日稍通，三日而痊。人乳尤善。(《校注妇人良方·卷二十三》)

一妇人大便秘涩，诸药不应，苦不可言，令饮人乳而安。(《校注妇人良方·卷二十三》)

◆产后泄泻

一妇人产后泄泻，兼呕吐咽酸，面目浮肿。此脾气虚寒，先用六君加炮姜为主，佐以越鞠丸而咽酸愈。又用补中益气加茯苓、半夏而脾胃康。(《女科撮要·卷下》)

◆产后痢疾

一产妇腹痛后重，去痢无度，形体倦怠，饮食不进，与死为邻。此脾肾俱虚，用四神丸、十全大补汤而愈。但饮食难化，肢体倦怠，用补益汤而愈。(《女科撮要·卷下》)

一产妇食鸡子，腹中作痛，面色青黄，服平胃、二陈，更下痢腹胀。用流气饮子，又小腹一块不时上攻，饮食愈少。此脾胃虚寒，肝木克侮所致，用补中益气加木香、吴茱渐愈。又用八珍大补，兼服调理寻愈。(《校注妇人良方·卷二十二》)

一产妇泻痢，发热作渴，吐痰甚多，肌体消瘦，饮食少思，或胸膈痞满，或小腹胀坠年余矣。余以为脾肾泻，朝用二神丸，夕用六君子汤，三月余而痊。(《女科撮要·卷下》)

一妇人产后，腹痛后重，去痢无度，形体倦怠，饮食不甘，怀抱久郁，患茧唇，寐而盗汗如雨，竟夜不敢寐，神思消烁。余曰：气血虚而有热。用当归六黄汤，内黄芩、连、柏（炒黑），一剂汗顿止，再剂全止。乃用归脾汤、八珍散兼服，元气渐复而愈。(《女科撮要·卷下》)

◆产后疟病

一产妇患疟，发热作渴，胸胁胀满，遍身作痛，三日不食，吞酸嗳气。此是饮食所伤，脾胃不能消化。用六君加神曲、山楂，四剂而不作酸，乃去神曲、山楂，又数剂而饮食进，其大便不通。至三十五日，计进饮食七十余碗，腹始闷，令用猪胆汁导而通之，其粪且不甚燥。(《女科撮要·卷下》)

◆产后胁痛

一产妇因怒，两胁胀痛，吐血甚多，发热恶寒，胸腹胀痛。余以为气血俱虚，用八珍加柴胡、丹皮、炮姜而血顿止，又用十全大补汤而寒热渐退。此症苟非用姜、桂辛温助脾肺以行药势，不惟无以施其功，而反助其胀耳。(《校注妇人良方·卷二十》)

◆产后中风

一产妇勤于女工，忽仆地，牙关紧急，痰喘气粗，四肢不遂，此气血虚而发痉。朝用补中益气汤加茯苓、半夏，夕用八珍汤加半夏，各三十余剂，不应。此气血之未复，药之未及也。仍用前二汤，又五十余剂寻愈。(《校注妇人良方·卷三》)

一产妇先胸胁乳内胀痛，后因怒，口噤吐痰，臂不能伸，小便自遗，左三部脉弦。余谓此肝经血虚，而风火所致，不能养筋。先用加味逍遥散治之，臂能屈伸。(《校注妇人良方·卷十九》)

一产妇筋挛臂软，肌肉掣动，此气血俱虚而有热，用十全大补汤而痊。其后因怒而复作，用加味逍遥散而愈。(《内科摘要·卷上》)

【注】《薛案辨疏》：此案似属风症，然产妇得此，岂非气血两虚乎？气属脾，脾主肌肉，脾气虚故肌肉掣动。血属肝，肝主筋脉，肝血虚故筋挛臂软。十全大补汤宜用矣，独不宜于有热之症耳。产妇而有热，大抵皆虚热也，虚热须甘温以治之。况病在筋臂肌肉之间，非藉肉桂、黄芪之温以充升之不能愈也。然此妇必

素有肝火之症，故因怒复作，症虽同，于用药前后有天渊之异也。盖肝火亦有是症何也？肝有火，或乘脾或陷于脾，势所必然，则脾亦有火，而筋软掣动，皆火之象，亦皆血虚之形，故以加味逍遥养血清火，治之而愈甚矣。以此而推，则知病症同而病情不同，故用药亦当不同。切勿以病症之同，强谓病情亦同，而用药必强使与之同也。

一产妇牙关紧急，腰背反张，四肢抽搐，两目连札。此去血过多，元气亏损，阴火炽盛，用十全大补加炮姜，一剂而苏，数剂而安。（《校注妇人良方・卷十九》）

余在吴江史万湖第，将入更时，闻喧嚷云：某家人妇忽仆，牙关紧急，已死矣。询云是新产妇出直厨，余意其劳伤血气而发痉也。急用十全大补加附子煎滚，令人推正其身，一人以手夹正其面，却挖开其口，将药灌之，不咽。药已冷，令侧其面出之，仍正其面，复灌以热药。又冷又灌，如此五次，方咽下，随灌以热药遂苏。（《女科撮要・卷下》）

一产妇……后因怒，不语口噤，腰背反张，手足发搐，或小便见血，面色或青或黄或时兼赤。余曰：面青，肝之本色也。黄者，脾气虚也。赤者，心血虚也。用八珍汤加钩藤，佐茯苓、远志渐愈，又用加味归脾汤而痊。（《校注妇人良方・卷十八》）

◆产后不语

一产妇不语，用七珍散而愈。后复不语，内热晡热，肢体倦怠，饮食不进，用加味归脾汤为主，佐以七珍散而愈。（《校注妇人良方・卷十八》）

◆产后厥证

一产妇患前症（指产后心神恍惚，怔仲不宁。编者注），盗汗自汗，发热晡热，面色黄白，四肢畏冷，此气血俱虚，用八珍汤不应，更用十全大补、加味归脾二汤始应。后因劳怒，发厥昏愦，左目牵紧，两唇抽动，小便自遗，余为肝火炽盛，用十全大补加钩藤、山栀而安，再用十全大补汤、辰砂远志丸而愈。(《校注妇人良方·卷十九》)

◆产后狂证

一产妇……又因怒，仍狂言胁痛，小便下血，用加味逍遥散，以清肝火、养肝血顿瘥，又佐以加味归脾汤而安。(《校注妇人良方·卷十八》)

一产妇患前症（指产后狂言谵语，编者注），或用大泽兰汤而愈。(《校注妇人良方·卷十八》)

一产妇亦患此（指产后狂言谵语，编者注），用化痰安神等药，病益甚，神思消烁。余以为心脾血气不足，用大剂参、术、芎、归、茯神、酸枣仁，四斤余而安，乃以归脾汤五十余剂而愈。(《校注妇人良方·卷十八》)

◆产后水肿

一产妇泄泻，四肢面目浮肿，喘促恶寒。余谓脾肺虚寒，用六君子、姜、桂而泄泻愈，又补中益气而脾胃健。(《校注妇人良方·卷二十二》)

一产妇饮食少思，服消导之剂，四肢浮肿。余谓中气不足，朝用补中益气汤，夕用六君子汤而愈。(《校注妇人良方·卷

二十二》）

◆产后口渴

一产妇患前症（指产后口渴，编者注），朝寒暮热，肚腹作痛，以手按之不痛。余以为血气俱虚，用八珍之类治之。彼反行逐血，更加发热烦躁。余用当归补血汤，热躁渐止。用八珍、麦门、五味，气血渐复。（《校注妇人良方·卷二十一》）

◆产后小便淋沥

一产妇小水淋沥，或时自出，用分利降火之剂，二年不愈。余以为脾肾之气虚，用补中益气汤、六味地黄丸而痊。（《校注妇人良方·卷二十三》）

◆产后汗证

一产妇盗汗不止，遂致废寐，神思疲甚，口干引饮。余谓血虚有热，用当归补血汤以代茶，又以当归六黄汤，内黄芩、连、柏（炒黑），倍加人参、五味子，二剂而愈。（《校注妇人良方·卷十九》）

一产妇喘促自汗，手足俱冷，常以手护脐腹。此阳气虚脱，用参附汤四剂而愈。（《校注妇人良方·卷二十二》）

一产妇略闻音响，其汗如水而昏愦，诸药到口即呕。余以为脾气虚败，用参附末为细丸，时含三五粒，随液咽下，乃渐加之到钱许，却服参附汤而痊。（《校注妇人良方·卷十九》）

一产妇因劳两臂不能屈，服苏合香丸，肢体痿软，汗出如水。余谓前药辛香，耗散真气，腠理虚而津液妄泄也。先用十全大补汤加五味子，补实腠理，收敛真气，汗顿止。又佐以四君子，调

补元气渐愈，用逍遥散、大补汤调理而痊。(《校注妇人良方·卷十九》)

◆产后尿血

一产妇尿血面黄，胁胀少食。此肝木乘脾土也，用加味逍遥、补中益气，兼服而愈。后为怀抱不乐，食少体倦，惊悸无寐，尿血仍作，用加味归脾汤二十余剂将愈。惑于众论，服犀角地黄汤，诸症复作，仍服前汤而愈。(《校注妇人良方·卷二十三》)

◆产后便血

一产妇粪后下血，诸药不应，饮食少思，肢体倦怠。此中气虚弱，用补中益气加茱炒黄连五分，四剂顿止。但怔忡少寐，盗汗未止，用归脾汤治之而痊。(《女科撮要·卷下》)

一妇人产后便血，口干饮汤，胸胁膨满，小腹闷坠，内热晡热，饮食不甘，体倦面黄，日晡则赤，洒淅恶寒。此脾肺气虚，先用六君加炮姜、木香，诸症渐愈，用补中益气将愈，用归脾汤痊愈。(《女科撮要·卷下》)

◆产后身痛

一产妇遍身头项作痛，恶寒拘急，脉浮紧。此风寒之症也，用五积散一剂，汗出而愈。但倦怠发热，此邪气去而真气虚也，用八珍汤调补而痊。(《校注妇人良方·卷二十》)

一产妇身腹作痛，发热不食，烦躁不寐，盗汗胁痛，服解散祛血之药，不时昏愦，六脉洪大如无。用补中益气加炮姜、半夏，一剂顿退二三，四剂寝食甘美。但背强而痛，用八珍散、大补汤，调理而安。(《校注妇人良方·卷二十》)

◆产后腰痛

一产妇腰痛腹胀，善噫，诸药皆呕。余以为脾虚血弱，用白术一味炒黄，每剂一两，米泔煎，时饮匙许，四剂后渐安，服百余剂而愈。(《校注妇人良方·卷二十》)

王时亨室，产后腰间肿痛，两腿尤甚。此由瘀血滞于经络而然也，不早治，必作骨疽。遂与桃仁汤，二剂稍愈。更以没药丸，数服而痊。亦有恶血未尽，脐腹刺痛，或流注于四肢，或注股内，疼痛如锥，或两股肿痛。此由冷热不调，或思虑动作，气所拥遏，血蓄经络而然，宜没药丸治之。亦有经血不行，流注四肢，或股内痛如锥，或因水湿所触，经水不行而肿痛者，宜当归丸治之。凡恶血停滞，为患匪轻，治之稍缓，则流注而为骨疽，多致不救。(《外科心法·卷四》)

◆产后麻木

一产妇两手麻木，服愈风丹、天麻丸，遍身皆麻，神思倦怠，晡热作渴，自汗盗汗，此气血俱虚，用十全大补加炮姜数剂，诸症悉退却，去炮姜又数剂而愈。但有内热，用加味逍遥散数剂而愈。(《内科摘要·卷上》)

【注】《薛案辨疏》：此案作气血两虚是矣。然症现晡热作渴，自汗盗汗等，似与姜、桂不宜。究竟诸症悉退，独有内热未除，仍用加味逍遥之凉散而痊，则初服岂可不用姜、桂乎？虽然以遍身麻木，神思倦怠，其元气之虚甚矣，非藉姜、桂之充升不能及遍身，非得姜、桂之鼓舞不能壮神思，此权也。而晡热作渴，自汗、盗汗亦与之俱退者，气血之卒旺故耳。及至内热不除，然后转用凉药以愈，盖气血既旺而内热始可除矣，岂如世俗之温凉乱

投、补散不一之妄为设施哉？

◆产后阴门不闭

一产妇阴门不闭，发热恶寒，用十全大补加五味子数剂，而寒热悉退，又用补中益气加五味子数剂而敛。若初产肿胀，或焮痛而不闭者，当用加味逍遥散。若肿既消而不闭者，当用补中益气汤，切忌寒凉之剂。(《女科撮要·卷下》)

一产妇阴门不闭，小便淋沥，腹内一物，攻动胁下，或胀或痛，用加味逍遥散加车前子而愈。(《女科撮要·卷下》)

◆产后阴门肿痛

一妇人脾胃素弱，兼有肝火，产后阴门肿痛，寒热作渴，呕吐不食，敷大黄等药，服驱利之剂，肿及于臀，虚症蜂起。此真气虚而作，先用六君子以固脾胃，乃以补中益气汤升举，不数剂而消。(《女科撮要·卷下》)

◆产后癥瘕

一产妇腹中似有一块，或时作痛而转动，按之不痛，面色萎黄，痛则皎白，脉浮而涩。余谓此肝气虚而血弱也。不信，乃行破血行气，痛益甚，转动无常。又认以为血鳖，专用破血祛逐之药，痛攻两胁，肚腹尤甚，益信为鳖确。服下虫等药，去血甚多，形气愈虚。肢节间各结小核，隐于肉里，以为鳖子畏药，而走于外。余云：肝藏血而养诸筋，此因肝血复损，筋涸而挛结耳。盖肢节胸项，皆属肝胆部分，养其脾土，补金水，以滋肝血，则筋自舒。遂用八珍汤、逍遥散、归脾汤加减调治而愈。(《校注妇人良方·卷二十》)

◆产后出痘

一产妇出痘，寒战咬牙，腹胀作渴，足冷身热。此脾胃内虚寒而外假热，先用十全大补汤加桂附四剂，乃去附易干姜又四剂，却用参芪四圣散、五味异功散加归芪而靥。（《保婴撮要·卷十七》）

一妊妇出痘发热，足冷腹胀。此脾胃虚弱而毒未发也，用紫草木香散，及用八珍散而贯脓，倍加参芪，又数剂而愈。（《保婴撮要·卷十七》）

一妊妇出痘月余，欲靥不靥，面赤晡热。此肝脾血虚而有热也，先用加味逍遥散热退，又用八珍、牡丹皮而热止。但气血皆虚，用十全大补汤而痂脱。（《保婴撮要·卷十七》）

◆产后唇肿

一妇人性善怒，产后唇肿内热。用清热败毒，唇口肿胀，日晡热甚，月水不调；用降火化痰，食少作呕，大便不实，唇出血水；用理气消导，胸膈痞满，头目不清，唇肿经闭；用清胃行血，肢体倦怠，发热烦躁，涎水涌出。欲用通经之剂。曰：病本七情，肝脾亏损，数行攻伐，元气益虚故耳，法当补阴益阳。遂以加味归脾汤、加味逍遥散、补中益气汤如法调治，元气渐复，唇疮亦愈。后因怒，寒热耳痛，胸膈胀闷，唇焮肿甚。此是怒动肝火而血伤，遂用四物合小柴胡加山栀顿愈。后又怒，胁乳作胀，肚腹作痛，呕吐酸涎，饮食不入，小水不利。此是怒动肝木克脾土，乃用补脾气、养脾血而愈。又因劳役怒气，饮食失时，发热喘渴，体倦不食，去血如崩，唇肿炽甚。此是肝经有火，脾经气虚，遂用补中益气加炒黑山栀、芍药、丹皮而愈。此症每见，但治其疮，

不固其本，而死者多矣。(《女科撮要·卷上》)

◆产后齿根动

一妇人每产后齿龈皆动，逾日乃止，此气血虚而火动也。后复怀妊临月，余付十全大补汤二剂，令产后煎服，其齿不动如故。(《校注妇人良方·卷二十四》)

◆缺乳

一产妇因乳少，服药通之，致乳房肿胀，发热作渴。余谓血气虚，以玉露散补之而愈。(《校注妇人良方·卷二十三》)

一妇人，产次子而无乳，服下乳药，但作胀。予谓人乳皆气血所化，今胀而无乳，是血气竭而津液亡也，当补其气血，自然有乳矣。乃与八珍汤，倍加参、术，少加肉桂，二十余服乳遂生。后因劳役复竭。夫其初产有乳，再产而无，其气血只给一产耳，其衰可知。间有产后乳出不止，亦为气虚，宜补药止之。其或断乳，儿不吮亦能作胀，则用麦糵炒为末，白汤调服以散之。若儿吮破乳头成疮，则用蒲公英末或黄连胡粉散掺之。若乳头裂破，以丁香末或蛤粉、胭脂傅之，并效。(《外科心法·卷四》)

◆产后乳出

一产妇劳役，忽乳汁如涌，昏昧吐痰。此阳气虚而厥也，灌以独参汤而苏，更以十全大补汤数剂而安。若妇人气血方盛，乳房作胀，或无儿饮胀痛，憎寒发热，用麦芽二三两炒熟，水煎服，立消。其耗散血气如此，何脾胃虚弱，饮食不消方中多用之？(《校注妇人良方·卷二十三》)

◆乳痛

一妇人因怒，左乳作痛，胸膈不利，以方脉流气饮加木香、青皮，四剂而安。(《女科撮要·卷上》)

一妇人素弱多郁，患时疫后，脾胃愈虚，饮食愈少，因怒右乳胁红肿，应内作痛。或用炒麸皮熨之，内痛益甚。服加减四物汤，肿势愈大，胸胁背心相引而痛。余谓病后脾弱，怒复伤肝，用八珍加陈皮、黄芪、柴胡、山栀、白芷，八剂稍愈。去白芷，加青皮、木香、桔梗，又六剂而安。(《校注妇人良方·卷二十四》)

一妇人先热渴，至夜尤甚，后两乳忽肿，肝脉洪数，乃热入血分，用加味小柴胡汤而愈。(《校注妇人良方·卷二十四》)

封君袁阳泾，左乳内结一核，月余赤肿。此足三阴虚，兼怒气所致。用八珍汤加柴、栀、丹皮治之，诸症渐退，又用清肝解郁汤而愈。时当仲秋，两目连劄，肝脉微弦。此肝脉火盛而风动也，更加龙胆草五分，并六味地黄丸而愈。若有清热败毒，化痰行气，鲜有不误者。(《外科枢要·卷二》)

一产妇因乳少，服药通之，致乳房肿胀，发热作渴，以玉露散补之而愈。夫乳汁乃气血所化，在上为乳，在下为经。若冲任之脉盛，脾胃之气壮，则乳汁多而浓，衰则淡而少，所乳之子亦弱而多病。又有屡产无乳，或大便涩滞，乃亡津液也，当滋化源。(《女科撮要·卷上》)

一妇，年逾二十，禀弱，乳内作痛，头疼脉浮。与人参败毒散，倍加人参，一剂表证悉退，但饮食少思，日晡微热。更以小柴胡汤合六君子汤，二剂热退食进。方以托里药加柴胡十余剂，针出脓而愈。(《外科心法·卷四》)

一妇人（乳房）肿而不作脓，以益气养荣汤加香附、青皮，数剂而脓成，针之，旬日而愈。(《外科发挥·卷八》)

一妇人，患乳痈，寒热头痛。与荆防败毒散一剂，更与蒲公英（春秋间开黄花似菊一握），捣烂，入酒二三盏，再捣，取酒热服，相热罨患处而消。丹溪云：此草散热毒，消肿核，又散滞气，解金石毒之圣药。乡人采充菜，俗呼孛孛丁。(《外科心法·卷四》)

一妇人，患乳痈，气血颇实，但疮口不合，百法不应。予与神效瓜蒌散，四剂少可。更与数剂，及豆豉饼灸之而愈。(《外科心法·卷四》)

一妇人，患乳痈，愈后发热，服养气血药不应，与八珍汤加炮干姜，四剂而止。仍以前汤加黄芪、香附，三十余剂，气血平复。(《外科心法·卷三》)

一妇人发热作渴，至夜尤甚，两乳忽肿，肝脉洪数，乃热入血室也，用加味小柴胡汤，热止肿消。(《女科撮要·卷上》)

一妇人内热胁胀，两乳不时作痛，口内不时辛辣，若卧而起急，则脐下牵痛。此带脉为患，用小柴胡加青皮、黄连、山栀，二剂而瘥。(《女科撮要·卷上》)

一妇人（乳痈）脓成胀痛，余欲针之，不从。数日始针，出败脓三四碗许，虚症蜂起，几至危殆，用大补两月余而安。若元气虚弱，不作脓者，用益气养荣汤补之，脓成即针。若肿痛寒热，怠惰食少，或至夜热甚，用补中益气汤兼逍遥散，补之为善。(《女科撮要·卷上》)

一妇人（乳痈）脓清肿硬，面黄少食，内热晡热，自汗盗汗，月经不行。此肝脾气血俱虚也，用十全大补加远志、贝母及补中益气各三十余剂，外用葱熨法而消。(《校注妇人良方·卷

二十四》）

一妇人因怒，左乳作痛发热，表散太过，肿热益甚，用益气养荣汤数剂热止脓成，不从用针，肿胀热渴，针脓大泄，仍以前汤，月余始愈。此症若脓成未破，有薄皮剥起者，用代针之剂，其脓自出，不若及时用针，不致大溃。若脓血未尽辄用生肌，反助其邪。慎之！（《女科撮要·卷上》）

一妇人右乳肿，发热，怠惰嗜卧，无气以动，至夜热亦甚，以补中益气汤兼逍遥散治之而痊。（《外科发挥·卷八》）

又一妇患此（指乳痈，编者注）未溃，亦与此药，三剂而消。良甫云：如有乳劳，便服此药，可杜绝病根。如毒已成，能化脓为水；毒未成者，则从大小便中散之。（《外科心法·卷四》）

又有一妇，患此症（指乳内作痛，编者注），脓成畏针，病势渐盛。乃强针之，脓出三碗许，脉数发渴，以大补药三十余剂而愈。丹溪云：乳房为阳明所经，乳头为厥阴所属。厥阴者，肝也，乃女子致命之地，宗筋之所，且各有囊橐。其始焮肿虽盛，受患且于一二囊。若脓成不刺，攻溃诸囊矣，壮者犹可，弱者多致不救。所以必针而后愈也。（《外科心法·卷四》）

余尝以治妇人丧子，乳房胀痛欲成痈者，用（麦芽）一二两炒熟，煎服即消，其破血散气可知矣。（《明医杂著·卷之一》）

一妇人年六十有四，久郁怒，头痛寒热，春间乳内时痛，服流气饮之类益甚，不时有血如经行。又大惊恐，饮食不进，夜寐不宁，乳肿及两胁焮痛如炙，午后色赤。余以为肝脾郁火血燥，先以逍遥散加酒炒黑龙胆一钱，山栀一钱五分，二剂肿痛顿退，又二剂而全消。再用归脾加炒栀、贝母，诸症悉愈。（《女科撮要·卷上》）

王汝道室，年逾三十，每怒后乳内作痛或肿。此肝火所致，与小柴胡合四物汤，加青皮、桔梗、香附、枳壳而愈。彼欲绝去病根，自服流气饮，遂致朝寒暮热，益加肿痛。此气血被损而然，予与八珍汤三十余剂。喜其年壮，元气易复而得愈也。（《外科心法·卷四》）

◆乳癖

一妇人，乳内结核，年余不消，口干倦怠，脉涩少食。余曰：此肝脾二经血气亏损之证。（《外科心法·卷三》）

一妇人，乳内肿一块，如鸡子大，劳则作痛，久而不消，服托里药不应。此乳劳症也，属肝经血少所致。先与神效瓜蒌散四剂，更隔蒜灸之，肿少退。再服八珍汤，倍加香附、夏枯草、蒲公英，仍间服前散，月余而消。亦有乳疽一证，其状肿硬木闷，虽破而不溃，肿亦不消，尤当急服此散及隔蒜灸。斯二症乃七情所伤，气血所损，亦劳症也。宜戒怒，节饮食，慎起居，否则不治。（《外科心法·卷四》）

一妇人禀实性躁，怀抱久郁，左乳内结一核，按之微痛，以连翘饮子二十余剂少退，更以八珍加青皮、香附、桔梗、贝母，二十余剂而消。（《女科撮要·卷上》）

一妇人久郁，右乳内肿硬，用八珍汤加远志、贝母、柴胡、青皮及隔蒜灸，兼服神效瓜蒌散，两月余而消。（《女科撮要·卷上》）

一妇人郁久，左乳内结核如杏许，只月不消，心脉涩而脾脉大，按之无力。以八珍加贝母、远志、香附、柴胡、青皮、桔梗，五十余剂而溃，又三十余剂而愈。（《女科撮要·卷上》）

一妇人左乳内肿如桃，不痛不赤，发热渐瘦，用八珍加香附、远志、青皮、柴胡百余剂，又兼服神效瓜蒌散三十余剂，脓溃而愈。（《女科撮要·卷上》）

◆乳岩

一妇人右乳内结三核，年余不消，朝寒暮热，饮食不甘。此肝脾气血亏损，内服益气养荣汤，外以木香饼熨之，年余血气复而消。（《校注妇人良方·卷二十四》）

一妇人乳内结核年余，晡热少食，余欲用益气养荣汤治之。彼以为缓，乃服行气之剂，其势愈甚，溃而日出清脓而殁。（《女科撮要·卷上》）

一妇人亦患此（指乳癖，编者注），予谓须多服解郁结、养气血药，可保无虞。彼不信，乃服克伐之剂，反大如班碗，日出清脓，不敛而殁。（《外科发挥·卷八》）

一妾，乃放出宫女，乳内结一核如栗，亦以前汤（指益气养荣汤，编者注）。彼不信，乃服疮科流气饮及败毒散。三年后，大如覆碗，坚硬如石，出水不溃，亦殁。大抵郁闷则脾气阻，肝气逆，遂成隐核，不痛不痒，人多忽之，最难治疗。若一有此，宜戒七情，远厚味，解郁结，更以行气之药治之，庶可保全，否则不治。亦有二三载或五六载，凡势下陷者，皆曰乳岩，盖其形岩凸，似岩穴也，最毒，慎之！（《外科发挥·卷八》）

又一妇，乳内结核如栗，亦服前药（指行气之剂，编者注），大如硬碗，坚硬如石，出血水而殁。（《校注妇人良方·卷二十四》）

◆癥瘕

一妇人性沉静，勤于女工，善怒，小腹内结一块，或作痛，或痞闷，月经不调。却服伐肝之剂，内热寒热，胸膈不利，饮食不甘，形体日瘦，牙龈蚀烂。此脾土不能生肺金，肺金不能生肾

水，肾水不能生肝木，当滋化源，用补中益气、六味地黄，至仲春而愈。(《女科撮要·卷上》)

一妇月经不调，两拗肿胀，小便涩滞，腹中一块作痛，或上攻胁腹，或下攻小腹，发热晡热，恶寒，肌肤消瘦，饮食无味，殊类瘵症，久而不愈。余谓肝脾血气亏损，用八珍汤、逍遥散、归脾汤，随症互服而愈。(《校注妇人良方·卷二十》)

一妇人腹内一块，不时上攻，或痛作声，吞酸痞闷，月经不调，小便不利，二年余矣，面色青黄相兼。余作肝脾气滞，以六君子加芎、归、柴胡、炒连、木香、吴茱各少许二剂，却与归脾汤下芦荟丸。三月余，肝脾和而诸症退。又与调中益气加茯苓、丹皮，中气健而经自调。(《女科撮要·卷上》)

◆阴挺

一妇人阴中挺出一条五寸许，闷痛重坠，水出淋漓，小便涩滞。夕与龙胆泻肝汤分利湿热，朝与补中益气汤升补脾气，诸症渐愈。再与归脾加山栀、茯苓、川芎、黄柏，间服调理而愈。(《女科撮要·卷上》)

一妇人阴中突出如菌，四围肿痛，小便频数，内热晡热，似痒似痛，小腹重坠。此肝脾郁结之症，盖肝火湿热而肿痛，脾虚下陷而重坠也。先以补中益气加山栀、茯苓、车前、青皮以清肝火，升脾气，渐愈。更以归脾汤加山栀、茯苓、川芎调理，更以生猪脂和藜芦末，涂之而收入。(《女科撮要·卷上》)

一妇人阴肿下坠，闷痛出水，胸腹不利，小便频数，内热晡热，口苦耳鸣。先用小柴胡加车前、胆草、苓、术、升麻，二剂稍缓。又用加味逍遥加升麻，数剂稍愈。乃以加味归脾加升麻、柴胡，并补中益气加山栀，数剂渐愈。仍用加味逍遥、加味归脾

二药调理而瘥。（《女科撮要·卷上》）

一妇人子宫肿大，二日方入，损落一片殊类猪肝，已而面黄体倦，饮食无味，内热晡热，自汗盗汗。用十全大补汤二十余剂，诸症悉愈，仍复生育。血滞成痈，方见后。（《女科撮要·卷下》）

◆阴痒

一妇人……后因劳役或怒气，下部湿痒，小水不利，仍用前药（指夕与龙胆泻肝汤分利湿热，朝与补中益气汤升补脾气。编者注）即愈。亦有尺许者，亦有生诸虫物者，皆用此治。（《女科撮要·卷上》）

一妇人素郁闷，阴内痛痒，不时出水，饮食少思，肢体倦怠，用归脾加丹皮、山栀、芍药、柴胡、生草主之而安。（《女科撮要·卷上》）

一妇人阴内痒痛，内热倦怠，饮食少思，用参、芪、归、术、陈皮、柴胡、炒栀、炒车前、升麻、芍药、丹皮、茯苓，治之而瘥。若阴中有虫痒痛，亦属肝木，以桃仁研膏，和雄黄末纳阴中以杀之，仍用清肝解郁。有以鸡肝纳之者，乃取虫之法也。（《女科撮要·卷上》）

一女子小便或青或白，后前阴作痒出水。此肝经湿热，先用龙胆泻肝汤一剂，又以加味逍遥散加龙胆草而愈。（《保婴撮要·卷八》）

一妇人胸膈不利，内热作渴，饮食不甘，肢体倦怠，阴中闷痒，小便赤涩，此郁怒所致，用归脾加山栀而愈。后因怒，患处并小腹胀痛，用小柴胡加山栀、芎、归、芍药而愈。但内热晡热，用逍遥散加山栀而愈。后因劳役发热，患处肿胀，小便仍涩，用补中益气加山栀、茯苓、丹皮而愈。（《女科撮要·卷上》）

◆阴肿

一妇人，小腹内如有所梗，两拗并人门俱肿，小便淋涩，经候不调，内热作渴，饮食少思，腹内初如鸡卵而渐大，脉洪数而虚，左关尤甚，属肝脾郁结之症也。用加味归脾汤，肝火退而脾土健，间以逍遥散下芦荟丸而愈。(《外科枢要·卷三》)

一妇人阴中肿闷，小便涩滞，两胁作肿，内热晡热，月经不调，时或寒热。此因肝脾郁怒，元气下陷，湿热壅滞。朝用归脾汤加柴胡、升麻，解郁结，补脾气，升元气；夕用加味逍遥散，清肝火，生肝血，除湿热。各数剂，诸症悉愈。又用四君、芎、归、丹皮调补肝脾而经水如期。(《校注妇人良方·卷八》)

又一妇，下体肿痛，亦与人参败毒散加威灵仙、黄柏、苍术，数服痛减。更以四物汤加黄柏、红花、防己、苍术、泽泻，三十余剂亦消。(《外科心法·卷五》)

一妇人阴中如梗，两拗肿痛，寒热不食，小便频数，小腹重坠。余以为肝脾郁结所致，先以补中益气汤加山栀、茯苓、车前子、青皮以清肝火，升脾气。更以加味归脾汤二十余剂，调理脾郁而愈。(《外科枢要·卷三》)

一妇人患前症（指两拗肿痛，编者注），内热作渴，饮食不甘，肢体倦怠，阴中作梗，小便赤涩。此脾经郁结，肝经湿热，用加味归脾汤而愈。后因怒复作，小腹胀痛，用小柴胡加山栀、芎、归痛止，又用加味逍遥散而愈。(《校注妇人良方·卷二十四》)

◆阴中寒冷

一妇人阴中寒冷，小便澄清，腹中亦冷，饮食少思，大便不

实，下元虚寒。治以八味丸月余，饮食渐加，大便渐实。又月余，诸症悉愈。(《校注妇人良方·卷八》)

一妇人所患同前，更寒热呕吐，两股肿痛，先用小柴胡加山栀一剂，寒热呕吐顿止，次用龙胆泻肝汤一剂，肿痛顿消。(《校注妇人良方·卷八》)

一妇人阴中寒冷，小便黄涩，内热寒热，口苦胁胀。此因肝经湿热，用龙胆汤祛利湿热，用加味逍遥散调血气而安。(《校注妇人良方·卷八》)

◆阴疮

一产妇失治，肿溃不已，形体消瘦，饮食不思，朝寒暮热，自汗盗汗半年矣。用补中益气加茯苓、半夏以健脾胃，脓水渐少，饮食渐进。用归脾汤以解脾郁，共五十余剂，元气复而疮亦愈矣。(《女科撮要·卷下》)

一妇人（阴疮）腐溃，脓水淋漓，肿痛寒热，小便赤涩，内热作渴，肢体倦怠，胸胁不利，饮食少思，三月余矣。用补中益气，内柴胡、升麻各用一钱，加茯苓一钱，炒山栀二钱，数剂少愈。又与归脾加山栀、川芎、茯苓三十余剂，诸症悉退，惟内热尚在。再与逍遥散，倍用山栀而愈。(《女科撮要·卷上》)

一妇人热痛，用寒凉败毒，饮食不入，时欲呕吐，小腹重坠，似欲去后。此脾胃亏损，元气下陷，症属虚寒，先用补中益气加炮姜二剂，重坠如失。再用前汤加茯苓、半夏，二十余剂而愈。乃以归脾少加柴胡、升麻、六味地黄丸，调理两月余而康。(《女科撮要·卷上》)

一妇人素性急，阴内或痛，小便赤涩，怒则益甚，或发热，或寒热。治以芎、归、炒栀、柴胡、苓、术、丹皮、泽泻、炒芍、

炒车前、炒连、生草数剂渐愈。乃去黄连、泽泻，又数剂而痊愈。（《女科撮要·卷上》

一妇人隐内脓水淋漓，或痒或痛，状似虫行，诊之少阴脉滑数。此阴中有疮也，名曰䘌，由心神烦郁，胃气虚弱，气血凝滞所致。与升麻、白芷、黄连、木通、当归、川芎、白术、茯苓、柴胡煎服，服拓肿汤薰洗，更搽蒲黄、水银，两月余而愈。或有胞络虚，风邪乘阴，血气相搏，令气否涩，致阴肿痛，当以菖蒲散治之，更以枳实炒热，帛裹熨之，冷则再炒。或有子脏虚冷，气下冲，致阴脱出，谓之下脱，或因产努力而脱者，以当归散治之。久不愈者，以补中益气汤，倍加升麻、柴胡升举之。（《外科心法·卷五》）

一女子……出嫁后前症（指阴疮，编者注）仍作，另用杂药，疮口翻出如菌，余用龙胆泻肝汤、加味逍遥散而愈。（《保婴撮要·卷十四》）

◆交接出血

一妇人交接违理，出血作痛，发热口干，误服寒凉之药，前症益甚，不时欲呕，饮食少思。此症属肝经，而药复伤脾也。先用六君子加柴胡而脾胃渐愈，乃用加味逍遥散而患处亦痊。（《女科撮要·卷上》）

一妇人每交接辄出血作痛，敷服皆凉血止痛之剂，不时出血甚多。此肝伤而不能藏血，脾伤而不能摄血也，用补中益气、济生归脾二汤而愈。若交接出血，用熟艾热裹入阴中。若交接违理而出血，用乱发、青布烧为末敷之，血自止。若出血过多，而见他症，但用前药，调补肝脾，诸症自愈矣。（《女科撮要·卷上》）

附录　方剂组成

A /

阿魏膏：羌活、独活、玄参、肉桂、赤芍药、穿山甲、生地黄、两头尖、大黄、白芷、天麻各五钱，槐、柳、桃枝各三钱，红花四钱，木鳖（去壳）二十枚，乱发如鸡子一团；用香油二斤四两，煎黑去渣，入发煎，发化，仍去渣，徐下黄丹，煎软硬得中，入芒硝、阿魏、苏合油、乳香、没药各五钱，麝香三钱，调匀成膏矣。摊贴患处，内服芦荟丸等。黄丹须真正者效。凡贴膏药，先用朴硝随患处铺半指厚，以纸盖，用热熨斗熨良久，如消耗，再加熨之，熨二时许方贴膏药。若是肝积，加芦荟末同熨。

安胎饮：白术、人参、当归、川芎、熟地黄、白芍、陈皮、甘草、紫苏、炙黄芩各一钱，用姜水煎服。主治妊娠五七个月，用数服可保全产。若因中气虚弱，须用四君子加陈皮、紫苏叶；若阴虚内热，宜用四物、黄芩、白术。

B /

《拔萃》羌活汤：即《拔萃》羌活胜湿汤。羌活、独活各一钱，藁本、防风、炙甘草各五分，川芎、蔓荆子各二分，水煎服。如身重腰沉沉然，是湿热也，加黄柏一钱，附子五分，苍术二钱。主治头疼脊痛，腰似折，项似拔。

八珍汤：人参、白术、白茯苓、当归、川芎、白芍药、熟地黄各一钱，炙甘草五分；姜枣为引，水煎服。主治气血俱虚，口舌生疮，或齿龈肿溃，恶寒发热，或烦躁作渴，胸胁作胀，或便血吐血，盗汗自汗等症。

八正散：大黄、瞿麦、萹蓄、栀子、木通各二钱，滑石二两，甘草一钱；水煎服。主治下疳便毒，小便淋沥，脉症俱实者。

白术散：白术三两，炒小麦一合，用水一钟半，煮干去麦，为末，以炒黄芪煎汤，量儿大小调服。忌萝卜、辛辣、炙煿之类，乳母尤忌。主治自汗、盗汗。

柏子仁散：柏子仁、远志、人参、桑寄生、防风、琥珀、炒当归、焙生地黄、炒甘草等分；上用白羊心一个，水三盏，煮清汁七分，入药五钱，煎服。主治产后元气虚弱，瘀血停滞，狂言乱语。

柏子仁丸：柏子仁（炒，研）、牛膝（酒拌）、卷柏各半两，泽兰叶、续断各二两，熟地黄（用生者）三两（酒拌蒸半日，忌铁器，杵膏），为末，入地黄膏，如炼蜜丸梧子大。每服三十丸，空心米饮下。治月经短少，渐至不通，手足骨肉烦疼，日渐羸瘦，渐生潮热，其脉微数。

斑龙丸：炙鹿茸（为末）、山药（为末）、熟地黄（酒蒸捣膏）、柏子仁（捣膏）、菟丝子各等分，蜜丸，梧子大。每服八十丸，空心盐汤下。

半夏茯苓汤：半夏（泡，炒黄）、陈皮各一钱，白茯苓二钱，砂仁（炒）一钱，甘草（炒）五分，上用姜、枣、乌梅水煎服，一二剂后用茯苓丸。治妊娠脾胃虚弱，饮食不化，呕吐不止。

半夏左经汤：半夏、葛根、细辛、白术、麦门冬、茯苓、桂枝、防风、干姜、黄芩、小草、炙甘草、柴胡，上每服半两，姜枣水煎。热闷加竹沥，喘急加杏仁、桑白皮。主治足少阳经为风寒暑湿乘注，以致恶寒发热，腰腿疼痛，头目眩晕，呕吐不食，热闷心烦，腿痹纵缓。

保和丸：山楂二两，神曲、半夏、茯苓各一两，莱菔子、陈皮、连翘各五钱；为末，粥丸。主治饮食停滞，胸膈痞满，吞酸等。

保生无忧散：南木香、当归、川芎、白芍药、枳壳、乳香、血余（即乱发，煅），上等分，每服二三钱，水煎，日二服。临产服之，补其血，顺其气，使易产。又治小产瘀血腹痛。

补肝散：山茱萸肉、当归、炒五味子、山药、炒黄芩、川芎、木瓜各五钱，熟地黄、炒白术各一钱，独活、炒酸枣仁各四两；上为末，每服五钱，枣水煎服。主治肝脾二经气血亏损，胁胀作痛，或胁胀头晕，寒热发热，或遍身作痛，经候不调。

补肾丸：巴戟、山药、补骨脂、小茴香、牡丹皮各五钱，肉苁蓉一两，枸杞子一两，青盐二钱半；为末，蜜丸梧子大。每服五十丸，空心盐汤下。

补中益气汤：黄芪一钱，炙甘草五分，人参三分，橘皮三分，升麻二分，当归身二分，柴胡三分，白术二分，水二盏，煎一盏，空心热服。

C /

辰砂远志丸：石菖蒲、远志（去心、芦，用甘草汤煮）、人参、茯神、辰砂各三钱，川芎、山药、铁粉、麦冬、细辛、天麻、半夏、南星、白附子各一两。为末，姜汁糊为丸，绿豆大，别以朱砂为衣。每服三十丸，姜汤送下。主治产后中风惊狂，起卧不安，或痰涎上涌。

除湿和血汤：生地黄、牡丹皮、生甘草各五分，熟甘草、炙黄芪各一钱，白芍药一钱五分，升麻七分，当归、炒苍术、秦艽、陈皮、肉桂、熟地黄各三分；水二钟，煎八分，空心候宿食消尽，热服。主治阳明经湿热，便血腹痛。

疮科流气饮：炒桔梗、人参、当归、肉桂、甘草、厚朴、黄芪、防风、紫苏、芍药、乌药、枳壳各七分，槟榔、木香、川芎、白芷各五分，作一剂，水二钟，煎八分，食远服。主治流注及一切恚怒，气结肿作痛，或胸膈痞闷，或风寒湿毒，搏于经络，致气血不和，结成肿块，肉色不变，或漫肿木闷无头。

D/

大防风汤：炮附子一钱，白术、羌活、人参各二钱，川芎一钱五分，防风二钱，炙甘草一钱，牛膝一钱，当归二钱，黄芪二钱，白芍药二钱，杜仲三钱，熟地黄二钱；水二钟，生姜三片，煎八分，空心服。愈后尤宜谨调摄，更服还少丹。

大黄汤：芒硝、大黄各一钱，牡丹皮、瓜蒌仁、桃仁各三钱；作一剂，水二钟，煎八分，食前或空心温服。主治肠痈，小腹坚肿如掌而热，按之则痛，肉色如故，或焮赤微肿，小便频数，汗出憎寒，脉迟紧，未成脓。

大黄左经汤：细辛、茯苓、羌活、大黄、炙甘草、前胡、枳壳、厚朴、黄芩、杏仁各一钱；作一剂，水二钟，姜三片，枣二枚，煎八分，食前服。主治四气流注足阳明经，致腰脚尖肿痛不可行，大小便秘，或不能食，气喘满，自汗。

大枣汤：甘草三两，小麦三两，大枣十枚，上水六钟，煎三钟，分三服。亦补脾气。

大泽兰汤：疑为隐居泽兰汤。泽兰、生地黄、当归、芍药（炒）、生姜各一钱，甘草（炒）五分，大枣四个，上水煎服。治产后恶露腹痛，或胸满少气。

淡竹茹汤：麦门冬（去心）、小麦、半夏（汤泡）各一钱半，人参、白茯苓各一钱，甘草五分；上姜枣并竹茹少许，水煎。主治妊妇心虚惊悸，脏躁悲伤，或作虚烦。治脏躁悲哭，用红枣烧存性，米饮调下。

当归补血汤：炙黄芪一两，当归二钱，水煎服。主治口舌生疮，血气俱虚，热渴引饮，目赤面红，其脉洪大而虚，重按全无。

当归六黄汤：当归、熟地黄、生地黄、黄芪、黄连、黄芩、黄柏各一钱，水煎服。主治阴虚内热盗汗。

当归拈痛汤：羌活五钱，人参、苦参、升麻、葛根、苍术各二钱，炙甘草、黄芩、茵陈各五钱，防风、当归、知母、泽泻、猪苓各三钱，白术一钱半；作四剂，水二钟，煎一钟，空心并临睡服之。主治湿热下注，腿脚生疮，或脓水不绝，或赤肿，或痒痛，或四肢遍身重痛。

当归汤：柴胡一钱，白术七分，人参、甘草、赤芍药、当归各五分，五味子、木通各三分，加姜枣煎煮。主治伤寒喘急烦躁，或战而作寒。此阴阳俱虚，不可下，宜服此药。

当归饮子：当归、川芎、白芍药、生地黄、防风、蒺藜、荆芥各一钱五分，何首乌、黄芪、甘草各五分；水二钟，煎八分，食远服。主治血燥作痒，及风热疮疥盛痒或作痛。

抵当汤：水蛭、虻虫、桃仁、大黄。攻逐蓄血，主治伤寒瘀热在里，血蓄下焦，不结胸而少腹硬满，小便自利，大便硬而色黑易解，身黄有微热，脉沉结，或狂躁，或喜忘，或经水不利者。

地骨皮散：人参、地骨皮、柴胡、黄芪、生地黄各一钱半，茯苓、知母、石膏各一钱；作一剂，水二钟，煎八分，食远服。主治骨蒸潮热，自汗，咳吐腥秽稠痰。

地黄当归汤：当归一两，熟地黄二两；每服五钱，水煎。若因脾胃弱而血虚者，宜用四君、芎、归；气血俱虚者，宜用八珍汤。主治血虚胎痛。

地黄清肺饮：炙桑白皮半两，紫苏、前胡、防风、茯苓、黄芩、当归、连翘、天门冬、桔梗、甘草、生地黄各一钱；每服三钱，水煎，食后服。

东垣清燥汤：黄芪一钱五分，五味子九粒，黄连、神曲、猪苓、柴胡、炙甘草各五分，苍术、白术、麦门冬、陈皮、生地黄、泽泻各五分，茯苓、人参、当归、升麻各三分，黄柏一分，水煎服。主治元气虚，湿热乘之，遍身酸软；或肺金受邪，绝寒水生化之源，肾无所养，小便赤小，大便不调，腿腰痿软；或口干作渴，体重麻木，头目眩晕，饮食少思；或自汗盗汗，肢体倦怠，胸满气促。

豆豉饼：用豆豉为末，唾津和作饼，如钱大，厚如三文，置患处，以艾壮灸之。饼干再用唾津和之，如疮大，用水调，覆患处，以艾铺上烧之。

独活寄生汤：独活二钱，茯苓、杜仲、当归、防风、芍药、人参、细辛、肉桂、川芎、秦艽、牛膝、桑寄生各一钱，炙甘草五分，生地黄一钱；水二钟，姜三片，煎二钟，食前服。主治肝肾虚弱，风湿内攻，两胫缓纵，挛痛痹，足膝挛重。

E /

二陈汤：陈皮、茯苓各一钱五分，半夏一钱，甘草五分；水一钟，姜三片，煎六分，食远服。和中理气，健脾胃，消痰进饮食。主治妊娠失调，脾胃不和，呕吐痰涎，或饮食不思。若因脾胃虚弱用六君子，因气滞用紫苏饮。

二神丸：补骨脂四两，肉豆蔻二两；为末，大枣四十九枚，生姜四两，同煮，枣烂去姜，取枣肉研膏，入药，丸如梧子大。每服五十丸，盐汤下。一方不用姜。

F/

方脉流气饮：紫苏、青皮、当归、芍药、乌药、茯苓、桔梗、半夏、川芎、黄芪、枳实、防风、陈皮、炙甘草各一钱；作一剂，水二钟，生姜三片，大枣一枚，煎八分，食远服。主治瘰疬流注，及郁结聚结肿块，或走注疼痛，或心胸痞闷，咽塞不利，胁腹膨胀，呕吐不食，上气喘急，咳嗽痰盛，面目或四肢浮肿，大小便秘。

防风通圣散：芍药、芒硝、滑石、川芎、当归、桔梗、石膏、荆芥、麻黄各四分半，薄荷、大黄、栀子、白术、连翘、甘草、防风、黄芩各八分；生姜，煎服。

分心气饮：木通、赤芍药、茯苓、肉桂、半夏、桑白皮、大腹皮、陈皮、青皮、炙甘草、羌活各五分，紫苏二钱；水二钟，生姜三片，大枣二枚，灯心十茎，煎八分，食远服。主治七情郁结，胸膈不利；或胁肋虚胀，噎塞不能；或呛气吞酸，呕秽恶心；或头目昏眩，四肢倦怠，面色痿黄，口苦舌干，饮食减少，日渐羸瘦；或大肠虚秘；或病后虚痞。

茯苓散：煨三棱、煨莪术、砂仁、赤茯苓各半两，青皮、陈皮、滑石、甘草各一钱五分；为末，每服一钱，灯心汤调下。主治乳食伤脾，或心经伏热，小便白浊。

茯菟丸：菟丝子五两，茯苓二两，肉子三两；酒糊丸，梧子大。每服五十丸，空心盐汤下。

复元活血汤：柴胡一钱五分，天花粉、当归各一钱，红花、甘草各七分，炮穿山甲一钱，炒大黄二钱，桃仁二十粒；水二钟，煎一钟，食前服。主治坠堕，或打扑瘀血流于胁下作痛，或小腹作痛或痞闷，及便毒初起肿痛。

复元通气散：木香、炒茴香、青皮、穿山甲（酥炙）、陈皮、白芷、甘草、漏芦、贝母各等分，为末和匀，每服三钱，温酒调下。主治乳痈便毒肿痛，及一切气滞肿毒，如打扑伤损闪肭作痛及疝气尤效。

附子八物汤：炮附子、炮干姜、芍药、茯苓、人参、炙甘草各一钱五分，肉桂一钱，白术二钱；水煎，食前服。

附子理中汤：附子、人参、白茯苓、白芍药各三钱，白术四钱；上水煎服。主治疮疡脾胃虚寒，或误行攻伐，手足厥冷，饮食不入，肠鸣腹痛，呕逆吐泻。

附子理中丸：人参、炮干姜、白术、炙甘草、附子；每服五钱，姜、枣煎服。

附子六物汤：附子、防己各四钱，炙甘草二钱，白术、茯苓各三钱，桂枝四钱；作二剂，水一钟半，姜三片，煎一钟，食远服。主治四气流注于足太阴经，骨节烦痛，四肢拘急，自汗短气，小便不利，手足或时浮肿。

G /

甘草附子汤：炙甘草一两，附子一枚，炒白术一两，桂枝二两；上每服五钱，水煎。主治风湿相搏，骨节烦疼，不时抽痛，不能伸屈，抑之则痛剧，汗出短气，小便不利，恶风不欲去衣，或微肿痛。

甘桔汤：甘草、桔梗各五钱，作一剂，水一钟半，煎八分，食远服。主治肺气壅热，胸膈不利，咽喉肿痛，痰涎壅盛。

钩藤散：钩藤钩、炒陈皮、姜半夏、麦门冬、茯苓、茯神、人参、甘菊花、防风各一钱，炙甘草三分，煅石膏二钱；上姜水煎。主治肝厥头晕。

钩藤汤：钩藤钩、当归、茯神、人参各一钱，苦梗一钱五分，桑寄生一钱；上水煎服。烦热，加石膏。主治妊娠胎动腹痛，面青冷汗，气欲绝者。

瓜子仁汤：薏苡仁四钱，桃仁、牡丹皮、瓜蒌仁各二钱，水煎，食前服。

归脾汤：人参、白术、茯苓、黄芪、龙眼肉、酸枣仁各二钱，远志一钱，木香、炙甘草各五分，当归一钱；姜、枣为引，水煎服。主治思虑伤脾，不能摄血，致血妄行；或健忘怔忡，惊悸盗汗；或心脾作痛，嗜卧少食，大便不调；或肢体重痛，月经不调，赤白带下；或思虑伤脾而患疟痢。

H /

黑丸子：百草霜、芍药各二两，赤小豆一两六钱，白蔹一两六钱，白及、当归各四钱，川乌二钱，骨碎补八钱，南星三钱，牛膝六钱；为末，酒糊丸，桐子大。每服三十丸，盐汤温酒任下。风疾哽吃，煨葱一茎，温酒下。孕妇勿服。主治风寒袭于经络，肿痛或不痛；或打扑跌坠，筋骨疼痛，瘀血不散，遂成肿毒；及风湿四肢疼痛，或手足缓弱，行步不前；并妇人血风劳损。本方在《外科发挥》与《外科枢要》中的剂量略有不同。

琥珀地黄丸：琥珀（另研）、延胡索（糯米同炒赤，去米）、当归各一两，蒲黄四两（炒香），生地黄（研取汁，留滓）、生姜各二两（研取汁，留滓，生姜汁用银石器内炒地黄滓，以地黄汁炒生姜滓，各为干末）；上为末，炼蜜丸如弹子大。每服一丸，当归煎汤化下。治产后恶露未尽，胸腹作痛，或小便不利。

槐花散：槐花、青皮各六分，当归一钱，荆芥、熟地黄、白术各六分，川芎四分，升麻二钱；上水煎服。主治肠风湿热下血。

还少丹：肉苁蓉、远志、茴香、巴戟天、枸杞子、山药、牛膝、熟地黄、石菖蒲、杜仲、五味子、茯苓、楮实子、山茱萸各等分，用枣肉同蜜丸，如梧子大。每服五十丸，空心酒下。

黄连解毒汤：黄芩、黄柏、黄连、栀子各一钱半，每服六钱，水煎，温服。主治疮疡，烦躁饮冷，脉洪数，或发狂言。

黄连丸：黄连、吴茱萸各等分，用汤漉过，罨一二日，同炒拣出，各另为末，米糊为丸，如梧子大。每服二三钱。主治大肠有热下血。

黄连消毒散：黄连、羌活、黄柏、黄芩、生地黄、知母、独活、防风、当归、连翘各一钱，黄芪二钱，苏木、藁本、防已、桔梗、陈皮、泽泻、人参、甘草各五分；水二钟，生姜三片，煎八分，食后服。主治脑疽或背疽，肿势外散，疼痛发焮，或不痛麻木。并配合隔蒜灸。

活命饮：穿山甲（用蛤粉炒黄色）、甘草、防风、没药、赤芍药、白芷、当归尾、乳香各一钱，天花粉、贝母各八分，金银花、陈皮各三钱，皂角炒黄一钱，用酒一碗，同入瓶内，纸糊瓶口，弗令泄气，漫火煎数沸，去渣。分病在上下，食前后服之。能饮酒者，再饮三二杯尤好。主治一切疮疡，未作脓者内消，已成脓者即溃。又排脓止痛，消毒之圣药也。

藿香正气散：桔梗、大腹皮、紫苏、茯苓、白芷、半夏、陈皮、白术、厚朴各一钱，炙甘草五分，藿香一钱五分；上姜枣水煎服。主治外感风寒，内停饮食，头痛寒热；或霍乱泄泻，或作疟疾等症。

J /

加减八味丸：地黄二两，山药、山茱萸各一两，肉桂半两，牡丹皮、泽泻、茯苓各八钱，五味子一两半；为末，炼蜜丸如梧子大。每服六十丸，五更初未言语前，用温酒或盐汤吞下。

加减四物汤：当归、川芎、白芍药、熟地黄各一两，每服四五钱，水煎，日二三服。下血加艾叶、阿胶，虚热口干加天花粉、麦门冬，恶血腹痛加当归、芍药，血崩血淋加熟地、蒲黄，因热生风加川芎、柴胡，头晕项强加柴胡、黄芩，大便秘结加大黄、桃仁，呕吐恶心加白术、人参，虚烦不眠加竹叶、人参，烦躁大渴加知母、石膏，水停吐逆，加猪苓、茯苓，虚烦伤寒加人参、柴胡、防风。主治妊妇腹痛，或月事不调，胎气不安，产后血块，或亡血过多，或恶露不下。

加减小续命汤：麻黄、人参、黄芪、芍药、甘草、杏仁、防己、肉桂各一两半，炮附子五钱，川芎、防风各一两五钱；每服一两，加生姜水煎服。

加味败毒散：羌活、独活、前胡、柴胡、枳壳、桔梗、甘草、人参、茯苓、川芎、大黄、苍术各一钱，作二剂，水二钟，姜三片，煎八分服。主治足三阳经受热毒，流于脚踝，焮赤肿痛，寒热如疟，自汗短气，小便不利，手足或无汗，恶寒。

加味归脾汤：人参、白术、黄芪、茯苓、龙眼肉、当归、远志、酸枣仁各一钱，木香、炙甘草各五分，生姜、大枣。主治小儿因乳母忧思郁怒，胸胁作痛，或肝脾经分患疮疡之症，或寒热惊悸无寐，或便血盗汗，疮口不敛等。

加味理中汤：炙甘草、半夏、茯苓、干姜、炒白术、橘红、细辛、五味子、人参各五分，作一剂，水一钟，煎六分，食远服。主治肺胃俱寒，发热不已。

加味四斤丸：没药（研）、乳香（研）各五钱，川乌一两，肉苁蓉、川牛膝一两五钱，木瓜一斤，天麻一两余为末；将木瓜、肉苁蓉捣膏，加酒糊和，顿熟杵丸梧桐子大。每服七八十丸，空心温酒或盐汤任下。主治肝肾二经气血不足，足膝酸痛，步履不随，如受风寒湿毒以致脚气者，最宜服之。

加味四君子汤：人参、炒白术、茯苓、白扁豆、黄芪、甘草为末，每服三钱，白滚汤点服。主治痔漏下血，面色萎黄，心忪耳鸣，脚弱气乏；及一切脾胃虚，口淡，食不知味；又治中气虚不能摄血，致便血不禁。

加味逍遥散：当归、芍药、茯苓、白术、柴胡各一钱，牡丹皮、栀子、炙甘草各五分，煎服。主治肝脾血虚发热，或潮热晡热，或自汗盗汗，或头痛目涩，或怔仲不宁，或颊赤口干；或月经不调，肚腹作痛；或小腹重坠，水道涩痛；或肿痛出脓，内热作渴等症。

加味小柴胡汤：柴胡二钱，黄芩二钱，人参、半夏各七分，炙甘草五分，栀子、牡丹皮各一钱，加生姜，水煎服。主治肝胆经风热，耳前后肿痛，或结核焮痛，或寒热晡热，口苦耳聋等症。

加味芎归汤：川芎、当归各一两，生男女妇人发一握（烧灰存性），自死龟壳一个（如无占过者亦可酥炙）；上为末，每一两，水煎服，良久不问，生死胎自下。治分娩交骨不开，或五七日不下，垂死者。

交加散：即五积散对人参散毒散。主治风寒湿毒所伤，腿脚疼痛，或筋挛骨痛，及腰背挛痛，或头痛恶寒拘急，遍身疼痛，一切寒毒之证并效。

椒仁丸：花椒仁、甘遂、续随子（研）、炮附子、郁李仁、牵牛子、五灵脂（研）、当归、吴茱萸、延胡索各五钱，芫花一钱，石膏、蚖青十枚（去头翅足，同糯米炒黄，去米），斑蝥十个（用米炒黄，去米不用），胆矾、人言各一钱；为末，面糊为丸，如豌豆大。每服一丸，橘皮汤下。主治先因经水断绝，后至四肢浮肿，小便不通，血化为水。

桔梗汤：桔梗、贝母、当归、瓜蒌仁、枳壳、薏苡仁、桑白皮、甘草、防己各一钱，黄芪、百合各一钱半，五味子、葶苈子、地骨皮、知母、杏仁各五分；作一剂，水一钟半，生姜三片，煎七分，不拘时，温服。主治咳而胸满隐痛，两胠肿满，咽干口燥，烦闷多渴，时出浊唾腥臭。

金匮加减肾气丸：茯苓三两，附子半两，川牛膝、肉桂、泽泻、车前子、山茱萸、山药牡丹各一两，熟地黄四两，酒拌杵膏；为末，和地黄膏，炼蜜丸桐子大。每服七八十丸，空心米饮下。主治脾肾虚寒，腰重脚肿，湿饮留积，小便不利，或肚腹肿胀，四肢浮肿，气喘痰甚，或已成水症，其效如神。

金匮肾气丸，一名八味丸：熟地黄八钱，山茱萸、山药各四钱，茯苓、牡丹皮、泽泻各三钱，肉桂、附子各一两。主治命门火衰，不能生土，以致脾胃虚寒，饮食少思，或脐腹疼痛，或多漩溺。

荆防败毒散：川芎、茯苓、枳壳、前胡、柴胡、羌活、独活、荆芥、防风各一钱，每服一两，水煎服。

局方换腿丸：薏苡仁、天南星、石楠叶、石斛、槟榔、萆薢、川牛膝、羌活、防风、木瓜各四两，黄芪、当归、天麻、续断各一两；为末，酒糊丸梧桐子大。每服五十丸，盐汤送下。主治足三阴经为四气所乘，挛痹缓纵，或上攻胸胁肩背，或下往脚膝作痛，足心发热，行步艰辛。

K /

开结导引丸：炒白术、炒陈皮、泽泻、茯苓、炒神曲、炒麦芽、姜半夏各一两，炒枳实、巴豆霜各一钱五分，青皮、干姜各五钱；为末，汤浸蒸饼，丸如梧子大。每服四五丸，凡十丸，温水下。此内伤饮食，脾胃营运之气有亏，不能上升，则注为脚气，故用此导引行水，化脾气也。主治饮食不消，心下痞闷，腿脚肿痛。

L /

蜡矾丸：白矾（研）一两，溶黄蜡一两中，匀和，丸梧桐子大，每服十丸，渐加至二十丸，熟水或温酒送下，疮未成内消，已破即合。如服金石而至此疾者，更用矾末一两，每服一钱，以温酒调下；有遍身生疮，状如蛇头，名曰蛇头疮，服此尤效。

连翘消毒散：连翘一两，山栀子、大黄、薄荷叶、黄芩各五钱，甘草一两半，朴硝一钱；每服一两，水煎，温服。

连翘饮子：连翘、川芎、瓜蒌仁（研）、炒皂角刺、橘叶、青皮、甘草、桃仁各一钱半，水煎服。主治乳内结核。

羚羊角散：羚羊角、炒酸枣仁、生地黄、槟榔各一两半，五加皮、防风、赤芍药、当归、炒骨碎补、海桐皮、川芎各五钱，甘草三钱；上为末，每服二钱，温酒调下。主治血气身体疼痛，手足无力。

六君子汤：人参、白术、茯苓各二钱，半夏、陈皮各一钱，甘草（炙）五分，生姜、大枣，水煎服。主治脾胃虚弱，或寒凉克伐，肿痛不消，或不溃敛，宜服此汤，以壮营气，诸症自愈。

六味地黄丸：熟地黄八钱，山茱萸、山药各四钱，茯苓、牡丹皮、泽泻各三钱；为末，蜜丸桐子大。每服四五十或七八十丸，滚汤下或空心盐汤下。此壮水制火之剂，用于肾虚发热作渴，小便淋秘，痰壅失喑，咳嗽吐血，头目眩晕，眼花耳聋，咽喉燥痛，口舌疮裂，齿不坚固，腰腿痿软，五脏亏损，自汗盗汗，便血诸血。

龙胆泻肝汤：柴胡、泽泻各一钱，车前子、木通各五分，生地黄、当归、草龙胆各三钱；水煎，食前服。

M /

麻黄左经汤：麻黄、葛根、茯苓、苍术、防己、肉桂、羌活、防风、细辛、炙甘草各一钱二分，作一剂，水二钟，生姜三片，大枣一枚，煎八分，食前服。主治风寒暑湿流注足太阳经，腰足挛痹，关节重痛，憎寒发热，无汗恶寒，或自汗恶风头痛。

麦门冬汤：人参、石膏各一钱半，前胡、黄芩各五分，葛根、麦门冬各一钱；加姜、枣、竹茹一分，用水煎服。主治伤寒壮热，呕逆头痛，胎气不安。

梅仁汤：梅仁九个，炒大黄、牡丹皮、芒硝各一钱，冬瓜子三钱，犀角末一钱；水煎，入犀末服。主治肠痈壅痛，大便秘涩。

妙香散：甘草（炒）五钱，远志（去心，炒）一两，辰砂（别研）三钱，麝香一钱（另研），山药（姜汁炙）一两，人参五钱，木香二钱五分，茯苓、茯神（去木）、黄芪各一两，桔梗五钱；上为末，每服二钱，温酒调。治心气不足，精神恍惚。

没药丸：当归一两，桂心、芍药各半两，桃仁（研）、没药（研）各三钱，虻虫、水蛭各三十个；为末，醋糊丸，梧子大。每服共五丸，空心醋汤下。

木香饼：木香五钱，生地黄一两；上木香为末，地黄杵膏和匀，量患处大小作饼，置患处，以热熨之，肿痛悉退。治气滞结肿闪肭，风寒所伤作痛。

N/

宁肺散：乌梅八钱，罂粟壳二斤；为末，每服二钱，煎乌梅汤调下，不拘时。主治久嗽渐咯脓血，胸膈不利，咳嗽痰盛，坐卧不安，语言不出。

宁肺汤：人参、当归、白术、川芎、熟地黄、白芍药、五味子、麦门冬、桑白皮、茯苓、蛤粉炒阿胶、炙甘草各一钱，作一剂，水二钟，生姜三片，煎八分，食后服。主治荣卫俱虚，发热自汗，或喘急咳嗽唾脓。

牛黄清心丸：防风、白术、白芍药、羚羊角、麝香（另研）、冰片（另研）、麦门冬、黄芩各一两，人参、神曲、蒲黄各二两，甘草五两，茯苓、川芎、杏仁、柴胡、桔梗各一两二钱半，雄黄（另研）二钱，牛黄（另研）一两二钱，山药、白蔹、干姜各七钱五分，当归一两半，大豆黄卷、阿胶、肉桂各一两七钱，大枣一百枚，金箔一千三百片，内四百为衣；为末和匀，同大枣肉加炼蜜，丸龙眼大，以金箔为衣。每服二丸，白汤化下。主治诸风手中缓纵不随，痰涎壅塞，言语謇涩，心忡健忘，或发颠狂。

P/

排脓散：黄芪、白芷、五味子、人参各等分，为细末，每服三钱，食后蜜汤调下。排脓补肺。主治肺痈吐脓。

平胃散：苍术、厚朴、陈皮、炙甘草，姜枣水煎服。主治肠胃寒受湿下血等症。

Q/

七味白术散：白术、茯苓、人参各半两，炙甘草一两半，木香二钱半，藿香半两，葛根一两；为末，每服五钱，白汤调下。

七珍散：人参、石菖蒲、生地黄、川芎各一两，细辛一钱，防风、辰砂（别研）各半两，上为末，每服一钱，薄荷汤调。

羌活胜湿汤：羌活、独活各一钱，秦艽、防风各半钱，川芎二分，炙甘草半钱，蔓荆子二分；姜水煎服。

清肝解郁汤：人参一钱，柴胡八分，白术一钱五分，牡丹皮八钱，茯苓一钱，陈皮八分，甘草五分，当归一钱五分，贝母一钱，川芎八分，栀子、炒芍药、炒熟地黄各一钱，水煎服。主治肝经血虚风热，或肝经郁火伤血，乳内结核，或为肿溃不愈。凡肝胆经血气不和之症，皆宜用此药。

清胃散：升麻二钱，生地黄、牡丹皮、黄连、当归各一钱；水煎服。主治膏粱积热，胃火血燥，唇口肿痛，齿龈溃烂，焮痛连头面，或恶寒发热。

清心莲子饮：黄芩、麦门冬、地骨皮、车前子、甘草各一钱半，莲子、茯苓、黄芪、柴胡、人参各一钱。每服五钱，水煎服。主治热在气分，口干作渴，小便白浊，夜安昼热；或治口舌生疮，咽干烦躁作渴，小便赤淋。

清燥汤：白术、黄芪、黄连各一钱，苍术一钱半，茯苓、当归、陈皮各一钱，生地黄、人参各七分，神曲、猪苓、麦门冬、黄柏、甘草、泽泻各半钱，柴胡、升麻各三分；水煎服。

青州白丸子：半夏七两，川乌头半两，南星二两，白附子二两；上为末，用绢袋盛之，水浸一日，如急用以糊丸桐子大，每服十丸，姜汤下。主治半身不遂，口眼㖞斜，痰涎壅塞，手足顽麻。

R

人参安胃散：人参一钱，黄芪二钱，生甘草、炙甘草各五分，白芍药七分，茯苓四分，陈皮三分，黄连二分；每服二钱，水煎服。主治脾胃虚热，呕吐，泄泻，下痢，不食，口舌生疮，或伤热乳食。

人参败毒散：人参、羌活、独活、前胡、柴胡、桔梗、枳壳、茯苓、川芎、甘草各一钱，作一剂，用水二钟，煎八分，食远服。主治一切疮疡焮痛，发寒热，或拘急头痛，脉数有力者。

人参补肺汤：人参、黄芪、白术、茯苓、陈皮、当归各一钱，山茱萸、山药、五味子、麦门冬、炙甘草、熟地黄、牡丹皮各五分；每服五钱，水煎服。主治肺症咳喘短气，或肾水不足，虚火上炎，痰涎壅盛，或吐脓血发热，小便短涩。

人参固本丸：生地黄、熟地黄、天门冬、麦门冬各一两，人参五钱；人参为末，余药捣膏，加炼蜜少许，丸梧子大。每服五十丸，空心盐汤或温酒下，中寒人不可服。主治肺气燥热作渴，或小便短少赤色，及肺气虚热，小便涩滞如淋，此虚而有火之圣药也。

人参橘皮汤：甘草三分，浓朴（制）、白茯苓（去皮）各五分，人参、陈皮、白术、麦门（去心）各一钱；上用淡竹茹一块，姜水煎，温服。治脾胃虚弱，气滞恶阻，呕吐痰水。若因中脘停痰，宜用二陈、枳壳；若因饮食停滞，宜用六君子加枳壳；若因脾胃虚，宜用异功。

人参理中汤：白术、人参、干姜、炙甘草各等分，姜枣水煎服。主治疮疡脾胃虚寒，呕吐泄泻，饮食少思，肚腹作胀，或胸膈虚痞。

人参平肺散：人参、陈皮、炙甘草、地骨皮、茯苓各一钱，知母七分，五味子四分，青皮五分，桑白皮一钱，天门冬四分；水煎服。主治心火克肺，传为肺痿，咳嗽喘呕，痰涎壅盛，胸膈痞满，咽嗌不利。

人参丸：人参、当归、大黄、肉桂、瞿麦穗、赤芍药、茯苓各半两，葶苈子一钱；为末，炼蜜丸桐子大。每服十五丸至二三十丸，空心饮汤下。主治经脉不利，化为水流走四肢，悉皆肿满。

人参养肺汤：人参、五味子、炒贝母、柴胡各四分，桔梗、茯苓各一钱五分，甘草五分，桑白皮二钱，枳实一钱五分，杏仁、蛤粉炒阿胶各二钱；作一剂，水一钟半，生姜三片，大枣一枚，煎八分，食后服。主治肺痰咳嗽有痰，午后热，并声飒者。

人参养荣汤：白芍药三两，当归、陈皮、黄芪、肉桂、人参、白术、炙甘草各一两，熟地黄、五味子、茯苓各七钱半，远志半两，加姜、枣水煎。遗精加龙骨，咳嗽加阿胶。

人参养胃汤：半夏、姜制厚朴、橘红各八分，藿香、草果、茯苓、人参各五分，炙甘草三分，苍术一钱；上姜七片，乌梅一个，水煎服。主治外感风寒，内伤饮食，寒热头疼，或作疟疾。

人参益气汤：黄芪八两，人参、甘草各五钱，炙甘草、升麻、柴胡各二钱，白芍药三钱，五味子一百四十粒。主治暑热伤气，肢体困倦，饮食少思，或发热作渴等症。

如圣拓黄丸：拓黄一两，百齿霜（即硫垢）三钱，用糊为丸，如梧子大，每服三五丸，米饮下。主治肺痈，咳而腥臭，或唾脓痰，不问脓成否，并效。肺家虽有方，惟此方功效甚捷，不可忽之。拓黄，乃拓树所生者，其色黄，状灵芝，江南最多，北方鲜有。

S/

三因胜骏丸：附子、当归、天麻、牛膝、木香、炒酸枣仁、熟地黄、防风各二两，木瓜四两，羌活、乳香各五钱，麝香二钱，全蝎、没药、炙甘草各一两；为末，用生地黄三斤入无灰酒四升中，煮干，再晒二日，杵烂如膏，入前末和匀，杵千余下，每两作十丸。每服一丸，细嚼，临卧酒下，作小丸服亦可。主治元气不足为寒湿之气所袭，腰足挛拳，或脚面连指，走痛无定，筋脉不伸，行步不随。常服益真气，壮筋骨。

射干汤：射干、芍药各二钱，薏苡仁三钱，柔桂五分，牡蛎、石膏各二钱；作一剂，水煎服。主治肝经受病，多汗恶风，善悲嗌干。目下青黄，可治，急灸肝俞百壮；一黄一白，不可治。

参附汤：人参一钱，炮附子五钱；上作一服，姜枣水煎，徐徐服。去人参加黄芪，名芪附汤。主治阳气虚寒，自汗恶寒，或手足逆冷，大便自利，或脐腹疼痛，吃逆不食，或汗多发痉等症。

参苓白术散：人参、茯苓、姜汁拌炒白扁豆、炒白术、莲子、炒砂仁、炒薏苡仁、炒桔梗、山药、炙甘草各二两；为末，每服二三钱，用菖蒲汤下，或作丸。主治脾胃不和，饮食少进，或呕吐泄泻；病后宜此调理。

参芪四圣散：当归、炒芍药、黄芪、川芎各五分，白术、茯苓、紫草、木通、防风各三分，糯米二百粒；上水煎，母同服。主治痘疮已出六七日，不能长，不生脓，或痒塌。

参苏饮：木香、紫苏叶、姜制葛根、前胡、半夏、人参、茯苓各七分，枳壳、炒桔梗、炙甘草、陈皮各五分；水二钟，生姜一片，葱一茎，煎八分，食远服。主治感冒风邪，咳嗽，涕唾稠黏，或发热头痛，或头目不清，胸膈不利。

神庙佛手散：当归、川芎各五钱，上水酒煎。血崩昏晕，用水煎服。治胎痛，服之即安；胎损，服之即下。

神效瓜蒌散：大瓜蒌二个，甘草、当归各五钱，没药、乳香各一钱另研，作二剂，用酒三碗，煎至二碗，分三次饮，更以渣罨患处，一切痈疽肿毒并效。如数剂不消不痛，宜以补气血之剂，兼服之。主治乳痈乳劳，已成化脓为水，未成即消。治乳之方甚多，独此方神效，瘰疬疮毒尤效。

神应养真丹：当归、川芎、熟地黄、芍药、羌活、天麻、菟丝子、木瓜各等分，为末，入地黄、当归二膏，加蜜丸梧子大。每服百丸，空心服下，盐汤亦可。治厥阴经为四气所袭，脚膝无力，或左瘫右痪，半身不遂，手足顽麻，语言謇涩，气血凝滞，遍身疼痛。

升阳益胃汤：羌活、独活、防风各五钱，柴胡、白术、茯苓、泽泻各三钱，人参、半夏、炙甘草各一两，黄芪二两，芍药、黄连、陈皮各四钱；每服三五钱，姜枣水煎，早温服。如小便愈而病益加，是不宜利小便也，当少减茯苓、泽泻。主治脾胃虚弱，肢体怠惰，或体重节痛，口舌干渴，饮食无味，大便不调，小便频数，饮食不消，兼见肺病，洒淅恶寒，凄惨不乐，乃阳不和也。

失笑散：灵脂、蒲黄俱炒，各等分；每服二三钱，酒、水煎，热服。主治跌扑、产后心腹绞痛，或不知人事，或经行瘀血，作痛成痈。

十全大补汤：人参、肉桂、地黄、川芎、白芍药、茯苓、白术、黄芪、甘草、当归各等分，每服一两，生姜、大枣水煎，空心温服。

十宣散：人参、当归、黄芪、桔梗、炙甘草、白芷、川芎各一钱，厚朴、防风、肉桂各五分，水煎服。主治疮疡脉缓涩，体倦恶寒，或脉浮紧细，用之以散风助阳气也。

四君子汤：人参、茯苓、白术各二钱，炙甘草五分；姜水煎服。主治脾胃虚弱，饮食少进；或肢体肿胀，肚腹作痛；或大便不实，体瘦而黄；或胸膈虚痞，痰嗽吞酸。

四苓散：泽泻、猪苓、白术、茯苓各等分，为细末，每服一二钱，热汤调下。

四七汤：柴苏叶、厚朴、茯苓各一钱，姜半夏一钱五分；上姜枣水煎。白浊，送青州白丸子极妙。主治七情郁结成痰，或如梅核，鲠于喉间。或中脘停痰气痞，或痰壅气喘，或痰饮中脘，呕逆恶心。

四神丸：肉豆蔻、五味子各一两，补骨脂四两，炒吴茱萸一两；为末，水二碗，姜八两，红枣一百枚，煮熟取枣肉，和末，丸桐子大。每服五七十丸，空心食前白汤下。主治脾肾虚弱，大便不实，饮食少思；或小腹作痛，或产后泄泻，肚腹作痛，不思饮食。

四生丸：地龙、白附子、五灵脂、草乌、僵蚕各等分，为末，米糊丸，如梧子大。每服二十丸，茶酒任下。或作末，酒调服，亦可。主治血内骨节疼痛，不能举动，或行步不前，或浑身瘙痒，或麻痹。

四顺散：贝母、紫菀、桔梗各钱半，甘草七分；作一剂，水二钟，煎八分，食远服。如咳嗽加杏仁。亦可为末，白汤调服。主治肺痈吐脓，五心烦热，壅闷咳嗽。

四味茱萸丸：炒吴茱萸、炒黄连、炒神曲、荷叶各等分，为末，水煮神曲，糊丸桐子大。每服二十丸，白汤下。黄连当量病微甚，或炒黑炒黄用之。主治腹胀嗳气吞酸，食不能化。

四物汤：当归、熟地黄各二钱，芍药、川芎各一钱，用水煎服。主治血虚发热烦躁，或晡热作渴，头目不清。

搜风顺气丸：车前子一两五钱，炒大麻子、大黄（半生半熟）五钱，牛膝、郁李仁、菟丝子、枳壳、山药各二钱；为末，炼蜜丸桐子大。每服三十丸，白汤下。主治痔漏风热闭结。

苏合香丸：苏合香油（入安息香膏内）、熏陆香、龙脑、木香、白术、白檀香、丁香、朱砂、沉香、炒香附子、乌犀屑、荜拨、安息膏（另为末，用无灰酒杵膏）、麝香、煨诃黎勒各二两，上为末，研匀，用安息香膏并蜜和丸，桐子大。井花水空心化服一二丸，温酒亦得。更用蜡纸裹弹子大一丸，绯绢袋盛，当心带之。辟一切邪，及治胸膈壅塞，肠中虚鸣，宿食不消。主治传尸骨蒸，殗殜肺痿，疰忤鬼气，卒心痛，霍乱吐利，惊痛客忤等症。

酸枣仁丸：茯神、炒酸枣仁、远志、炒柏子仁、防风、麸炒枳壳各半两，生地黄半两，竹茹二钱五分；各另为末，蜜丸粟米大。每服七八十丸，白滚汤送下。主治胆气实热惊痫，或睡卧不安，惊悸怔忡。

T/

太乙膏：玄参、白芷、当归、肉桂、大黄、赤芍药、生地黄各一两；切碎，用麻油二斤，煎至黑，滤去渣，入黄丹十二两，再煎，滴水中成珠为度。

桃仁承气汤：桃仁五分，大黄一钱，甘草三分，肉桂五分，芒硝三钱，水煎服。主治血结胸中，手不可近，或中焦蓄血，寒热胸满，漱水不欲咽，善忘昏迷，其人如狂。

桃仁桂枝汤：即桂枝桃仁汤。桂枝、芍药、生地黄各二钱，桃仁七枚（去皮尖），甘草一钱，上姜水煎。治经脉顿然不行，腹中作痛，或上攻胸胁欲死，或因经脉不行，渐成积块，其下如覆杯。

桃仁汤：桃仁、苏木各一两，生地黄五钱，虻虫、水蛭各三十个，每服三钱，水一钟，煎六分，空心服。

调经散：没药、琥珀、桂心各一钱，炒芍药、当归各一分，细辛半钱，麝香少许；上为末，每服半钱，姜汁、温酒各少许调服。主治血虚经闭，心神烦躁，浑身疼痛，或时见怪。

调中益气汤：黄芪一钱，人参、甘草、苍术各五分，柴胡、橘皮、升麻、木香各二分；水煎，空心服。主治湿热所伤，体重烦闷，口失滋味，二便清数，或痰嗽稠黏，热壅头目，体倦少食等症。

葶苈大枣泻肺汤：葶苈子、大枣。主治肺痈胸膈胀满，上气喘急，或身面浮肿，鼻塞声重。

葶苈丸：炒葶苈子、防己、炒黑牵牛、炒杏仁各一两，上为末，研入杏膏拌匀，取蒸枣肉捣和丸，麻子大。每服五七丸，淡姜汤下，量儿加减。主治脾热熏肺，或伤风咳嗽，面赤痰盛，身热喘促。

通经丸：即地黄通经丸。熟地黄四两，虻虫（去头翅，炒）、水蛭（糯米同炒黄，去糯米）、桃仁（去皮尖）各十枚；为末，蜜丸，桐子大。每服五七丸，空心温酒下。主治月经不行，或产后恶露，脐腹作痛。

拓肿汤：甘草、干漆各三两，黄芩、生地黄、当归、川芎各二两，鳖甲五两；用水数碗，煎良久，去渣，拓洗患处。

W /

乌药顺气散：麻黄、乌药、陈皮、川芎、白芷、桔梗、枳壳、炒甘草各一两，炮干姜半两，炒僵蚕一两；每服五钱，姜水煎。

头痛加葱白，有汗加薄荷。主治风气骨节疼痛，遍身顽麻，手足瘫痪，言语謇涩。宜先疏气道，后随证投药。

五积散：苍术二钱半，桔梗一钱二分，陈皮六分，白芷三分，炙甘草、当归、川芎、芍药、半夏茯苓各三分，麻黄六分，炮干姜四分，枳壳六分，肉桂一钱，厚朴四分；作一剂，水二钟，生姜三片，大枣一枚，煎一钟服。主治风寒湿毒，客于经络，致筋挛骨痛，或腰脚酸疼，或拘急，或身重痛。

五苓散：泽泻、猪苓、肉桂、白术、茯苓各等分，为细末，每服一二钱，热汤调下。主治下部湿热疮毒，小便赤少。

五味子散：炒五味子二两，炒吴茱萸五钱；为末，每服二钱，白汤调。主治五更泄泻，饮食不进，或大便不实。

X/

犀角地黄汤：犀角、生地黄、白芍药、黄芩、牡丹皮、黄连各一钱，水煎，入犀角末服。若因怒而患，加柴胡、栀子。主治火盛，血妄行，或吐衄，或下血。

香连丸：黄连二十两，吴茱萸十两；为末，每末四两，入木香末一两，淡醋米饮为丸，桐子大。每服二三十丸，滚汤下。主治痢疾并水泻、暑泻甚效。

香薷散：香薷二钱，白扁豆、制厚朴、茯苓各三钱；上水煎冷服，连进二三剂。加黄连，名黄连香薷饮。主治吐利腹疼，发热头痛，或霍乱转筋拘急。

香砂六君子汤：人参、白术、茯苓、半夏、陈皮各一钱，藿香八分，甘草六分，砂仁八分；生姜水煎。主治口舌生疮，服凉药过多，以致食少作呕，或中气虚热所致。

消风散：茯苓、川芎、羌活、荆芥、防风、藿香、白僵蚕、蝉蜕、甘草、厚朴、陈皮，为末，每服半钱，茶清或薄荷汤调下，荆芥汤亦可。主治诸风上攻，头目昏眩，项背拘急，肢体烦疼，肌肉颤动，耳若蝉鸣，鼻塞多嚏，皮肤顽麻，瘙痒瘾疹，目涩昏困。

逍遥散：当归、芍药、茯苓、白术、柴胡各一钱，甘草七分；水二钟，煎八分，食远服。主治妇人血虚，五心烦热，肢体疼痛，头目昏重，心忪颊赤，口燥咽干，发热盗汗，食少嗜卧，及血热相搏，月水不调，脐腹胀痛，寒热如疟，及治室女血弱，荣卫不调，痰嗽潮热，肌体羸瘦，渐成骨蒸。

小柴胡汤：柴胡二钱，黄芩一钱，人参、半夏各七分，甘草（炙）五分，上姜水煎服。主治肝胆经症，风热瘰疬结核，或肿痛色赤，或寒热往来，或日晡发热，或潮湿身热，默默不欲饮食，或怒火口苦，耳聋咳嗽，或吐酸食苦水，皆用此药。

小青龙汤：麻黄、赤芍药、半夏各七钱，细辛、炮干姜、炙甘草、桂枝各二钱，五味子半两，附子二钱（脉浮不用）；每服二钱，水煎。主治伤风冒寒，咳嗽喘急，肺胀胸满，鼻塞流涕，或干呕热咳，或作渴，或作噎，或小便不利，或小腹胀满。

小续命汤：防已、肉桂、杏仁、黄芩、白芍、甘草、川芎、麻黄、人参各一两，防风一两五钱，炮附子半两；为末，每服三钱，姜枣水煎服。主治历节痛风，中风不省人事，痰盛口噤，腰背反张等。

选奇汤：羌活、防风各三钱，甘草（夏生冬炒）二钱，黄芩；每服三钱，水煎，时时服。主治风热上壅，眉棱骨痛，或头目眩晕。

Y/

养心汤：黄芪、白茯苓、茯神、半夏、当归、川芎、辣桂、柏子仁、酸枣仁、五味子、人参各三钱，炙甘草四钱；每服一二钱，姜枣水煎。主治心血虚怯惊痫，或惊悸怔仲，盗汗无寐，发热烦躁。

异功散：人参、茯苓、白术、甘草、陈皮各等分，每服三五钱，姜、枣水煎。主治脾胃虚弱，饮食少思，久咳不已，或腹满少食，或面肿气逆。

益气养荣汤：人参、茯苓、陈皮、贝母、香附子、当归、川芎、黄芪、熟地黄、芍药各一钱，炙甘草、桔梗各五分，白术二钱，柴胡六分；姜水煎服。主治怀抱抑郁，或气血损伤，四肢颈项等处患肿，不问软硬，赤白肿痛，或溃而不敛。

薏苡仁汤：薏苡仁、瓜蒌仁各三钱，牡丹皮、桃仁去各二钱；作一剂，水二钟，煎八分，空心服。主治肠痈腹中疠痛，或胀满不食，小便涩。妇人产后多有此病，纵非痈，服之尤效。

愈风丹：天麻、牛膝、萆薢、玄参各六两，杜仲七两，羌活十四两，当归、熟地黄（自制）、生地黄各一斤，独活五两，肉桂三两；上为末，炼蜜丸桐子大。每服七十丸，温酒下。主治诸风肢体麻木，手足不遂等症。

玉露散：寒水石、石膏各半两，甘草一钱，上为末，每服半钱，白滚汤调服。主治吐泻黄色。

越鞠丸：苍术、神曲、川芎、麦芽、香附子、山楂、栀子各等分，为末，水调神曲、麦芽末，糊丸桐子大。每服五七十丸，滚汤下。主治六郁，胸膈痞满，或吞酸呕吐，饮食不化；或湿热腹胀，腿脚酸疼等。

Z /

泽兰汤：泽兰叶三两，当归（酒拌）、芍药（炒）各一两，甘草五钱；为粗末，每服五钱，水二钟，煎至一钟，去滓温服。证治同柏子仁丸。

知母散：知母、麦门冬、炒黄芪、炒子芩、赤茯苓各一钱，甘草；上水煎，入竹沥一合，更煎二沸而服。主治烦躁闷乱口干。

栀子清肝散：一名柴胡栀子散。柴胡、栀子、牡丹皮各一钱，茯苓、川芎、芍药、当归、牛蒡子各七分，甘草五分；水煎服。若太阳头痛，加羌活。主治三焦及足少阳经风热，耳内作痒生疮，或出水疼痛，或胸乳间作痛，或寒热往来。

栀子仁汤：栀子、赤芍药、大青叶、炒知母各七分，炒黄芩、煅石膏、杏仁、升麻各一钱半，柴胡二钱，甘草一钱，豆豉百粒；作一剂，水一钟，煎八分，食远服。主治肺痿发热潮热，或发狂烦躁，面赤咽痛。

枳壳散：麸炒枳壳、槐花、荆芥、炒皂角子仁、炙猬皮、秦艽、白芷各等分，为末，每服一钱，滚汤下，作丸亦可。主治痔疮肿痛或下血。

钟乳粉汤：钟乳粉、桑白皮、紫苏、麦门冬各五分，作一剂，水一钟，生姜三片，大枣一枚，煎六分，食后服。主治肺气虚久嗽，皮毛枯槁，唾血腥臭，或喘之不已。

滋肾丸：黄柏、知母各一两，肉桂二钱；为末，水丸如梧子大。每服百丸，加至二百丸，煎滚汤送下。主治下焦阴虚，小便涩滞；或脚膝无力，阴汗阴痿；或足热不履地，不渴而小便闭。

紫草木香散：紫草、茯苓、甘草、白术、木香、人参各等分，糯米；上每服三钱，水煎。治痘疮里虚，痒塌黑陷，发热。

紫金锭：一名神仙追毒丸、太乙丹。五倍子三两，山慈菇二两，大戟一两半，麝香三钱（别研），续随子一两（研）；除续随子、麝香外，前三味为细末，却入研药令匀，用糯米煮浓饮为丸，分为四十锭。每服半锭。主治一切痈疽。

紫苏饮：大腹皮、川芎、白芍、陈皮、紫苏叶、当归各一两，人参、甘草各半两；姜葱水煎服。若肝脾气血虚而有火不安，宜兼逍遥散；若脾气虚弱而不安，宜用四君、芍、归。主治妊娠失调，胎气不安，子悬。

紫菀茸汤：紫菀茸一钱，炙甘草、人参各五分，桑叶、款冬花、百合、杏仁、蛤粉炒阿胶、贝母、半夏、蒲黄各一钱；作一剂，水一钟半，生姜三片，煎八分，食后服。主治饮食过度，或煎煿伤肺，咳嗽咽干，吐痰唾血，喘急胁痛，不得安卧。